METABOLISMO RADICAL

Metabolismo radical

El plan definitivo e integrador
para activar tu metabolismo,
perder peso y transformar tu
salud en sólo 21 días

Doctora y enfermera clínica especializada
Ann Louise Gittleman

con Valerie J. Burke, maestra en ciencias de la enfermería

Traducción:
María Laura Paz Abasolo

Grijalbo_vital_

Este libro contiene información y recomendaciones generales relacionadas con el cuidado de la salud y la alimentación, y no pretende reemplazar los consejos de un especialista médico. Si sabe o sospecha que tiene un problema de salud, se recomienda que consulte a su médico antes de iniciar cualquier programa o tratamiento. El autor y sus editores se deslindan explícitamente de cualquier consecuencia médica que sea resultado de la aplicación de los métodos sugeridos en este libro.

Metabolismo radical
El plan definitivo e integrador para activar tu metabolismo,
perder peso y transformar tu salud en sólo 21 días

Título original: *Radical Metabolism.*
A Powerful Plan to Blast Fat and Reignite Your Energy in Just 21 days

Primera edición: diciembre, 2020

D. R. © 2018, Ann Louise Gittleman

D. R. © 2020, derechos de edición mundiales en lengua castellana:
Penguin Random House Grupo Editorial, S. A. de C. V.
Blvd. Miguel de Cervantes Saavedra núm. 301, 1er piso,
colonia Granada, alcaldía Miguel Hidalgo, C. P. 11520,
Ciudad de México

www.megustaleer.mx

D. R. © 2020, María Laura Paz Abasolo, por la traducción

ISBN: 978-607-319-183-8

Impreso en México – *Printed in Mexico*

El papel utilizado para la impresión de este libro ha sido fabricado a partir de madera
procedente de bosques y plantaciones gestionadas con los más altos estándares ambientales,
garantizando una explotación de los recursos sostenible con el medio ambiente y beneficiosa para las personas.

Penguin
Random House
Grupo Editorial

*Dedico este libro con todo mi cariño a Edith y Arthur
Gittleman, mi gran apoyo desde el cielo*

Índice

Introducción

Por qué escribí este libro

Sé audaz en la búsqueda de lo que alimenta tu alma.

ANÓNIMO

Quiero que me hagas un favor: quiero que tires a la basura todo lo que crees saber sobre salud y pérdida de peso. Lo que estás a punto de leer en este libro sin duda irá en contra de lo convencional y es posible que hasta del conocimiento nutricional alternativo. Pero sin importar lo que hayas intentado antes, prepárate para un cambio radical en tu salud. Dado que claramente no funciona lo que hemos estado haciendo… *necesitamos otro plan y lo necesitamos ya.*

Las personas simplemente siguen engordando, enfermándose, intoxicándose, pero no es por falta de esfuerzo. En Estados Unidos, por ejemplo, alrededor de 60% de la población intenta desesperadamente perder peso, pero sólo entre 5 y 10% no vuelve a subir. En 2013 hubo un gasto de 60 500 millones de dólares nada más en productos y servicios para perder peso.[1] Uno pensaría que con tantas personas invirtiendo tanto dinero en su salud, Estados Unidos sería el país más delgado y saludable del planeta, pero es todo lo contrario. *En cambio, es el líder mundial en obesidad y enfermedades crónicas.*

Más de un tercio de su población es obesa y la incidencia de diabetes tipo 2 está al tope, seguida de cerca por el Alzheimer. Por primera vez en décadas la expectativa de vida en 2015 *bajó* debido al incremento de muertes por enfermedad cardiaca, infarto, Alzheimer, diabetes y enfermedades renales. En Estados Unidos una de cada dos mujeres y uno de cada tres hombres desarrollarán cáncer en algún momento de su vida, sin mencionar los múltiples síntomas comunes con los que vivimos muchos de nosotros, como fatiga, indigestión y depresión.

Muchos pacientes vienen conmigo después de hacer dietas durante décadas. De hecho, aun cuando las recomendaciones nutricionales han recorrido un largo camino desde los años ochenta, hoy en día muchos de ustedes luchan a pesar de hacer todo "bien". Su esfuerzo para perder peso queda en nada a pesar de comer saludablemente, dejar el gluten y llenarse de caldo de huesos. Este libro revela por qué y ofrece el cambio necesario en la dirección correcta.

Es posible que incluso hayas intentado alguna de las dietas más recientes, como la cetogénica, donde el enfoque se encuentra en comer como tus ancestros presuntamente comieron. Hay mucho que se puede decir a favor del camino por donde nos llevan estas dietas, específicamente dejar de lado los azúcares refinados, el gluten y el exceso de carbohidratos en favor de más proteína y grasa. Pero hay desventajas. Hoy en día a nuestro cuerpo le cuesta trabajo digerir la grasa, provocando síntomas digestivos. La gente experimenta dificultades para mantener sus niveles de energía y perder el exceso de peso. *Metabolismo radical* conecta los puntos de una forma novedosa y potente. Podrías verlo como la siguiente ola… más allá de las dietas cetogénica, paleo y cualquiera de estilo paleolítico.

Las estadísticas de salud en la actualidad son impresionantes, ¡pero aún *hay* esperanza! No tienes por qué convertirte en una cifra. Mi intención es darte secretos recién descubiertos para reiniciar un metabolismo pausado, armonizar tus hormonas y sanar tu intestino. No es ningún secreto que la obesidad y las enfermedades crónicas van de la mano. No sólo voy a estructurar un plan para reenergizar tu metabolismo aletargado, voy a darte la información que has estado esperando sobre todas esas enfermedades misteriosas que se agrupan bajo el nombre de "condiciones autoinmunes", las cuales afectan a millones de personas hoy en día. Quiero que este libro cambie tu mundo e inicie tu trayectoria personal hacia la salud para que se convierta en el último libro sobre pérdida de peso que necesites.

Reescribir las reglas de la nutrición

¿Quién soy y por qué deberías hacerme caso? He estado retando a la medicina convencional y compartiendo remedios novedosos y vanguardistas durante más de 30 años. En 1988 me empujaron forzosamente hacia la escena nacional con la publicación de mi primer libro. Más adelante, como autora laureada y *bestseller* del *New York Times*, mis colegas de medicina funcional e integrativa me llamaban una "pionera experta en salud" y "visionaria de la salud". A lo largo de mi carrera he recibido el gran honor de ser considerada una de "Los 10 mejores expertos en nutrición" en Estados Unidos por la revista *Self*; recibí el Premio a la Excelencia en la Comunicación Médica de parte de la Asociación Americana de Médicos Escritores, y la Sociedad para el Control del Cáncer me otorgó el Premio Humanitario en 2016.

¡Soy una nutricionista fuera de lo común! En los años ochenta todos comían carbohidratos y sólo carbohidratos —Shredded Wheat y Grape-Nuts, para ser exactos—, mientras evitaban cualquier porción de grasa. En ese entonces desafié abiertamente las recomendaciones alimentarias altas en granos, altas en carbohidratos y bajas en grasas con mi primer libro, *Beyond Pritikin* (la dieta Pritikin baja en grasa o sin grasa era el gran régimen de salud en esos años). En mi libro propuse un nuevo modelo de dieta que incluía *grasas* esenciales para perder peso, conservar la salud cardiaca y estimular la inmunidad. Era una herejía en el campo de la salud en ese momento, pero hoy se reconoce ampliamente la importancia de las grasas saludables. Después de mi separación de los principios de Pritikin, el doctor Robert Atkins, connotado gurú de la salud, me invitó a participar regularmente en sus programas de radio en WOR, en la Ciudad de Nueva York, y eventualmente me pidió que dirigiera el departamento de alimentación de su clínica de medicina integrativa en Nueva York.

Poco después escribí *Super Nutrition for Women*, el cual rechazaba todavía más los carbohidratos y promovía la dieta alta en grasa, ahora para la salud hormonal. Fui la primera en discutir estrategias nutricionales para la perimenopausia en mi libro *Before the Change*, *bestseller* del *New York Times*. Desde 1997 advertí sobre los peligros del gluten en *Your Body Knows Best* e hice sonar la alarma sobre la toxicidad ambiental mucho antes de que los términos *libre de gluten* y *detox* formaran parte del vocabulario común.

En 2002 publiqué el libro por el que quizá soy más conocida, *The Fat Flush Plan*. En él introduje la importancia de depurar y me enfoqué en el hígado como el principal órgano desintoxicante y quemagrasa. De nuevo, herejía alimentaria de acuerdo con el *New York Times*. Sin embargo, el libro creó un vínculo personal y duradero con el público y resultó en una familia de cinco títulos adicionales. Desde entonces han aparecido cientos de títulos en librerías sobre toxicidad del hígado, desintoxicación y depuración. En 2016 incluso publiqué una nueva versión mejorada, *The New Fat Flush Plan*.

Busqué incansablemente descubrir las causas de raíz y los factores ocultos que sabotean la pérdida de peso y la salud. En *Guess What Came to Dinner?* también escribí que los parásitos no sólo son un problema del tercer mundo y cómo se hacen pasar por condiciones que podemos reconocer más fácilmente: resistencia a perder peso, síndrome metabólico, inflamación, hinchazón y fatiga crónica. Escribí sobre alternativas naturales para la menopausia en una época en que los doctores estaban medicando a las mujeres como si la menopausia misma fuera una enfermedad. Después de publicar *The Fast Track Detox Diet* en 2005 me invitaron al programa *20/20* por atreverme a decir que los químicos, como el BPA, nos estaban engordando. Por supuesto, la medicina general hoy en día acepta ampliamente los efectos tóxicos de los xenoestrógenos y los obesógenos. En 2010 comenté los riesgos biológicos controversiales y muchas veces ignorados de la electrocontaminación por wifi, teléfonos celulares y medidores inteligentes en mi libro *Zapped*, además de hacer referencia a cómo nuestra adicción a permanecer conectados puede estar reprogramando nuestro cerebro y minando nuestro cuerpo de formas invisibles.

He pasado al menos tres décadas reescribiendo las reglas de la nutrición, y lo vuelvo a hacer ahora con *Metabolismo radical*. ¿Por qué? Porque los últimos avances científicos pintan un nuevo cuadro, y no es nada bonito. Yo ya tengo más de 50 años, y en esa transición me enfrenté al reto de lidiar con una desaceleración metabólica. El plan en este libro evolucionó a partir de los descubrimientos útiles para mí y para otros. Tengo el gusto de decirte que tu metabolismo puede reactivarse sin importar tu edad y tu exposición a los contaminantes medioambientales.

Vivimos una nueva pesadilla tóxica y los antiguos remedios no funcionan. Todos los días enfrentamos una guerra invisible en lo más profundo de nuestro cuerpo porque los elementos nocivos del medioambiente capaces de trastornar nuestras hormonas contaminan y desgastan progresivamente nuestras defensas celulares. Los petroquímicos, los plásticos, los metales pesados, las hormonas sintéticas, la radiación, los microbios y otros agentes tóxicos provocan un caos en nuestra biología. La mayoría de estas toxinas se encuentran ocultas, acechando en nuestros alimentos, en el aire y el agua, pero también en productos de cuidado personal, de limpieza y del hogar, e incluso en la tecnología, por lo que son todavía más insidiosos. Éste ya no es el mundo de tus padres ni de tus abuelos. Nuestro planeta —y nuestro cuerpo— pide ayuda a gritos.

Tenemos más de 70 billones de células en el cuerpo, y cada una está en riesgo. Una vez que cierta cantidad de tus células se vea comprometida, pronto afectará el funcionamiento de tus órganos y tejidos. Las células sanas comienzan con membranas celulares sanas. Sin ellas, tu cuerpo está básicamente desnudo e indefenso contra esos embistes tóxicos, lo que resulta en alteraciones hormonales e inflamación. Esta última es el factor número uno que estimula casi todas las enfermedades crónicas en la actualidad.

En 1858 el doctor Rudolf Virchow, padre de la patología moderna, dijo: "Todas las enfermedades son perturbaciones a nivel celular". Él argumentaba que para tratar una enfermedad debemos comprender primero la causa… *y ésta siempre se encuentra al nivel de la célula.* Hay muchos ejemplos. La enfermedad de Alzheimer involucra un procesamiento defectuoso de las proteínas precursoras amiloides por parte de las células cerebrales. Una absorción celular deficiente de lipoproteínas puede provocar una predisposición genética al colesterol alto. El cáncer ocurre cuando las células desarrollan patrones de crecimiento aberrantes, y las enfermedades autoinmunes surgen cuando la comunicación celular está fuera de control.

Pasa lo mismo con el metabolismo.

Después de trabajar con literalmente miles de mujeres "gordas, cuarentonas y fatigadas", empecé a ver clara la imagen. Comprendí que ninguna dieta en el mundo podía funcionar si tu metabolismo es tóxico. Una de las razones por las que fallan muchas dietas es que no corrigen la desconexión con los tejidos quemagrasa del cuerpo. Tienes tres tejidos activos que son metabólicamente importantes: grasa parda, músculo y tu microbioma (esa vasta comunidad de microorganismos que habitan tu intestino). Cada uno prefiere un tipo específico de alimento para funcionar en óptimas condiciones. Si no alimentas adecuadamente esos tejidos quemagrasa no te van a devolver el favor dándote un metabolismo radical y un peso sano.

Otro punto vital que hace falta considerar es relativo al papel que tienen las grasas malignas omega-6, parias para los expertos en salud convencional y alternativa. Escuchamos tanto hoy en día sobre cambiar las grasas omega-6 por omega-3, pero resulta que las grasas omega-6 de alta calidad son el combustible más esencial para reactivar las mitocondrias aletargadas, los motores de energía de tus células.

Las grasas esenciales y ciertos aminoácidos aceleran tu metabolismo para una pérdida de peso duradera, además de ser vitales para la nutrición de tus membranas celulares, las cuales rodean y protegen a las mitocondrias.

Como leerás más adelante, las mitocondrias están vinculadas a la "grasa parda" metabólicamente activa que come inmensas cantidades de glucosa y grasa para una dramática pérdida de peso y de grasa, y disminuye el riesgo de resistencia a la insulina.

Además, no se puede curar ninguna enfermedad si tus membranas celulares —las cuales dejan entrar los nutrientes y mantienen los venenos afuera— están débiles e inestables. *Metabolismo radical* contiene lo que debes comer para reconstruir y fortificar estas membranas a base de lípidos (grasa) y evitar que las toxinas suban por la cadena y ensucien el funcionamiento de cada célula, tejido y órgano en tu cuerpo, desde el cerebro, hasta la tiroides, la vesícula, el hígado, los riñones y la piel. Aquí es donde también brillan las grasas omega-6. La verdadera curación requiere que nos protejamos desde el origen: a nivel celular. Finalmente, las investigaciones innovadoras revelan cómo reincorporar las omega-6 puede estimular la energía celular para obtener vitalidad y acelerar la quema de grasa.

Pero reinsertar las grasas omega-6 sólo es un aspecto de *Metabolismo radical*. Comer "grasas buenas" no te hace bien si no puedes digerirlas adecuadamente. Por ende, este programa también introduce el poderoso y olvidado papel de la bilis para los sistemas adelgazantes del cuerpo. Se guarda en la vesícula para descomponer la grasa alimentaria y remueve las toxinas del cuerpo. Investigaciones de la Escuela de Medicina de Harvard han revelado que las personas con mejor salud biliar presentan un despunte importante en su metabolismo.

Aún más fascinante, un estudio finlandés descubrió que las personas con menos producción biliar son casi diez veces más propensas a experimentar hipotiroidismo. Con el aumento del hipotiroidismo, esto es una esperanza para los millones de pacientes que sufren una desaceleración metabólica, así como fatiga, resequedad en la piel y constipación. Además del hipotiroidismo, estudios también han conectado una bilis de baja calidad con fatiga crónica, migrañas, depresión y trastornos autoinmunes.

Si ya no tienes vesícula, ¡no hay problema! A diferencia de otras dietas el plan del metabolismo radical te ayuda a compensarlo para asegurar que puedas utilizar y digerir completamente todas esas buenas grasas esenciales que tu cuerpo prefiere como combustible. Es la diferencia clave entre la dieta del metabolismo radical y las dietas paleo, paleo plus y cetogénica. No quiero que te sobrecargues de grasas si no tienes vesícula o tienes bilis de baja calidad (como sucede con la mayoría de las personas con una resistencia a perder peso) sin un respaldo nutricional, pues puede resultar en un aumento de peso, en lugar de pérdida, además de menos energía, problemas gastrointestinales, riñones estresados y otras condiciones.

Unamos los puntos

Como leíste, *Metabolismo radical* probablemente sacudirá tus creencias y suposiciones de antaño sobre lo que es sano, especialmente sobre alimentación. ¡Espero que así sea! No sólo estoy hablando de pérdida de peso, sino de tener energía para vivir. Pongamos el freno al envejecimiento, pero me refiero a obtener las herramientas necesarias para evitar las enfermedades relacionadas con la edad y que no pases años atorado en la puerta giratoria del hospital. Si te parece un poco intimidante la palabra *radical*, puedes estar seguro de que las estrategias incluidas aquí en realidad son muy sencillas y directas, y están diseñadas para poder integrarlas fácilmente al estilo de vida ajetreado de hoy. *Sin embargo, ¡estas sencillas estrategias producen resultados radicales!*

En la primera parte de este libro conocerás las bases científicas del programa antes de pasar al protocolo mismo para que puedas comprender su fundamento. Comienzo con la exposición de mis cinco reglas radicales para rescatar un metabolismo estancado, fundamentales para el programa. Debes seguir cada una si quieres reactivar tu energía celular interna y tus tejidos quemagrasa para arreglar ese metabolismo descompuesto. Más de 80% de los lectores se sentirá mejor después de sólo cuatro días, una vez que hayan implementado las Reglas Radicales básicas.

En la segunda mitad del libro se encuentra el programa de alimentación. Comienza con una Depuración intensiva radical de cuatro días, seguida de un reinicio radical de 21 días. Es una dieta de "remodelación celular" en dos partes, diseñada para encender tus secuencias de desintoxicación y tu salud metabólica. La última parte incrementa el menú con 50 recetas deliciosas y te ofrece una guía adicional para mantener el curso el resto de tu vida. Esto es lo que aprenderás:

- Cómo encauzar el poder de los aceites de omega-6 para alimentar la grasa parda y reavivar sin esfuerzo la caldera quemagrasa de tu cuerpo, a la vez que fortificas tus membranas celulares y te deshaces de las toxinas en tu cuerpo.
- Cómo los alimentos amargos son la clave para la salud metabólica y la digestión; sustentan la salud de tu vesícula, el flujo de bilis, el desdoblamiento de grasas y una mejor absorción de vitaminas solubles en grasa para la salud inmunológica y dérmica.
- Los fabulosos alimentos (hierbas, verduras frescas, alimentos amargos, incluyendo berros y moras, y suplementos) que aumentarán la velocidad de tu metabolismo, reiniciarán tu vesícula (o reemplazarán lo que sea necesario en la forma de sales biliares si ya no tienes vesícula) y sanarás tu intestino al alimentarte "desde las células hasta el alma".
- Cómo optimizar tu consumo de proteínas y aminoácidos para prevenir la pérdida muscular, estimular tus mitocondrias y reiniciar tu "termostato metabólico".
- Cómo reducir tu exposición a toxinas insospechadas que pueden contaminar algunos de los alimentos que amas, como el caldo de huesos, el chocolate y el té verde.

- Cómo modificar tu cocina para alejarte de contaminantes alimentarios comunes, como el aluminio y el teflón.
- Cómo es que las sopas y los jugos pueden combinarse para crear una poderosa depuración que rejuvenezca y reinicie tu sistema.
- Cómo las bebidas depurativas, como los tés refrescantes de flor de Jamaica y diente de león ayudan a liberar toxinas.
- Una sección especial sobre alimentos prebióticos y probióticos (jícama, miso, chucrut, yogurt) para optimizar la inmunidad.

Practicar un amor propio radical

Si eres como yo, con un metabolismo de más de 40 años, es momento de incrementar la velocidad. ¿Quién no querría transformar un sistema lento para perder esos kilos indeseables, tener más energía y desinflamar? Si te sientes estancado, estás a punto de salir adelante. ¿Cómo sería que te encantara ver tu reflejo en un espejo de cuerpo completo? ¿Qué cambios haría eso en tu vida? No es una fantasía, es lo que muchos de mis pacientes dicen después de implementar el programa.

Esto es lo que las mujeres han experimentado en el plan del metabolismo radical:

> ¡He bajado siete kilogramos y puedo ver una diferencia en mi piel! Tenía la piel muy grasosa y ahora es casi normal. Es mi tercera semana, y he estado durmiendo como bebé.
>
> —Vicky O., 46 años

> Dado que estoy comiendo alimentos tan "limpios", pienso con mucha más claridad. He podido escribir en mi blog e implementar una meditación diaria con facilidad. ¡Cada mañana mido mi glucosa y los niveles se ven muy bien! Bajé mi dosis

de insulina y parece que, a este paso, podré dejar todas mis medicinas en muy poco tiempo. El nivel de dolor en mis rodillas también está disminuyendo, por lo que puedo disfrutar mucho más mis caminatas diarias. Ya no es tan difícil hacer cosas en la casa... Y como bono, ¡bajé cinco kilogramos y algunos centímetros alrededor de mi cintura y mi trasero!

—SUZANNE K., 61 años

Noté que mejoró muchísimo mi inflamación crónica. Hasta que pude tenerla bajo control, hacer ejercicio era un proceso doloroso para mí, sobre todo al día siguiente, cuando realmente lo pagaba. Ahora mis articulaciones se sienten mucho mejor y estoy menos hinchada.

—MARIANNE F., 50 años

[Las recetas] en general saben muy bien. Me encanta añadir esos alimentos amargos a mi comida... todos los demás alimentos empezaron a saber mejor y más frescos. Los aceites de ajonjolí y de girasol y el ghee son una delicia. Me siento bien, con energía, razonablemente enfocada y en calma, a pesar de la carga de trabajo usual y el estrés diario. En total, perdí cuatro kilogramos en 21 días, ¡y 22 centímetros!

—MARINA D., 54 años

Dado que este programa lidia con todos los retos medioambientales tóxicos en el mundo de hoy, piensa en él como un programa de estilo de vida, y no sólo "de dieta". Para que recuperes tu salud y la conserves a largo plazo, los cambios necesitarán ser permanentes. Después de todo, aunque haya pasos que puedas dar para mitigar las toxinas en tu hogar, es poco probable que el problema general de un ambiente tóxico vaya a desaparecer pronto.

Por último, los tiempos radicales necesitan cambios radicales, pero no tienes que implementar *todas* estas técnicas de la noche a la mañana. Si empiezas a sentirte abrumado, simplemente relájate… Ya sabes, pasitos. El estrés perjudica tanto tu salud como las grasas malas, así que estresarte por estos cambios es contraproducente. Por favor, considera que estamos para apoyarte en todo momento del camino, sea en línea o por otro medio. Sé bueno contigo mismo. Es importante reconocer y aplaudir hasta tus más pequeños logros. Si tomó 10 años que tu metabolismo se fuera en tu contra, no puedes esperar sanar por completo esa relación en menos de 30 días. Sin embargo, con un poco de voluntad y determinación, *puedes* tener éxito. Puedes mejorar radicalmente tu metabolismo y sentar las bases para una versión de ti que sea radiante y juvenil.

¡Empecemos!

Cuestionario

¿Tu metabolismo se encuentra bajo un estrés tóxico?

¿Alguna vez has experimentado alguna de las siguientes condiciones? Si es así, tu metabolismo puede ser tóxico y *Metabolismo radical* es el remedio. Entre más síntomas tengas, ¡más necesitas *Metabolismo radical*! Sin embargo, no olvides que de todas maneras te beneficiará, aun si sólo presentas uno o dos síntomas.

Síntomas	Marca
¿Sientes que tu metabolismo es más lento desde que cumpliste 40?	
Diagnóstico de diabetes tipo 2 o prediabetes	
Resistencia a la insulina	
Perfil de lípidos subóptimo (LDL y triglicéridos más elevados, HDL más bajo)	
Presión arterial elevada	
Experimentas aumento de peso relacionado con la menopausia antes de entrar en esta etapa: más grasa abdominal, mayor índice de cintura a cadera	
Hambre casi todo el tiempo	
Cada vez más irritable y molesto entre comidas	
Necesitas colaciones, tanto como café o dulces a lo largo del día	
Te sientes cansado a las 11:00 a. m. y a las 4:00 p. m.	
Despiertas constantemente a mitad de la noche	

Síntomas	Marca
Alergias alimentarias o intolerancias, por ejemplo, al gluten o a los lácteos	
Antecedentes de piedras en la vesícula o tuviste cirugía para extraer tu vesícula	
Náuseas, acidez, eructos, reflujo (erge), gases, inflamación y otros síntomas digestivos	
Molestias gastrointestinales después de comer alimentos grasos	
Heces de color claro	
Constipación	
SBID (sobrecrecimiento bacteriano en el intestino delgado)	
Enfermedades autoinmunes, como tiroiditis de Hashimoto, artritis reumatoide o esclerosis múltiple	
Mucho dolor e inflamación	
Dolores de cabeza o migrañas	
Dolores parecidos a la ciática	
Problemas dérmicos, como rosácea, psoriasis o resequedad	
Pérdida de cabello	
Fatiga que no se alivia con sueño	
Dificultad para desintoxicar	
Otros síntomas "huérfanos" o misteriosos que nadie puede resolver. ¿Te consideras un "caso difícil" para tu profesional de la salud?	

PRIMERA PARTE

Cinco reglas radicales para rescatar tu metabolismo

1

Rescata tu metabolismo en pausa

Incluso los milagros toman un poco de tiempo.

EL HADA MADRINA DE CENICIENTA

En este capítulo aprenderás...

- ¿Presentas las características de un metabolismo tóxico?
- Tres tejidos metabólicamente activos en el cuerpo que influyen en los antojos y en el resguardo de grasa.
- Cómo mantener contentas a tus membranas celulares, las "porteras".
- Cómo una vesícula enferma puede detener tu adelgazamiento.
- Las cinco reglas radicales para rescatar tu metabolismo.

Si eres como la mayoría de las personas, tienes más problemas para perder peso conforme envejeces. También puedes experimentar algunos "síntomas misteriosos" para los que no has podido distinguir una causa, ya sea dolor crónico, niebla mental o fatiga. ¿Cuántas marcas pusiste en el cuestionario al final de la introducción? O es posible que te acaben de diagnosticar una condición autoinmune, como tiroiditis de Hashimoto o artritis reumatoide. Los avances científicos revelan conexiones aparentemente no relacionadas donde antes no veíamos ninguna. Los efectos de un metabolismo tóxico son progresivos y potencialmente devastadores; de tal manera, lo que al principio pueden parecer sólo unos cuantos kilos de más y poca energía, se puede desarrollar con el tiempo en *un problema mucho mayor*.

Alguien como tú

Amelia es una madre trabajadora de 42 años, con dos hijos, afectada por aumento de peso, una tiroides lenta y dolor persistente. A pesar de comer lo que consideraba una dieta saludable y hacer ejercicio varios días a la semana, además de enseñar voleibol, ha visto cómo su cintura se ha expandido desde el nacimiento de su hija, hace 13 años. Ha perdido los mismos 14 kilos tres veces en la última década.

Los análisis anuales de Amelia son normales, fuera de un incremento lento y constante de su presión arterial y sus niveles de triglicéridos. En su última revisión, sus triglicéridos subieron a 175 y su presión se disparó de 90/60 a 145/85. Este aumento de presión, junto con el sobrepeso, hicieron que su impulsivo médico le recetara un medicamento para la presión arterial, pero ella se resiste a empezar a tomar pastillas.

Hace un año le extirparon la vesícula después de un episodio severo de cálculos biliares. Su doctor le aseguró que no necesitaba su vesícula, que estaría bien y se sentiría mucho mejor. Sin embargo, ella jura que su metabolismo se fue a pique después de la cirugía y su constipación está peor que nunca. Su abdomen abultado definitivamente se mueve en la dirección contraria. El médico de Amelia le asegura que tiene los cambios normales "relacionados con la edad" y no tiene nada de qué preocuparse. No obstante, sí se preocupa y no está contenta con la apariencia y la sensación de su cuerpo.

Amelia también empezó a tener problemas de reflujo gástrico, el cual empezó justo después de iniciar una nueva dieta que le recomendaron sus amigas. Siguió todas las indicaciones de la dieta al pie de la letra: comer más grasa "buena", eliminar el gluten y los lácteos, no consumir azúcar, caminar más. Aún así se siente terrible, experimenta dolor abdominal varias veces, inflamación después de cenar, con episodios alternativos de constipación y diarrea. A pesar de sentirse muy cansada en la noche, no dormía bien. La fatiga se volvió debilitante y casi no podía rendir en el día. La relación con su marido se estaba deteriorando ya que su interés en el sexo disminuyó severamente, y tenía poca paciencia con los cambios de ánimo de su hija adolescente.

Nada parecía hacer una diferencia importante. ¿Así era envejecer? Después de todo muchas de sus amigas decían tener los mismos problemas, así que *quizá fuera normal*… Qué idea más deprimente. Empezó a dejarse llevar por los antojos de azúcar, así que subió de inmediato el poco peso que había perdido… y un poco más.

¿Este escenario te suena familiar?

Amelia es una síntesis de lo que escucho todos los días de mis pacientes. Son comunes el aumento de peso inamovible, los problemas de sueño, los cambios de humor, los problemas digestivos, las cifras en los análisis que se inclinan hacia la dirección equivocada y otros similares. Los principales proveedores de salud muchas veces intentan asegurar que nada está mal, lo que sólo incrementa la frustración de los pacientes. El común denominador es el desplome del metabolismo… y *no* es normal, y no deberíamos ignorarlo. La buena noticia es que ¡es reversible!

Lo que leerás en este capítulo se centra en *la salud a nivel celular*. La resistencia a perder peso se reduce a un daño a nivel celular, y a las membranas celulares en particular. Lo triste es que sea un área ignorada en el cuidado de la salud, incluyendo de parte de la medicina integrativa y funcional.

Hay tres tejidos metabólicamente activos relacionados directamente con la forma como tu cuerpo usa la energía y reserva la grasa. Cada uno de estos tejidos requiere un tipo de combustible diferente y tiene requerimientos nutricionales específicos para funcionar en óptimas condiciones. A menos que se atienda directamente, tu adelgazamiento puede terminar en un alto total, llevándote por el camino del síndrome metabólico.

¿Qué es exactamente síndrome metabólico? También se le conoce como prediabetes, y es un cúmulo de síntomas definidos como lo siguiente: aumento de presión arterial, glucosa elevada, incremento de grasa abdominal y niveles anormales de lípidos y triglicéridos. Cuando se presentan juntos estos síntomas, como suele ser, aumenta tu riesgo de desarrollar obesidad, diabetes tipo 2, infarto y enfermedad cardiaca. Muchas personas con una resistencia a perder peso también cumplen con las características del síndrome metabólico, y la resistencia a la insulina casi siempre es parte del escenario.

La insulina es la hormona responsable de mover el azúcar del torrente sanguíneo hacia tus células. Tener *resistencia a la insulina* significa que varios órganos y tejidos en tu cuerpo se han vuelto resistentes a las señales de la insulina, así que se produce más y más. Cuando se elevan los niveles de insulina en tu cuerpo, tiendes a subir de peso. Por el contrario, cuando disminuyen los niveles de insulina, tiendes a perderlo. La resistencia a la insulina conduce a una glucosa crónicamente elevada, lo que daña el cuerpo y puede derivar en diabetes tipo 2. Por ello, muchos diabéticos terminan con neuropatía, daño renal y de vasos sanguíneos, y daño pancreático, de manera que ya no producen insulina en lo absoluto.

¿Cuál es la solución? Si tu esfuerzo por bajar de peso no sirve de nada, es posible que necesites seguir una o más de las cinco reglas radicales para rescatar el metabolismo. Antes de entrar de lleno a ellas revisemos algunos conceptos básicos, empezando con el metabolismo. Más adelante veremos el profundo papel que tienen las membranas celulares en el metabolismo, la salud y la enfermedad. También te presentaré (brevemente) la relativamente nueva ciencia de la epigenética, la cual ha transformado de manera radical nuestra comprensión de la salud y la enfermedad. La epigenética es un concepto referente a cómo se dan los cambios en el cuerpo: cómo pasa tu cuerpo de un estado de salud a uno de enfermedad, y viceversa. La epigenética controla tu expresión genética sin cambiar los genes mismos. Y la mejor noticia de todas es que puedes controlar tus genes: ¡no son tu destino!

¿Qué es el metabolismo?

Empecemos con lo elemental. El término *metabolismo* viene de la palabra griega para "cambio". Tu metabolismo transforma los alimentos que comes en energía a través de un caleidoscopio de reacciones químicas que sostienen la vida, y la mayoría ocurre a nivel celular. Pero el metabolismo afecta mucho más que la cantidad de calorías que puedes consumir diariamente sin subir de peso: influye en la salud de todo tu cuerpo. Necesitamos expandir nuestro concepto de metabolismo porque literalmente controla todo, cada actividad biológica y cada membrana celular. Tu cuerpo tiene entre 70 y 100 mil millones de células, y ninguna puede funcionar bien si su membrana está comprometida. Aun si no estás consciente de ello, en tu cuerpo se realizan procesos metabólicos a lo largo de todo el día.

Todo se controla a nivel celular: el apetito, la quema y reserva de grasa, la producción de energía, las hormonas, la reparación de tejidos, la recuperación de enfermedades o lesiones, la resistencia a la enfermedad e incluso el envejecimiento. El metabolismo controla tu digestión, la entrada de nutrientes a la célula *y la salida de los desechos*. Puedes agradecerle a tu metabolismo la capacidad de tu cuerpo para desintoxicarse a sí mismo.

Tu alimentación importa porque los procesos metabólicos dependen de los nutrientes que comes, los cuales se descomponen para producir energía y proteínas vitales, como el ADN. Con la ayuda de las enzimas, las reacciones metabólicas se organizan en secuencias metabólicas que permiten la transformación de componentes nutricionales básicos en otros compuestos. Existe un proceso similar para las secuencias de desintoxicación.

Si tienes un problema de sobrepeso, la diferencia entre tú y tu amigo que parece comer todo y nunca subir un gramo es que tiene un metabolismo más óptimo. Muchas personas han desarrollado lo que yo llamo un metabolismo tóxico, cuando se desequilibran esas reacciones químicas esenciales. Tu cuerpo depende de ciertos nutrientes para desempeñar sus funciones básicas, y si no los tiene, o si por alguna razón tu cuerpo no los puede utilizar, los sistemas empiezan a fallar.

Es importante darnos cuenta de que el exceso de peso no es más que un síntoma de un problema mayor: tu cuerpo te está queriendo decir que algo anda mal. ¡Y subir de peso no es la única señal de alarma! Quizá tu último análisis de sangre mostró una elevación de glucosa o tuviste un perfil de lípidos subóptimo. Es posible que tuvieras una función tiroidea subclínica, baja. Éste y otros síntomas son la forma en que tu metabolismo envía señales de auxilio, ¡pero depende de ti descifrarlas!

Tener un *metabolismo tóxico* quiere decir que tus células no obtienen todos los nutrientes que necesitan o tu cuerpo tiene un problema con la toxicidad... *y desafortunadamente la mayoría presenta ambos*. Si falla la desintoxicación, las toxinas se acumulan progresivamente. Tener un cuerpo intoxicado es parecido a nadar en una alberca a la que nunca le han cambiado el agua.

La dieta común no sólo carece de nutrientes, sino que las toxinas están por todas partes hoy en día. La Sociedad Americana de Química tiene una base de datos masiva con más de 100 millones de químicos diferentes.[1] ¿"Se vive mejor con la química"? ¡Creo que no! Estos químicos llegan a nuestros alimentos, al agua, al aire, y de formas innumerables, desde el ganado criado bajo la influencia de químicos y hormonas, hasta las botellas de plástico que llenan el agua de químicos disruptores de la función endocrina. Nuestro cuerpo se desempeña de manera heroica para mantenernos limpios, considerando la tarea monumental que implica.

El metabolismo tóxico provoca un gran estrés en el cuerpo por la carga tóxica en aumento, interrumpiendo la señalización hormonal e incrementando la inflamación, lo que sienta las bases para la obesidad y un gran número de enfermedades devastadoras. Uno de cada tres ancianos muere actualmente con Alzheimer u otra forma de demencia, y acabamos de enterarnos de que esta horrible enfermedad quizá surja directamente de un defecto en el sistema de desintoxicación del cerebro. La enfermedad cardiaca sigue siendo el asesino número uno de hombres y mujeres en Estados Unidos, cobrando más de 600 000 vidas al año… Eso es una de cada cuatro muertes.[2] Uno de cada tres adultos tiene prediabetes o diabetes tipo 2 declarada. Tristemente, los niños y las mascotas también están mostrando estas tendencias.

Ésas son las malas noticias, pero ésta es la buena: *dado que estas enfermedades comparten una causa similar, ¡también tienen una solución similar!* Al corregir el metabolismo tóxico puedes revertir esas condiciones y derretir al mismo tiempo esos kilos de más para que te sientas más joven, más vibrante y vivo de lo que te has sentido en años. Esta vez no regresará a ti ese búmeran alrededor de tu cintura porque ya habrás eliminado la causa y tendrás lo que *todos* deseamos y merecemos: *¡un metabolismo radical!*

Lo que aprendimos de *The Biggest Loser*

La mayoría de las dietas tradicionales fracasa porque recuperar el peso es increíblemente fácil. La demostración más fuerte hasta ahora ha sido el estudio de 2016, publicado en la revista *Obesity*, que involucra a catorce concursantes de *The Biggest Loser*, el programa de competencias para perder peso.[3]

Los investigadores descubrieron que trece de los catorce competidores habían recuperado por lo menos una parte del peso que perdieron en la competencia, y cinco habían *sobrepasado* su peso inicial. No sólo recuperaron un promedio de 41 kilogramos (alrededor de 70%

del peso que perdieron), sino que tenían más apetito y un metabolismo más lento que gente de su misma edad con similar composición corporal y que nunca había perdido una cantidad extrema de peso.

¿Qué sucedió? Los investigadores descubrieron que el nivel de leptina de los concursantes se desplomó después del programa... y nunca se recuperó. La leptina es la hormona de la saciedad que te dice cuando ya comiste lo suficiente. Esto corresponde a informes anteriores de otros concursantes, diciendo que experimentaban hambre y antojos incontrolables después de la competencia.

Aunque se trata del ejemplo más extremo, la mayoría de las personas recupera al menos parte del peso que pierde haciendo una dieta. Entre más peso tengas que perder, más se verá afectado tu metabolismo, hagas ejercicio o no. Tu cuerpo no cesa en su determinación por recuperar su punto de partida metabólico.

Tu peso se determina, al menos en parte, por una relación duradera entre el consumo y el gasto de energía. Está controlado por una compleja red de hormonas, las cuales ejercen efectos profundos en el cerebro, y sobre todo en el hipotálamo, el cual influye de gran manera en tu dieta y apetito. Piensa en esto como el termostato interno de tu peso corporal. No está muy claro cómo funciona este termostato, pero sí sabemos que recibe la influencia de una multitud de factores, como el nivel de actividad, la dieta, el apetito, los hábitos, las condiciones de vida, los factores psicológicos, la salud en general y la genética.

Cuando intentas modificar tu peso, la tendencia natural de tu cuerpo es pelear para conservar su homeostasis, o su punto de partida. Intentará manipularte para comer más y muchas veces los alimentos equivocados. Esto explica por qué es tan difícil para la mayoría conservar su peso cuando difiere del original, y entre más grande sea la diferencia, más se defiende el cuerpo.

El punto es que recuperar el peso perdido no implica un fracaso de tu parte, ¡simplemente te falta un eslabón de la cadena metabólica! Una noticia excelente del estudio de *The Biggest Loser* es que más de la mitad de los concursantes no recuperó 10% de su peso. Pero *tú* puedes mejorar esas probabilidades al transformar tu metabolismo tóxico en uno radical. Ahora tendrás la vital información que ellos no tenían: las hormonas controlan el metabolismo y todas operan al nivel de la membrana celular. En un enfrentamiento entre las hormonas y la fuerza de voluntad, siempre van a ganar las hormonas... ¡hasta que aprendas cómo vencerlas!

Resolver el problema a un micronivel: medicina para la membrana celular

Algún día el área de "medicina de membrana" obtendrá el mismo reconocimiento popular que los probióticos. Es éste: vives o mueres por la salud de tus células. Son así de importantes: ellas dirigen la orquesta. Tus órganos y tejidos no pueden estar sanos sin tus células, y éstas no pueden estar sanas sin membranas fuertes. *La magia metabólica sólo ocurre si permaneces en buenos términos con estas porteras celulares.*

La cuestión es ésta... Antes se pensaba que la pared celular, o membrana, sólo envolvía a la célula, como una bolsa de plástico a un sándwich. Pero ahora sabemos que son estructuras complejas, cambiantes y vitales para muchas de las funciones celulares. La función más básica de la membrana celular exterior es separar los componentes en el interior de la célula del ambiente exterior, dándole integridad estructural. Sin embargo, la membrana celular también es el "director de escena", y controla quién entra (nutrientes) y quién sale (toxinas). La membrana permite que ciertas moléculas entren y salgan conforme sea necesario, y debe ser resistente para mantener a raya a los organismos invasores. Esencialmente está construida con dos capas de células adiposas.[4]

Además de la pared celular externa (la tan mencionada membrana celular), existen diversas membranas alrededor de los componentes *dentro de la célula*. Hay membranas alrededor de las mitocondrias productoras de energía. Una membrana también protege el núcleo de la célula, el cual contiene su material genético (ADN). La estructura base de todas estas membranas es la misma para tus billones de células. Las membranas celulares conforman una porción significativa de tu cuerpo: si las extendieras todas, ¡cubrirían una superficie de 100 kilómetros cuadrados![5]

Las grasas que comes son muy importantes porque *todas* estas membranas celulares se componen de grasa. De hecho, las membranas celulares representan la mayor parte de la grasa en tu cuerpo. Cada célula se compone de tres tipos de grasa en específico: fosfolípidos (lípidos que contienen fósforo), glucolípidos (lípidos que contienen azúcares) y colesterol. Los más importantes son los fosfolípidos, entre los cuales sobresale la fosfatidilcolina, que representa la mitad de la masa total de lípidos en tus células.

Eres lo que comes… ¡literalmente!

Hay tres formas de dañar una célula: afectando la membrana celular exterior (la pared celular), dañando el abastecimiento de energía (las mitocondrias) y afectando el código genético (ADN). Cada uno involucra un daño a las membranas, la primera línea de defensa de tus células para proteger sus valiosos bienes en el interior. El daño al ADN suele ser letal, resultando en mutaciones celulares o muerte celular, el mecanismo que conduce a procesos autoinmunes y degenerativos, así como a un metabolismo lento.

Las membranas celulares sufren daño por las toxinas en el medioambiente (mercurio, plomo, flúor, etcétera) y, claro está, por una alimentación deficiente. Si comes grasas altamente procesadas, tu cuerpo *las incorpora* a tus membranas celulares, lo que hace que se deterioren. Es la mejor prueba de que "eres lo que comes"… ¡hasta a nivel celular! Basura entra, basura sale. Ahora sabemos que los ácidos grasos modifican la estructura y las propiedades físicas de las membranas celulares, influyendo en los procesos celulares que dependen de esa estructura.

Tus membranas también pueden dañarse por el azúcar. En realidad, cualquier alimento que provoque una respuesta de insulina activa una enzima destructora de la membrana llamada fosfolipasa A2. Es por eso que la dieta del metabolismo radical evita todas las formas de azúcar, alimentos procesados y refrescos, así como un exceso de frutas y granos.

La ciencia ha mostrado que nuestro cuerpo incorpora ácidos grasos alimentarios en las membranas celulares *en cuestión de minutos* después de la digestión, en un proceso llamado reorganización de lípidos de membrana. Esto explica cómo lo que comes se encuentra directamente involucrado con diversas enfermedades, por ejemplo, la diabetes tipo 2, el cáncer, la enfermedad cardiaca, las enfermedades autoinmunes e inflamatorias, y hasta el envejecimiento mismo. Si tus células construyen sus membranas con ácidos grasos de poca calidad, como los aceites vegetales desnaturalizados y las grasas trans, su capacidad de transferir oxígeno del torrente sanguíneo a la célula puede quedar comprometida... ¡y éste es un problema inmenso! Las mitocondrias necesitan oxígeno celular (además de grasa y azúcares) para producir energía, y el interior de la célula requiere oxígeno para evitar enfermedades. En su interés por aumentar la vida de anaquel de los aceites típicamente comerciales, se cocinan y se procesan de más para que *resistan el oxígeno*, en lugar de atraerlo. Por tanto, si tus células incorporan estos aceites dañados y resistentes al oxígeno a sus membranas, estás en problemas. Hablaremos con más detalle sobre estos aceites en el capítulo 3.

Ésta es la buena noticia: *si las membranas celulares se pueden alterar —para bien o para mal— en cuestión de minutos, ¡imagina lo que puedes lograr en 25 días siguiendo el plan del metabolismo radical!*

¿Te estás oxidando?

Las lesiones a las membranas celulares tienen consecuencias inmediatas y severas para todos los aspectos de tu cuerpo. Dado que las membranas se forman de grasa, son susceptibles a un proceso perjudicial llamado peroxidación de lípidos, el cual ocurre cuando los radicales libres "roban" electrones a los lípidos en las membranas celulares. Es similar a que el aceite de oliva en tu alacena se vuelva rancio. Cuando sucede en tu cuerpo, tiene los siguientes efectos:

- Incremento de la toxicidad metabólica y pérdida del "arsenal" metabólico
- Daño al ADN
- Mala señalización celular del sistema inmunológico
- Interrupción de la señalización hormonal (estrógeno, progesterona, testosterona, tiroidea, insulina, leptina, etcétera)
- Menos producción de energía (ATP) de las mitocondrias, y enfermedades mitocondriales (crónicas, degenerativas y autoinmunes)
- Funcionamiento deficiente de tejidos y órganos
- Incremento en el riesgo de enfermedad cardiovascular
- Incremento en el riesgo de cáncer por proliferación de células anormales

El daño a la membrana celular está íntimamente vinculado con la resistencia a la insulina y la resistencia a perder peso, pues tu metabolismo depende de una señalización celular adecuada. Considéralo en términos de "óxido" celular: el cuerpo no puede reparar con la misma velocidad con que se daña.[6, 7]

¿Cómo responde el cuerpo al daño? Inflamación. En particular, *inflamación celular*. Cuando se inflama una membrana celular, no se pueden eliminar las toxinas y se quedan atrapadas en la célula, convirtiéndola esencialmente en un basurero, y surgen enfermedades. La inflamación conduce a enfermedad cardiovascular, cáncer, desequilibrios hormonales, diabetes y muchas otras condiciones fuera de control hoy en día. Las células solamente podrán funcionar de nuevo si purgan sus toxinas acumuladas, y para que eso pase las membranas necesitan sanar.

Tus genes no son tu destino después de todo

Hay otra maravillosa función que realizan las membranas celulares: pueden apagar y encender los genes. Solíamos creer que los genes controlaban nuestro destino, pero la ciencia de la epigenética desbancó ese modelo. ¡Nuestros genes son maleables!

En pocas palabras, la epigenética es el estudio de los cambios que se producen por variaciones en la expresión genética, y no por alteraciones del código genético mismo. Estos cambios afectan la forma en que tus células interpretan tu modelo genético. Piensa en tu ADN como el sistema operativo y en tu epigenoma como las aplicaciones, las cuales se actualizan diariamente o, incluso, cada hora. Los cambios epigenéticos ocurren cuando los genes se encienden y se apagan como respuesta a una gran variedad de condiciones. Los cambios pueden darse por factores como los hábitos de alimentación y estilo de vida, estímulos medioambientales e incluso pensamientos y emociones. Básicamente, *todo lo que haces* afecta tu expresión genética: comer, dormir, hacer ejercicio, reír, llorar, amar, enojarte. El campo de la epigenética nos ha dado nueva información para todo, desde la resistencia a perder peso, hasta la enfermedad cardiaca y las enfermedades mentales.

Ahora sabemos que la epigenética puede influir en la forma en que se altera el metabolismo, para bien o para mal. Considera el estrés, por ejemplo. El estrés es un factor epigenético enorme. Las enfermedades se reducen a nuestra capacidad o incapacidad de adaptarnos al estrés. Si no nos adaptamos podemos encender los genes malos. Considera dos personas con el gen de cáncer de seno. Una de ellas tiene una carga fuerte de estrés en la vida, pero no aprende a manejarla de forma efectiva. La otra persona sí. El individuo estresado puede "encender" su gen de cáncer, lo que resultará en la manifestación de cáncer de seno, mientras que la otra persona nunca lo manifestará. Así suceden los cambios epigenéticos. Lo importante es comprender que, sin importar que hablemos de cáncer o de pérdida de peso, nuestros genes se están apagando y prendiendo continuamente, a cada momento del día.

Muchos describen su lucha para bajar de peso como un interruptor metabólico que se apaga, que está desactivado y no logran reiniciarlo. Al igual que sucede con la electricidad en nuestra casa, todo se para. ¿Te acabo de describir? ¡Esta analogía no está lejos de la verdad! Cuando implementes los protocolos en este libro, lo que estarás haciendo es cambiar tu expresión genética, como "mover un interruptor" para producir salud reprogramando tu ADN.

Metabolismo radical al rescate

Con eso en mente, pasemos a mis cinco reglas radicales para rescatar el metabolismo. Para crear un metabolismo radical —alimentado con grasa que te mantenga en tu peso, saludable y con energía—, tenemos cinco objetivos principales. Cubriremos cada uno a detalle en los siguientes capítulos, pero primero veamos la idea en general.

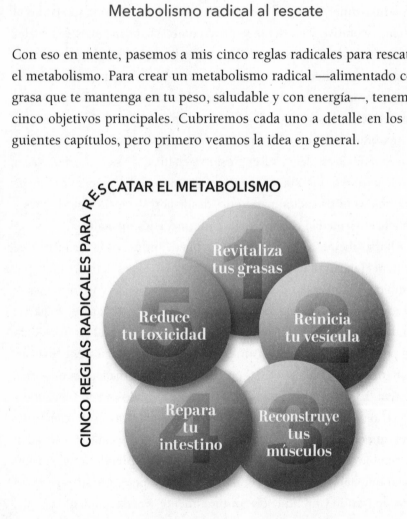

CINCO REGLAS RADICALES PARA RESCATAR EL METABOLISMO

Revitaliza tus grasas

Reduce tu toxicidad

Reinicia tu vesícula

Repara tu intestino

Reconstruye tus músculos

Regla radical 1: revitaliza tus grasas

Comer suficiente grasa omega-6 es de vital importancia para tu metabolismo y para la salud de tus membranas celulares, pero es crucial comer la clase adecuada.

Cuando me embarqué en mi búsqueda para encontrar la causa del metabolismo tóxico, el primer momento en que dije "¡ajá!" tuvo que ver con el malentendido generalizado sobre los ácidos grasos omega-6. Desafortunadamente muchos expertos en salud y nutrición en la actualidad están demonizando todos los omega-6 e idolatrando todos los omega-3. Si te quedas con una sola cosa de este libro, por favor que sea esto: *¡la idea de que todas las grasas omega-6 alimentan la inflamación es un mito!*

Si bien es cierto que la mayoría de las personas consume demasiadas grasas omega-6, consumen grandes cantidades de *la variedad tóxica*, algo completamente distinto a las grasas omega-6 que promueven la salud, presentes en alimentos enteros frescos. La gente se inclina demasiado por los alimentos procesados, y éstos están cargados de aceites ultrarrefinados y calentados en exceso. Recuerda, casi en el momento en que las comes, tu cuerpo inserta estas grasas adulteradas químicamente en tus membranas celulares. Las omega-6 tóxicas sí son proinflamatorias y no aportan ninguno de los beneficios de salud de las omega-6 reales.

Lo cierto es que no consumimos suficientes omega-6 *ni* omega-3 buenos, y comemos demasiados aceites sobrecalentados, oxidados, destructores de membranas celulares, los cuales conducen a la inflamación y la enfermedad. Por tanto, la primera regla radical es eliminar esos aceites adulterados y reemplazarlos con grasas omega-6 y omega-3 de alta calidad… *en el equilibrio correcto.*[8] El índice óptimo entre omega-6 y omega-3 es 4:1.

Por supuesto, es necesario que tengas un metabolismo adecuado de grasas para utilizar estas o cualquier otra grasa, lo que nos lleva a la segunda regla radical: estimular la bilis y tu vesícula.

Regla radical 2: restaura tu vesícula

En lo que respecta a revertir un metabolismo tóxico y perder esa grasa corporal extra, tan difícil de eliminar, no podemos insistir demasiado en la importancia de la bilis y la vesícula. Aun cuando muchos médicos descartan la vesícula como un "órgano desechable", no podrían estar más equivocados. Tu vesícula realiza muchas funciones fisiológicas esenciales que afectan dramáticamente el metabolismo.

El hígado produce la bilis con el propósito de desdoblar las grasas que comes y escoltar las toxinas fuera de tu cuerpo. La vesícula es un órgano muscular en forma de pera, localizado justo abajo de tu hígado, cuyo propósito es guardar, concentrar y expulsar bilis cuando sea necesario. Sin una infusión de bilis no puedes digerir ni absorber los nutrientes solubles en grasa; las vitaminas A, D, E y K, ni esos ácidos grasos esenciales que queman grasa, y como ya sabes, vitales para tener membranas celulares sanas. Más allá de las membranas celulares, las grasas también son elementales para la salud cerebral, la producción hormonal, los procesos inmunológicos, la energía y la salud cardiovascular. Tu cerebro está conformado por 60% de grasa y, a diferencia del resto de tu cuerpo, no utiliza la grasa como su principal fuente de combustible.

Las enfermedades de la vesícula y la obesidad se presentan en índices epidémicos, y resulta que ambos están relacionados: *la conexión es la bilis*. La razón de que tantas personas pierdan su vesícula biliar es que desarrollaron bilis congestionada, espesa y densa, que literalmente ensucia todo. La dieta común es el escenario perfecto para una bilis tóxica. Una vez que la bilis se espesa, deja de fluir libremente hacia el intestino delgado y en cambio se estanca en la vesícula. Pronto comienzan los cálculos y la inflamación, y antes de que te des cuenta estás en una camilla hacia el quirófano para que te quiten la vesícula.

Así pues, ¿qué tienen que ver estos problemas de vesícula con el aumento de peso? Si no puedes desdoblar adecuadamente las grasas, se absorberán hacia tu torrente sanguíneo en formas inútiles. Tu cuerpo no tiene otra opción más que almacenarlas: más relleno para tu retaguardia. Una alarmante cifra de personas tiene problemas de bilis y vesícula, pero lo ignora totalmente. Sin una bilis sana no puedes tener esos fabulosos beneficios para quemar grasa, estimular la inmunidad, proteger la membrana celular y proveer combustible, sin importar qué tan buena sea tu dieta. Lo que tendrás son gases, hinchazón, reflujo, constipación y aumento de peso.

Es momento de darle a tu vesícula un poco de amor porque, por lo general, la primera señal de un problema viene cuando la situación ya es preocupante. Hay medidas sencillas para que puedas mejorar el funcionamiento de tu vesícula y estimular el flujo de la bilis, *incluso si te extirparon la vesícula*. Lo veremos a detalle en el capítulo 3, pero una estrategia clave es incorporar más alimentos amargos a tu dieta. Esto incluye berros, arúgula, kale, hojas de mostaza, hojas de diente de león, toronja, jengibre y muchos otros... incluso chocolate amargo.

Muchas personas tienen un problema adicional relacionado con la calidad de su bilis: la producción insuficiente de ácido estomacal (ácido clorhídrico). Sin una cantidad adecuada no se disparará la liberación de bilis cuando comes. La deficiencia de ácido estomacal compromete la digestión de la grasa y la digestión de las proteínas, lo que nos lleva a la siguiente regla radical.

Regla radical 3: reconstruye tus músculos

La tercera regla radical para rescatar tu metabolismo es prevenir o revertir la pérdida muscular relacionada con la edad, conocida como sarcopenia. Adivina qué la acompaña... ¡*el aumento de grasa!* Aunque la sarcopenia se tipifica muchas veces como un problema de ancianos, en realidad el deterioro de la masa muscular empieza mucho antes en la vida y suele estar acompañada de aumento de peso, resistencia a la insulina y síndrome metabólico, el cual puede progresar hasta convertirse en diabetes tipo 2.[9] *Tener masa muscular magra es crucial para tu salud y tu longevidad.*

Si eres una persona sedentaria puedes perder entre 3 y 5% de tu masa muscular cada década después de los 30. ¿Por qué pasa esto al envejecer? Hay varias causas, incluyendo desequilibrios hormonales, inflamación, falta de movimiento (sobre todo por estar sentado en exceso) y una nutrición inadecuada. Afortunadamente *Metabolismo radical* atiende cada uno.

Dos factores importantes en la pérdida muscular son el consumo de proteínas de baja calidad y una digestión proteínica afectada. Como se mencionó en la sección anterior, muchas personas sufren de insuficiencia de ácido estomacal sin saberlo. La digestión de proteínas requiere ácido estomacal y enzimas digestivas, y en el caso de la mayoría, son insuficientes o inexistentes. Es común que las personas tengan 40% menos producción de ácido estomacal para cuando llegan a los 30, y otra disminución de 50% a los 70. Esto puede llevar a síntomas como enfermedad de reflujo gastroesofágico (ERGE), gases, hinchazón, náusea y otros síntomas (incluyendo irritabilidad). Si tienes una deficiencia de ácido estomacal también tendrás deficiencias minerales, puesto que el preciado ácido es necesario para la absorción mineral. Esta clase de deficiencias son un problema inmenso hoy en día.

Los aminoácidos son los componentes básicos de las proteínas, así que al incrementar tu consumo de proteínas y aminoácidos de alta calidad, tu cuerpo recibirá los nutrientes que necesita para crear músculo y otros tejidos corporales magros. Con riesgo de sonar como disco rayado, los aminoácidos también son vitales para construir *¡membranas celulares fuertes!* En el capítulo 4 los veremos a profundidad, en particular diez aminoácidos esenciales que debes consumir todos los días para conservar la masa corporal magra. Al igual que los ácidos grasos esenciales, hay *aminoácidos esenciales.* Tu cuerpo no puede acumular aminoácidos de la misma forma que los carbohidratos y la grasa, así que comer proteína diariamente es imperativo.

Por supuesto, no importa qué tan buenos sean tu dieta y tus suplementos si tu sistema digestivo no está sano, así que la cuarta regla radical restaurará la salud de tu tracto gastrointestinal.

Regla radical 4: repara tu intestino

Hemos estado apaleando nuestro tracto digestivo. En la actualidad la inflamación intestinal está fuera de control, y una vez que el intestino se inflama, el resto del cuerpo no tarda en hacerlo. Las personas con una alta permeabilidad intestinal son mucho más susceptibles de acumular grasa abdominal y tener desequilibrios hormonales, síndrome metabólico y diabetes tipo 2. Un microbioma desequilibrado está estrechamente relacionado con la obesidad y la resistencia a perder peso. La cantidad de microorganismos que viven en tu tracto digestivo, así como su diversidad, repercuten en tu metabolismo.

Los científicos ya se dan cuenta de la importancia del microbioma, un vasto ejército de microorganismos que promueven la salud, pueblan el intestino y son esenciales para nuestra digestión. Sirven como la primera línea de las defensas inmunológicas también. Al igual que el resto de tus células, tu microbioma está bajo fuego por las toxinas medioambientales, la dieta deficiente, las infecciones parasíticas, los desequilibrios hormonales, los antibióticos y otros medicamentos, y hasta el estrés emocional. Todos contribuyen a la *disbiosis*. La disbiosis, o desequilibrio de la flora intestinal, significa que tienes muy pocos microorganismos "amistosos" y demasiados "enemigos", la tormenta perfecta para una inflamación local y sistémica.

Hay una gran variedad de malestares que surgen de la disbiosis: síndrome de intestino permeable, alergias alimentarias, sobrecrecimiento bacteriano en el intestino delgado (SBID), síndrome de intestino irritable, constipación y diarrea, fatiga, problemas de la piel, mayor toxicidad y todos los problemas que parten de una carga tóxica en aumento dentro del cuerpo, como diabetes, enfermedad cardiaca, demencia, artritis, enfermedades autoinmunes y otras. Tu microbioma también ayuda a mantener el equilibrio de tu pH y los niveles de colesterol.

Un microbioma fuera de equilibrio se asocia de igual forma con problemas psicológicos y neurológicos, gracias a conexiones recién descubiertas entre el intestino y el cerebro. Las investigaciones recientes revelan que el intestino es básicamente un "segundo cerebro" alineado con más de 100 millones de células nerviosas que controlan mucho más que la digestión: las emociones.[10] ¿Alguna vez has sentido "mariposas en el estómago", por ejemplo? Es tu sistema nervioso entérico hablándote.

Existen varias estrategias necesarias para restaurar un intestino dañado. Antes que nada, repoblarlo con flora beneficiosa por medio de alimentos probióticos, como chucrut y kimchi naturalmente fermentados, así como optimizar las condiciones que apoyan su florecimiento, entre ellas el consumo de fibra y prebióticos. Algunas personas no toleran los alimentos probióticos y requieren una estrategia diferente.

Regla radical 5: reduce tu carga tóxica

Por último, pero no menos importante, esta regla radical es para reducir tu carga tóxica. Si tu cuerpo tiene un exceso de toxinas, no puede funcionar en óptimas condiciones ni realizar sus múltiples operaciones metabólicas. Simplemente no hay suficientes recursos para hacerlo.

Hoy vivimos en un mar de toxinas, desde los químicos que afectan las hormonas (conocidos como obesógenos) y se encuentran en nuestros productos diarios, capaces de secuestrar nuestros receptores de estrógeno, hasta los metales pesados y la electrocontaminación que asalta sin cesar a nuestro ADN. Cuando tu cuerpo es tóxico se requieren todos tus recursos nada más para mantener a raya a los venenos, lo que deja muy pocos para encender esa quema de grasa. ¡Lo que muchos necesitan es una depuración radical! En los capítulos 6 y 7 leerás los consejos y las estrategias para reducir tu carga tóxica, empezando por tu cocina. Aprenderás dónde se esconden las toxinas promotoras de grasa, y cómo puedes apoyar mejor a tu cuerpo para deshacerte de ellas.

Ahora que ya tienes una idea más clara, veamos con más detenimiento la primera regla radical: ¡esas fabulosas grasas que son la base del plan del metabolismo radical!

2

Regla radical 1
Revitaliza tus grasas

Para florecer hay que nutrir.

Anónimo

En este capítulo aprenderás...

- Las grandes mentiras sobre la grasa que pueden perturbar tu metabolismo.
- Una opinión radical sobre las grasas omega-6 y omega-3.
- La "grasa prohibida" que nunca deberías dejar de comer.
- El tipo de grasa corporal que desearías tener *más* para que te ayude a perder esos indeseables kilos.
- Grasas que usar y grasas que perder para llevar a tu metabolismo de un estado de fatiga a uno fantástico.

Prepárate para una sorpresa. Este capítulo te liberará de medios siglo de falacias nutricionales sobre la grasa, las cuales han descarrilado tu metabolismo. La primera regla radical es revitalizar las grasas en tu dieta. Comer suficiente de las clases correctas de grasa es de vital importancia para hacer que tu metabolismo entre en una modalidad quemagrasa, se nutran tus membranas celulares y estés lleno de energía.

Cuando se trata de la influencia que tiene la grasa alimentaria en la grasa corporal, hay miles de verdades a medias, malentendidos que han estado dañando la salud de las personas y su cintura durante décadas. Tener una buena salud requiere más que buenas intenciones. Necesitas la información correcta, y gran parte de lo que te han dicho simplemente no es cierto. Empecemos con uno de los mitos más persistentes de todos: *comer grasa es lo que te hace engordar*.

┌─ **Mito** ──────────┐
│ Comer grasa te hace │
│   engordar.   │
└─────────────────────┘

Me parece impresionante ver cuánta gente todavía lo cree. A pesar de las montañas de evidencia que demuestran lo contrario, sigue circulando, incluso entre algunos que se consideran expertos en nutrición. Las últimas investigaciones son claras: la grasa no es lo que te engorda; en cambio, son los azúcares refinados y la toxicidad. Pero esto es sólo la punta del iceberg. Si todavía crees que comer grasa engorda, entonces sigue leyendo porque, para cuando llegues al final de este capítulo, te prometo que vas a bailar de gusto.

Piensa en las recomendaciones alimentarias más populares de los últimos 50 años: *bajo en grasa, alto en carbohidratos*. Es exactamente *lo opuesto* de lo que debíamos comer para optimizar nuestro metabolismo y nuestra salud, así que no es raro que la obesidad, la diabetes, la enfermedad cardiaca y muchos otros padecimientos estén fuera de control.

El miedo sobre la grasa se originó en los años cincuenta, con un informe profundamente fallido por parte del investigador Ancel Keys. En su "Estudio de los siete países", Keys eligió datos que sustentaran su teoría de que el consumo de grasa —en particular la grasa saturada— provocaba enfermedad cardiovascular. Los medios lo difundieron y, para 1961, incluso la Asociación Americana del Corazón publicó lineamientos en contra de la grasa. La bola de nieve que habían empezado los medios se convirtió en una avalancha de alimentos procesados y bajos en grasa que entregó la industria alimentaria, clamando que nos "salvarían" de esos terribles alimentos que supuestamente tapaban las arterias de nuestros padres y acortaban su vida. Lo triste es que las dietas bajas en grasa y altas en carbohidratos han llevado a millones a la tumba, todavía jóvenes, y aún hoy muchos expertos en salud siguen aferrándose a estas recomendaciones malinformadas y retocadas que dañan la salud, sin importar sus buenas intenciones.

Lo cierto es que tu cuerpo no puede crear células sin grasa alimentaria. Tu cuerpo requiere grasa para la producción hormonal, la mensajería celular y controlar la inflamación. Las grasas son cruciales para el funcionamiento de tu corazón, de tu cerebro y de tu sistema nervioso. Es más, las grasas son el componente principal de tus membranas celulares… y hasta ahora empezamos a comprender la inmensidad de este hecho.

He estado al frente de la "guerra de las grasas" durante décadas. En lo que respecta a ciencia de vanguardia sobre grasas y metabolismo, hay algunos jugadores clave que necesito mencionar por sus contribuciones estelares. Patricia Kane, directora de la Fundación de Investigación de Neurolípidos, es una pionera en la ciencia de membranas celulares y la importancia de los ácidos grasos para la salud de las membranas, lo que ella denomina "medicina de membrana". Otro individuo notable es el profesor Brian Peskin, una de las principales autoridades en el mundo sobre ácidos grasos esenciales y su papel en las secuencias metabólicas del cuerpo. Peskin acuñó el término *ácidos grasos esenciales progenitores*, de los que aprenderás más adelante. Otro científico connotado es el doctor Aaron Cypress, maestro en ciencias médicas, de los Institutos Nacionales de Salud. El doctor Cypress publicó información innovadora sobre las propiedades termogénicas de la grasa parda. Hay otros también, cuya gran labor aporta la base de los conceptos que presentamos en *Metabolismo radical*.

Antes de adentrarnos en la importancia de las grasas para las membranas celulares necesitamos comprender algunos conceptos básicos sobre el combustible que prefiere tu cuerpo.

Tu cuerpo se creó para funcionar con grasa... ¡no con azúcar!

Una de las metas principales para hacer que tu metabolismo lento se vuelva radical es modificar tu cuerpo para que queme grasa en lugar de azúcar. No lo puedes hacer si limitas tus grasas alimentarias. Si le das a tu cuerpo esas grasas capaces de estimular el metabolismo también debes reducir tu consumo de azúcar, así como de carbohidratos, los cuales se convierten en azúcar.

El cuerpo humano es magnífico en su capacidad de funcionar con distintos tipos de combustible: en especial, azúcar y grasa. La grasa es el combustible óptimo para los seres humanos: *nuestro cuerpo no se diseñó para usar glucosa (azúcar) como fuente principal de combustible.*

Hoy en día la dieta común es tan alta en azúcares y carbohidratos que los motores metabólicos de la gente están estancados en la modalidad de quema de glucosa por su abastecimiento constante. Éste no era el caso con nuestros ancestros cazadores-recolectores, cuya dieta era muy baja en azúcar, así que su cuerpo contaba con las reservas de grasa para tener combustible. Como un músculo que no utilizas, nuestros motores para quemar grasa están debilitados y, en algunos casos, se apagaron por completo.

Un metabolismo alimentado con azúcar crea una serie de problemas. Hace que tus niveles de glucosa en la sangre e insulina tengan picos, lo que provoca más antojos de azúcar y carbohidratos, comer en exceso y una reserva mayor de grasa corporal, particularmente grasa abdominal, también conocida como grasa visceral. La grasa que se encuentra alrededor de tus órganos —como el hígado, el páncreas y los intestinos— produce más inflamación y resistencia a la insulina que la grasa bajo tu piel (grasa subcutánea). Quemar glucosa en lugar de grasa produce más radicales libres en tu cuerpo, lo que incrementa el daño oxidativo y empeora la inflamación. Las células cancerígenas también proliferan con el azúcar.

Los estudios indican que las formas artificiales y densas en calorías de otro azúcar, la fructosa (como el jarabe de maíz de alta fructosa que se añade a todos los refrescos y alimentos procesados), son particularmente dañinas para tu metabolismo y tu salud en general. El consumo de alta fructosa incrementa tu riesgo de síndrome metabólico, obesidad, diabetes tipo 2, enfermedad cardiovascular y enfermedad de hígado graso no alcohólico (EHNA).[1] Es increíble que alrededor de 30% de la población general en Estados Unidos y 70% de las personas obesas tengan EHNA.[2] ¿Por qué sucede? ¡El hígado inmediatamente convierte la fructosa en grasa! Lo que es peor, deja tras de sí un rastro de metabolitos tóxicos (el ácido úrico es uno), muy parecidos a los que se generan a partir del metabolismo del alcohol.

La buena noticia es que, al modificar tu dieta, puedes cambiar el motor metabólico de tu cuerpo a una modalidad quemagrasa, en lugar de azúcar. Necesitas *algunos* azúcares alimentarios, pero una vez que tus motores quemagrasa se enciendan, ese requerimiento es mínimo. Es más eficiente un metabolismo que está quemando grasa: estabiliza tus niveles de glucosa y de insulina, reduce los antojos, derrite la grasa corporal, mata de hambre a las células cancerígenas y apaga la inflamación.

Incrementar las grasas y minimizar los azúcares es un principio común en otras dietas, como la paleo y la cetogénica, pero hay un problema. *Muchas personas tienen dificultad para digerir y metabolizar las grasas.* Si no atiendes este problema, simplemente comer más grasas saludables y menos azúcar no va a resultar en un cambio metabólico y la pérdida de peso que estás buscando... y puede, incluso, que te enfermes. Debes ir más lejos y optimizar la capacidad de tu cuerpo para usar esas grasas. Es lo que hace este programa: va más allá de la tendencia paleo y cetogénica, y terminas con una máquina magra... *¡un metabolismo radical!*

Medicina de membrana

Sanar tu metabolismo comienza al nivel de la célula. La inteligencia de una célula yace en su membrana, más que en su núcleo. El núcleo contiene el ADN, pero casi nada más. Tiene toda la información, pero no inicia la actividad; funciona más como una biblioteca. Por otra parte, la membrana celular utiliza el ADN como referencia y le dice qué hacer, dirigiendo toda la actividad celular. El doctor Bruce Lipton, biólogo y científico epigenético, nombró estas increíbles estructuras celulares "cerebro de la membrana".

Líquido extracelular

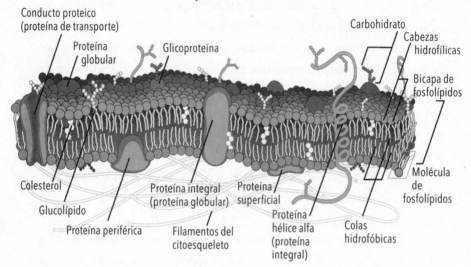

Conducto proteico (proteína de transporte)
Proteína globular
Glicoproteína
Carbohidrato
Cabezas hidrofílicas
Bicapa de fosfolípidos
Colesterol
Glucolípido
Proteína periférica
Proteína integral (proteína globular)
Proteína superficial
Filamentos del citoesqueleto
Proteína hélice alfa (proteína integral)
Colas hidrofóbicas
Molécula de fosfolípidos

Citoplasma

Esos pequeños cerebros de las membranas contienen miles de receptores hormonales. Las hormonas dirigen la función celular, pero son los *receptores* de la célula quienes tienen la responsabilidad de "escuchar" los mensajes. Casi todos los problemas endocrinos actuales fuera de control son resultado de receptores hormonales dañados; por ende, la respuesta yace en repararlos. En cambio, lo que se hace comúnmente es echar más hormonas al sistema, lo que no arregla nada y empeora la condición de los receptores. Esto se llama resistencia hormonal.

Un tipo de resistencia hormonal que involucra el metabolismo es la resistencia a la insulina, la cual, si no se atiende, puede desarrollar diabetes tipo 2. La insulina, generada en el páncreas, es la hormona que controla los niveles de glucosa en la sangre y su reserva. Los diabéticos tienen mucha insulina, pero sus receptores están sordos. *La forma de revertir esa resistencia hormonal es reparar las membranas celulares, es decir, arreglar el problema de raíz.*[3]

Las grasas alimentarias adecuadas hacen que las membranas sean más fluidas y eficientes. Las toxinas también tienden a atacar las membranas pero, por fortuna, la misma dieta para estabilizar la membrana ayuda a eliminarlas. Los receptores hormonales están unidos y se mantienen estables por unas pequeñas estructuras llamadas balsas lipídicas, las cuales se dañan con la inflamación. Están formadas por grasa saturada y colesterol… *¡así que estas dos grasas literalmente pueden sanar tus hormonas!*

En cuanto al colesterol, los últimos estudios confirmaron que no existe una conexión entre el consumo de grasas saturadas y el incremento del riesgo de enfermedad cardiaca, o entre el colesterol y la enfermedad cardiaca. Finalmente puedes dejar de preocuparte por comer esos alimentos ricos en colesterol y grasas saturadas (mientras sean de una variedad nutritiva, como huevos y carnes de libre pastoreo) porque esos elementos en la dieta son inmensamente importantes para tus membranas celulares, tu función hormonal y tu metabolismo.[4]

> Las principales enfermedades de nuestro tiempo se pueden prevenir si nos enfocamos en eliminar las toxinas epigenéticas y estabilizamos las membranas celulares…
>
> Doctora Patricia Kane

Una de las claves para resolver estos problemas hormonales —sean de insulina, tiroideos o relacionados con la menopausia— es reequilibrar y revitalizar las grasas en tu dieta. Es lo que hace diferente al plan del metabolismo radical y la razón de que tantos otros programas fallen.

Si tus células no reciben lo que necesitan, no van a funcionar adecuadamente. Repara la célula y resolverás el problema.

La conexión entre la inflamación y la resistencia a perder peso

Si quieres tener el metabolismo de una persona delgada, disminuir la inflamación crónica es totalmente crucial, ¡y eso es justo lo que hace la dieta del metabolismo radical! La inflamación puede conducir a un aumento de peso y numerosas enfermedades. Una de las causas subyacentes de la inflamación es un desequilibrio en tu consumo de ácidos grasos esenciales.

Es importante darnos cuenta de que la inflamación en sí no es algo malo. Sólo es un problema cuando se sale de control. La inflamación es la forma en que tu cuerpo te protege; sin ella, nunca sanaría una herida, pelearías contra un resfriado ni repararías una pierna fracturada. Cuando hay una lesión o una amenaza de infección, tu sistema inmunológico da la señal de alarma y envía sustancias llamadas mediadores de inflamación, como la histamina, las prostaglandinas y las citocinas, para incrementar el flujo sanguíneo y llevar células inmunológicas específicas al lugar de la lesión. Es necesario que suceda para que tu cuerpo pueda sanar. La inflamación aguda puede crear enrojecimiento temporal, dolor, inflamación y fiebre, pero normalmente desaparece en un día o dos. Por otra parte, cuando tu cuerpo está perpetuamente inflamado, se enferma sobremanera con el tiempo.

La inflamación crónica implica que tu sistema inmunológico está activado de forma permanente, y eso crea una cascada de efectos indeseables en tu cuerpo, incluyendo un nivel elevado de insulina, entre otros. La inflamación provoca un mal funcionamiento de las señales químicas. Tu cuerpo está bajo estrés, así que comienza a guardar reservas de grasa. Las pequeñas células adiposas no sólo son pequeñas plantas de energía, sino que envían señales que mantienen encendido el sistema inmunológico. Una mayor inflamación implica más células adiposas, y éstas incrementan la inflamación. ¡Es un círculo vicioso! Las llantitas se empiezan a acumular. Los estudios demuestran que conforme crece tu cintura, también se incrementa la inflamación.[5]

Uno de los requerimientos de tu cuerpo para prevenir la inflamación crónica y el aumento de peso que suele acompañarla es un consumo equilibrado de grasa omega-6 y omega-3.

> **Nota:** Antes de empezar a ver cómo funcionan estos mágicos omegas, quiero que prestes atención a un recurso que incluí en el apéndice 1. Es un glosario con el "vocabulario de lípidos" para ayudarte en caso de que encuentres algún término poco familiar. Hay muchos tipos y clasificaciones de grasas, y la terminología puede ser un poco abrumadora.

Las grasas omega-6: la grasa "prohibida" que nunca deberías dejar de comer

Hay un gran debate alrededor de los ácidos grasos omega-3 y omega-6 en cuanto a sus papeles biológicos y la cantidad que deberíamos consumir. Los omega-3 y omega-6 son ácidos grasos esenciales (AGE), es decir, son justamente eso: *esenciales*. Nuestro cuerpo no puede producirlos, así que debemos recibirlos de los alimentos que comemos. Ambos son partes integrales de la estructura y el funcionamiento de las membranas celulares.[6]

Cuando la comunidad científica empezó a reconocer la inflamación como un fuerte precursor de las enfermedades crónicas, buscaron la causa. Los niveles sanguíneos revelaron que casi todas las dietas son extremadamente pesadas en ácidos grasos omega-6 y muy ligeras en omega-3, así que se culpó a toda la categoría del omega-6 por la inflamación, en particular al ácido araquidónico (AA). Etiquetaron las grasas omega-6 como "proinflamatorias" y las omega-3 como "antiinflamatorias", y el equívoco mantra de reducir tu consumo alimentario de omega-6 y aumentar el de omega-3 (por ejemplo, con un suplemento de aceite de pescado) se extendió como fuego.[7]

El problema es que no es tan simple. No todas las grasas omega-6 son iguales. Es cierto que la gente consume omega-6 en exceso, pero se están excediendo con la clase tóxica de omega-6, sobre todo con aceites ultraprocesados y destruidos. Estamos hablando de los que se encuentran en las papas fritas, las galletas empacadas (preparadas con manteca vegetal) y la comida chatarra cargada de azúcar y aceites vegetales hidrogenados, que de hecho son proinflamatorios. El incremento en el consumo de aceites vegetales hidrogenados representa el aumento más grande de cualquier alimento a lo largo de todo el siglo pasado. Se estima que una persona consume hoy 100 000 veces más aceites vegetales que en 1900.[8]

Desafortunadamente, como sucede con el juego de teléfono descompuesto, se generalizó la toxicidad de los aceites de omega-6 chatarra a *todos*. Lo cierto es que también existen grasas omega-6 *funcionales y de alta calidad*, y no las consumimos lo suficiente, así como tampoco comemos bastante omega-3. ¡Tenemos una deficiencia de los dos!

> ┌─ **Mito** ─────────┐
> Todas las grasas
> omega-6 son
> proinflamatorias,
> así que necesitas
> evitarlas.
> └─────────────────┘

La recomendación imperante de evitar las grasas omega-6 es contraproducente para tu salud, tu metabolismo y tu intento de perder peso. Reducir las grasas omega-6 "buenas" de tu dieta sólo hará que se extienda esa cintura, la cual, de por sí, ya va en aumento, pues resulta que las omega-6 funcionales están entre las grasas más poderosas para activar tus motores quemagrasa. Tienen beneficios para los pesos y contrapesos del sistema inflamatorio de tu cuerpo. Las omega-6 son extremadamente restaurativos para las membranas celulares, y tener membranas fuertes es clave para alcanzar un peso corporal adecuado, así como un metabolismo radical. Hablaremos más al respecto en la sección "Ácidos grasos esenciales progenitores" (página 59).

El índice ideal

Debido a la excesiva abundancia de aceites vegetales refinados, alimentos procesados, granos y carnes de animales alimentados a base de granos, la dieta común ha desequilibrado nuestro índice natural de ácidos grasos esenciales. *Para tener un metabolismo óptimo es importante que consumas la cantidad correcta de ácidos grasos omega-6 y omega-3. Parece que el índice de oro es alrededor de 4:1.*

A lo largo de la historia las dietas tradicionales han ofrecido índices de omega-6 a omega-3 de 1:1 o hasta 5:1, pero la dieta común actual nos tiene en un índice de 20:1, aproximadamente. Si tienes 20 veces más omega-6 que omega-3, provienen de aceites chatarra, lo que quiere decir que están dañados y no te dan ningún beneficio nutricional. Aunado a ello, todos esos omega-6 chatarra apagan los omega-3 a través de un mecanismo llamado inhibición competitiva. Los omega-3 no pueden competir contra tantos omega-6, así que se incorporan más omega-6 basura a tus membranas celulares, debilitándolas y creando toda clase de problemas. Recuerda: entra basura, sale basura.

Puede ser difícil hacerse a la idea pero, de nuevo, es importante comprender que puedes tener un predominio de omega-6 y a la vez tener una deficiencia de omega-6. *Tu deficiencia es de los omega-6 funcionales y saludables.*

Es sorprendente, pero *la mayoría de nuestras células prefiere los omega-6 por encima de los omega-3, en especial las mitocondrias, que los usan casi exclusivamente.* Uno de los motivos es la tendencia oxidativa de los ácidos grasos omega-3. Son tan tóxicos para tus células como el aceite de pescado rancio es inaceptable para tu nariz, provocando inflamación y acelerando el envejecimiento.

Aparecen más rápido las anormalidades en la salud cuando la gente es deficiente de omega-6, que si es de-

> **Mito**
>
> Necesitas consumir tantos ácidos grasos omega-3 como sea posible.

ficiente de omega-3 (fuera de las anormalidades en corazón, cerebro, retina y plaquetas). Y cuando los animales carecen tanto de ácidos grasos omega-3 como de omega-6, las anormalidades pueden corregirse solamente con omega-6, mientras que, si se intenta corregir nada más con omega-3, muchas condiciones empeoran. Los omega-3 representan alrededor de 14% del total de lípidos en tu cerebro y tu sistema nervioso (en la forma de EPA y DHA), pero los omega-6 integran alrededor de 10% (en la forma de ácido araquidónico). Por consiguiente, *ambos* deben reabastecerse con regularidad.

¡SÍ, PUEDES TOMAR DEMASIADO ACEITE DE PESCADO!

Sin duda has escuchado sobre los beneficios del aceite de pescado. Quizá lo tomas todos los días. Estos beneficios existen por cortesía de su alto contenido de omega-3. En un estudio publicado en el *American Journal of Clinical Nutrition*, quienes consumían aceite de pescado y caminaban durante 45 minutos tres veces a la semana perdieron hasta dos kilogramos más que el grupo de control, incluyendo una pérdida significativa de grasa corporal.[9]

El problema radica en que, debido al fervor moderno del aceite de pescado, muchos individuos conscientes de su salud han inclinado la balanza demasiado lejos, *en la dirección opuesta*. Han empezado a tomar cantidades inmensas de aceite de pescado o de kril sin equilibrarlo con omega-6 funcionales. Cuando existe una proporción adecuada de omega-3 y omega-6 todos los sistemas funcionan, pero si una aplasta a la otra, estás en problemas.

Los omega-3 compiten con los omega-6 para incorporarse a la membrana celular. Los estudios muestran que en un estado dominante de omega-3 (lo que puede ocurrir cuando se suplementa exclusivamente con aceite de pescado), estos ácidos grasos reemplazan una grasa importante en la membrana mitocondrial llamada cardiolipina. Ahora, recuerda, ¡tus mitocondrias prefieren muchos, muchos omega-6! La disminución de cardiolipina puede provocar una baja repentina en la energía celular. Las enfermedades mitocondriales abundan hoy en día, e involucran casi todos los sistemas. Dado que las mitocondrias de tus células son responsables por la producción de más de 90% de tu energía, son un factor en todo, desde Alzheimer y diabetes, hasta trastornos degenerativos, autoinmunidad, ciertos tipos de cáncer y más.[10]

En conclusión, ¡no te sobrepases! Los suplementos de aceite de pescado pueden ser una parte saludable de tu dieta, mientras estén equilibrados con omega-6 y omega-3 provenientes de plantas. Para apoyar tu metabolismo y no consumirlo, asegúrate de que tu aceite de pescado sea fresco, limpio y no esté oxidado. Busca un índice perfecto de 4:1 entre los omega-6 y los omega-3, ¡y tendrás los beneficios de ambos!

Grasas poderosas que encienden tu metabolismo

Ahora que comprendes el motivo de tener un consumo equilibrado de omega-6 y omega-3, veamos qué grasas comer *versus* cuáles debes erradicar de tu plato. No queremos más que las grasas amigables que enciendan los motores quemagrasa y nos dejen en el carril de alta velocidad hacia la pérdida de peso, ¿cierto? De tal manera, aunque incorporaremos alimentos altos en omega-3 y omega-6, los "seises reductores" son uno de los focos principales en el plan del metabolismo radical. Primero introduciremos el concepto de ácidos grasos esenciales progenitores y luego entraremos al tema de los jugadores estrella en la liga de omega-6: el ácido linoleico (AL), el ácido alfalinolénico (ALA), el ácido gammalinolénico (AGL) y el ácido linoleico conjugado (ALC).

Ácidos grasos esenciales progenitores

Cuando hablamos de omega-6 y omega-3 funcionales lo que queremos decir es aceites puros, sin calentar, sin procesar, orgánicos, no modificados genéticamente, con todos sus beneficios nutricionales naturales intactos. Como se dijo anteriormente, el doctor Brian Peskin acuñó un término para ellos: ácidos grasos esenciales progenitores (AGEP). Hay dos tipos de AGEP, uno de la serie omega-6 y otro de la serie omega-3: el ácido linoleico y el ácido alfalinolénico, respectivamente.[11] Tu cuerpo puede fabricar muchos otros ácidos grasos a partir de éstos, razón de que sea tan importante obtener una cantidad adecuada en tu dieta. El profesor Peskin argumenta —y yo concuerdo— que no son deseables los ácidos grasos esenciales dañados (no funcionales), son mucho menos *esenciales* y no tienen lugar en nuestra alimentación.

Los AGEP son los ladrillos y el cemento de tus células, tejidos y órganos, y son maná para tus mitocondrias. También forman la base de nuestras hormonas sexuales y poseen un "efecto calmante" en el sistema endocrino. Los hombres parecen tener un requerimiento mayor de AGEP que las mujeres. Cada célula es AGEP entre 25 y 33%. En general, las principales fuentes de AGEP son las nueces y las semillas, y sus aceites extraídos en frío.

Ácido linoleico: el gran AGP para el metabolismo

¡Podrías considerar al ácido linoleico (AL) como el "director general de los AGEP"! Es una superestrella de los omega-6. El ácido linoleico es el ácido graso esencial progenitor más poderoso de todos, y realiza muchas funciones biológicas cruciales. AL también es el ácido graso poliinsaturado (AGP) más importante. Abunda en semillas, aceites de semillas y nueces (semillas de girasol, semillas de cáñamo, semillas de ajonjolí, aceite de girasol alto en ácido linoleico y aceite de cártamo alto en ácido linoleico, piñones y nueces de Castilla, entre otros). Es obligatorio comer estos alimentos para crear un metabolismo radical.

El ácido linoleico es un jugador clave en los siguientes procesos bioquímicos, y todos involucran tu metabolismo:

- Mantenimiento estructural de la membrana celular
- Incremento de la permeabilidad de las membranas, incluyendo las membranas en la piel, el tracto digestivo y la barrera hematoencefálica
- Prevenir que entren las toxinas a la célula

- Transporte y síntesis de colesterol
- Síntesis de eicosanoides (moléculas de señalización muy importantes, vinculadas a diversas actividades celulares)

Una porción significativa del AL que consumes se utiliza inmediatamente para mantener y reparar las membranas celulares internas y externas. De hecho, una consultoría de la Asociación Americana del Corazón en 2009 descubrió que el AL ¡puede proteger el corazón![12] Se está acumulando la evidencia de que el AL, a pesar de ser una grasa omega-6, en realidad tiene poderosas propiedades antiinflamatorias y es "saludable para el corazón". Es muy significativo porque los omega-6 se han malinterpretado durante mucho tiempo; se les ha acusado de ser proinflamatorios y, por ende, de incrementar el riesgo de ataque cardiaco. De acuerdo con el *New England Journal of Medicine* las dietas altas en grasa poliinsaturada son más efectivas para estabilizar el colesterol y disminuir el riesgo de enfermedad cardiaca, que las dietas bajas en grasa y altas en carbohidratos.[13] Recuerda, los beneficios que comentamos provienen de aceites omega-6 funcionales, no adulterados, *no* de los aceites basura (como aceite de canola, aceite de maíz, aceite de semilla de algodón, margarina, manteca vegetal, etcétera). Los aceites basura sólo sirven para incrementar tu riesgo cardiaco.[14]

Además, el ácido linoleico es un magneto de oxígeno. Para que las células estén sanas necesitan niveles suficientemente altos de oxígeno para respirar y crecer. Si las células carecen de oxígeno, funcionan mal y mueren. La relación entre el ácido linoleico y el oxígeno celular quedó subrayada por un estudio publicado en la revista *Pediatrics* sobre pacientes con fibrosis quística.[15] Se descubrió que muchos de sus síntomas eran resultado de una menor oxigenación relacionada con una deficiencia de AL.

DÓNDE OBTENERLO: Semillas de cáñamo y aceite de semillas de cáñamo, semillas y aceite de girasol, semillas y aceite de ajonjolí, piñones y aceite de piñón, nueces de Castilla, nueces pecanas, nueces de Brasil, lácteos de libre pastoreo.

Ácido alfalinolénico: el AGEP que te da más la energía

El ácido alfalinolénico (ALA) es el AGEP de la serie omega-3. Nuestro cuerpo está diseñado para descomponer el ALA en EPA y DHA, aunque algunas personas pueden tener problemas con esta conversión. El EPA y el DHA son los dos omega-3 que le dan su fama al aceite de pescado. El ácido alfalinolénico proviene en su mayoría de plantas, con los niveles más elevados en la linaza, las semillas de chía y los aceites de pepitas de calabaza.

Hasta 85% del ALA que consumes se utiliza de inmediato como energía, y el resto se deriva hacia la construcción de las membranas celulares, en particular las de tu corazón, cerebro y retinas. El ácido alfalinolénico ha demostrado tener beneficios cardiovasculares y respiratorios, y es útil en condiciones autoinmunes, como lupus y artritis reumatoide. Este omega-3 invaluable es el punto de partida para la síntesis hormonal y está involucrado en la expresión genética. Asimismo, hay evidencia de que el ALA puede inhibir la proliferación de células de cáncer de seno positivo para receptores estrógeno.[16]

DÓNDE OBTENERLO: Linaza y su aceite, semillas de chía y su aceite, pepitas de calabaza y su aceite, aceite de salvia esclarea, sacha inchi, nueces de Castilla y su aceite, nueces de Brasil, nueces de la India, avellanas, verduras de hoja verde, calabaza mantequilla, coles de Bruselas, kale, berros y aceite de alga.

AGL: el quemagrasa del reino de los omega-6

Un omega-6 con profundas implicaciones metabólicas es el ácido gammalinolénico (AGL). Este ácido graso poliinsaturado tan especial no tiene igual para promover la quema de grasa al activar tu grasa parda. ¿Qué es la grasa parda? Es un tipo de tejido adiposo rico en mitocondrias que suele estar dormido en las personas con sobrepeso. Permite que me explique.

Hay fundamentalmente dos clases de células adiposas en tu cuerpo: la grasa parda y la grasa blanca. La blanca es la capa aislante bajo tu piel que guarda el exceso de calorías. La grasa parda es el tejido especial que quema el exceso de calorías para obtener calor, en lugar de energía. *En otras palabras, la grasa parda está activa metabólicamente.*

Los bebés nacen con una gran cantidad de grasa parda, lo que les ayuda a mantener su temperatura corporal. Los animales dependen de la grasa parda para estar calientes durante la hibernación. Esta grasa se encuentra a mayor profundidad que la blanca, y rodea tu corazón, tus riñones, las glándulas suprarrenales, el cuello, la columna y los principales vasos sanguíneos. Su color se deriva de las concentraciones de unidades celulares quemagrasa, llamadas mitocondrias.

Aunque la grasa parda equivale a 10% o menos de tu grasa corporal total, quema un cuarto de todas las calorías que queman tus demás tejidos adiposos juntos. Cuando se activa, la grasa parda consume una gran cantidad de glucosa de tu torrente sanguíneo, útil para mantener tus niveles de glucosa estables y bajos. Otra diferencia entre ambas grasas es que la blanca produce factores proinflamatorios, pero la parda genera antiinflamatorios. La inflamación muchas veces lleva al aumento de peso y empeora la desaceleración metabólica.[17]

Conforme envejecemos tendemos a perder grasa parda. Entre más grasa blanca acumulemos, menos metabólicamente activa será nuestra grasa parda. Las personas delgadas simplemente tienen más grasa parda "activa" que las personas con sobrepeso. ¡La buena noticia es que puedes reactivarla si conoces el truco adecuado!

El AGL es un reactivador de la grasa parda, estimulando tus mitocondrias y provocando que tu cuerpo queme más energía, en lugar de acumularla. El AGL estimula un proceso metabólico comúnmente llamado bomba de sodio, el cual ayuda a utilizar casi la mitad de las calorías en tu cuerpo. El AGL también induce la sensación de saciedad al elevar los niveles de serotonina. Se ha descubierto que este increíble omega-6 disminuye la inflamación, baja la presión arterial, calma el síndrome premenstrual y posiblemente desacelera la propagación de ciertos cánceres resistentes a los medicamentos. Un abastecimiento constante de AGL ayuda a mantener humectada la piel para que esté suave y elástica.

El AGL es una estrella de rock pocas veces reconocida en lo que respecta a la pérdida de peso, *pero casi todos tienen una deficiencia*, incluso las personas más conscientes de su salud. Hay muchos factores que interfieren en la capacidad del cuerpo para convertir AL en AGL, como comer en exceso, el consumo desmedido de azúcar y granos refinados, la resistencia a la insulina, los problemas de tiroides o pituitaria, las dietas veganas, las deficiencias de proteínas y vitaminas, el estrés y otros. Nuestra capacidad de realizar esta conversión biológica también decrece con la edad.

DÓNDE OBTENERLO: Por fortuna, puedes consumir AGL en la forma de aceites de semillas, como el aceite de semillas de grosella negra (17%), aceite de onagra (10%), semillas de cáñamo y açai. Recomiendo la grosella negra como suplemento porque tiene el mejor equilibrio nutricional. Si estás estancado en tu esfuerzo para perder peso, añadir semillas y aceite de cáñamo a tu dieta —y quizá también un suplemento de AGL— ¡puede ser lo que necesitas para ponerte en marcha!

Ácido linoleico conjugado (ALC)

Es un ácido graso omega-6 vital. Es especialmente bueno para eliminar grasa de tu abdomen. El ALC es un derivado del ácido linoleico que inhibe una enzima llamada lipoproteína lipasa, implicada en la reserva de grasa en las células adiposas. Se han realizado cientos de estudios sobre ALC y no todos coinciden sobre sus beneficios. Sin embargo, hay una cantidad sustancial de evidencia que señala que el ALC puede hacer lo siguiente:

- Reducir la grasa abdominal, independientemente del consumo alimentario
- Activar la grasa parda

- Activar la termogénesis
- Incrementar la densidad mitocondrial en la grasa blanca
- Conservar la masa corporal magra
- Disminuir el apetito
- Suprimir la leptina (la hormona de la saciedad)
- Ayudar en la prevención de osteoporosis
- Reducir la inflamación
- Inhibir el crecimiento de células cancerígenas (de seno, colorrectales, pulmonares, estomacales y de piel)

¡Otros estudios han mostrado un éxito impresionante con el ALC! Un grupo de hombres con sobrepeso perdió sobre todo grasa abdominal y redujo su cintura 2.5 centímetros sin hacer ningún cambio en su dieta ni en su estilo de vida.[18] En un estudio similar, las mujeres que tomaron ALC perdieron grasa abdominal y en los muslos, y redujeron su cintura tres centímetros. Dicho lo cual, siempre es mejor consumir tanto ALC como puedas de alimentos enteros, y no depender exclusivamente de suplementos.

DÓNDE OBTENERLO: El ALC se encuentra más que nada en productos animales, y en mayores concentraciones cuando se trata de libre pastoreo. Los champiñones y el aceite de semillas de granada son buenas fuentes veganas. Es difícil obtener niveles terapéuticos de ALC sólo con alimentos (ve la siguiente tabla), así que, si optas por tomar un suplemento, sugiero que tomes tres o cuatro gramos al día. Un estudio descubrió que 3.2 gramos son efectivos para perder grasa.

Contenido de ALC en alimentos

Alimento	ALC (mg)
Aceite de cártamo	3 mg por cucharada
Aceite de girasol	2 mg por cucharada
Carne de res (criada convencionalmente)	71 mg por cada 114 mililitros

Alimento	ALC (mg)
Carne de res (criada en pastura)	433 mg por cada 114 mililitros
Leche de vaca (vacas criadas convencionalmente)	44 mg por taza
Leche de vaca (de libre pastoreo)	160-240 mg por taza
Queso (de libre pastoreo; los de mayor contenido son el suizo y el Colby)	180-270 mg por cada 28 mililitros
Mantequilla	54 mg por cucharada
Yema de huevo (una grande)	3 mg

Recarga tu metabolismo: bienvenidas las grasas buenas, adiós a las malas

Ahora que comprendes el valor de los ácidos grasos progenitores y cómo pueden avivar tu fuego metabólico, veamos los alimentos que puedes comer para obtenerlos, así como los alimentos que debes evitar. A continuación se encuentran los alimentos "a comer" y "a evitar" más importantes. Encontrarás más información y listas completas de alimentos en el capítulo 9, donde se detalla el programa entero del metabolismo radical. Además de lo indicado abajo, tu fuego metabólico puede nutrirse todavía más con la ayuda de un suplemento de leptina estabilizador.

A comer: nueces

Si te encantan las nueces, ¡te tengo buenas noticias! Las nueces (y las semillas) son una parte fundamental del plan del metabolismo radical. Desde siempre se han alabado las nueces por su valor nutricional, sin embargo te han engañado sobre qué nutrientes las hacen tan buenas para nosotros. ¡Su potencia nutricional proviene de esos grandiosos *omega-6*! Incluso las avellanas, promocionadas como "buenas para el corazón" por su contenido de omega-3, tienen *cinco veces más omega-6*. Es éste lo que constituye gran parte de sus beneficios cardiovasculares.[19]

Las almendras, las nueces de Brasil, los pistaches, las avellanas, los piñones y otras similares (todos orgánicos) son fuentes fabulosas de AGEP de la serie omega-6, pero no te excedas en tu consumo. Asegúrate de equilibrarlo con buen omega-3 porque la inhibición competitiva se da en ambas direcciones.* El aceite de piñones siberiano es rico en ácido pinoleico (similar al linoleico) y es un remedio excelente para todas las condiciones inflamatorias gastrointestinales.

Las nueces de macadamia son un caso especial porque tienen un ácido graso monoinsaturado único llamado omega-7. ¡Muchas personas ni siquiera han escuchado hablar de él! Un omega-7 específico, el ácido palmitoleico, es un dinamo cuando se trata de "bajar la panza". Reduce la resistencia a la insulina, disminuye la presión arterial, suprime la reserva de grasa, reduce el LDL, eleva el HDL y es un poderoso supresor de la inflamación.[20] ¡Incluso ayuda a formar colágeno![21] ¿Y dónde puedes encontrar este milagro metabólico? Las fuentes son nueces y aceite de nuez de macadamia, espino amarillo y anchoas de aguas profundas.

A comer: semillas y aceites de semillas de extracción en frío

Ya cubrimos la importancia de las semillas y los aceites de semilla para aportar estos gloriosos ácidos grasos progenitores que fortalecen las membranas celulares, optimizan las hormonas y llenan de energía tu nuevo sistema para adelgazar. El aceite de semillas de cáñamo es una estrella de rock metabólica con un índice de omegas de 3:1. ¡No hay nada mejor! Las semillas de cáñamo tienen 60% de ácido linoleico.

---

* Elige almendras de España porque la variedad americana está irradiada.

Otras semillas ricas en omega-6 son la chía, el girasol, el cártamo, el ajonjolí, la linaza, las pepitas de calabaza y las semillas de chabacano. Además de ser ricos en omega-6, los huesos del chabacano son fuente de vitamina B_{17} (amigdalina o laetril), un potente elemento contra el cáncer. Ten cuidado de no abusar de los huesos del chabacano por su contenido potencialmente tóxico de cianuro.

Una de las recién anexadas al tema es la semilla del comino negro (y su aceite), también llamada cilantro negro o simplemente semilla negra. Viene de la planta asiática *Nigella sativa* y tiene poderosas cualidades curativas, incluyendo regenerar las células pancreáticas en pacientes con diabetes y matar el SARM, una peligrosa cepa de *Staphylococcus aureus* resistente a los antibióticos. El sacha inchi del Perú, conocido también como cacahuate inca, está cargado con omega-3, omega-6 y proteína. El sacha inchi se comercializa bajo el nombre de Savi Seed.

¡CÁÑAMO, SÍ!

Las semillas de cáñamo son uno de los mejores regalos de la naturaleza, pequeñas bolitas de beneficios para todo tu cuerpo. Puedes obtenerlos consumiendo el aceite, las semillas (por lo general son "corazones de semilla", sin la cáscara) o mezclándolos en la leche de cáñamo. Las semillas tienen un tercio de grasas saludables y un cuarto de proteína, además de que son una fuente magnífica de AGL (ácido gammalinolénico) natural. Es difícil encontrar un alimento con un perfil superior de grasas esenciales: el cáñamo tiene un índice de 3:1 de omega-6 a omega-3.

Las semillas de cáñamo tampoco se quedan cortas cuando hablamos de proteína, pues igualan la de la carne de res o de cordero, pero son más digeribles, en una forma biodisponible. Sólo 30 gramos de semillas de cáñamo (dos o tres cucharadas) contienen 11 gramos de proteína. La fibra en las semillas de cáñamo se encuentra sobre todo en la cáscara, así que los corazones tienen muy poca. Sin embargo, lo que carecen de fibra, lo compensan en nutrientes: calcio, magnesio, hierro, manganeso, fósforo, potasio, zinc y vitaminas A, B_1, B_2, B_3, B_6, D y E. El cáñamo también tiene fuertes beneficios antiinflamatorios, en particular relacionados con su AGL tan abundante.

En general, estos pequeños dinamos pueden conservar la energía, estimular la pérdida de peso, reducir los antojos de comida, bajar la presión arterial, mejorar los perfiles de azúcar y lípidos en la sangre, y calmar la inflamación. Los corazones de cáñamo tienen un agradable y delicado sabor a nueces y ofrecen muy buen sabor como complemento de ensaladas, verduras y muchos otros platillos. Consume las semillas o el aceite crudos para conservar las delicadas grasas, y guárdalos en un contenedor hermético en el refrigerador o el congelador.

El cáñamo pertenece a la especie *Cannabis sativa*, cultivada durante milenios para todo, desde aceites y semillas ricos en nutrientes, hasta fibras industriales, papel, textiles, materiales de construcción e incluso combustible. Hasta hace poco se pasaban por alto los beneficios nutricionales del cáñamo por ser un primo de la marihuana. Lo cierto es que las semillas de cáñamo son incapaces de producir un "viaje" porque su contenido de THC es minúsculo.

A comer: aceite de coco y AGCM

El aceite de coco no es un ácido graso esencial, como el omega-6 y el omega-3. Aun así, el coco y el aceite de coco tienen incontables beneficios que estimulan el cerebro y el metabolismo, además de apoyar tu sistema inmunológico. Alrededor de 80% de la carne de coco es grasa, y de eso, 92% es grasa saturada. (Para quienes recuerdan cuando el aceite de coco era "malo", tengan en mente que las variedades naturales no refinadas disponibles en las tiendas hoy en día son muy diferentes del aceite de coco ultrarrefinado, desodorizado y blanqueado que se añadía a la comida chatarra en los años ochenta. Una pesadilla cardiovascular. Cuando hablamos de los beneficios del aceite de coco, ¡definitivamente no nos referimos a esa clase!)

Los pueblos que consideran el coco como un alimento de primera necesidad tienen índices mucho menores de enfermedad cardiovascular y cerebral, contrario a los occidentales. El coco y el aceite de coco pueden ofrecer protección contra trastornos cerebrales, como epilepsia y Alzheimer. En un estudio de 2015 los pacientes con Alzheimer que recibieron una dosis de aceite de coco extra virgen mostraron una capacidad cognitiva significativamente mejor.[22]

La estructura del aceite de coco es casi dos tercios de ácidos grasos de cadena media (AGCM), también conocidos como triglicéridos de cadena media (TCM). Son mucho menos comunes que los triglicéridos de cadena larga (TCL), la forma (12 a 18 carbonos) predominante de grasa en la dieta común. Los TCM (6 a 10 carbonos) se metabolizan muy parecido a los carbohidratos, pero proveen energía sin ninguno de los problemas de insulina que tienen los carbohidratos. Se van directo a tu hígado, donde se convierten en cetonas y se utilizan de inmediato como fuente de energía. Los TCM suprimen el apetito, estabilizan la glucosa, elevan el HDL y mejoran el perfil de lípidos en general, mientras estimulan la pérdida del exceso de grasa corporal, en especial la de tipo visceral. Los TCM también tienen efectos supresores del apetito.[23] Se sabe que las dietas cetogénicas son beneficiosas para el cáncer.

El coco tiene una inmensa riqueza en antioxidantes y se puede considerar un alimento antienvejecimiento. Incrementa el funcionamiento de la tiroides, mejora la digestión y la absorción de vitaminas solubles en grasa, y promueve la conversión de colesterol en pregnenolona, un precursor de muchas hormonas importantes. Hasta 50% de la grasa del coco es ácido láurico, un tipo escaso en la naturaleza. Tu cuerpo lo transforma en monolaurina, un regalo para tu sistema inmunológico por sus propiedades antivirales, antibacterianas, antifúngicas y antiparasíticas.

> **Nota:** A pesar de todos sus beneficios para la salud, te abstendrás de comer aceite de coco durante la depuración radical intensiva de cuatro días y el reinicio radical de 21 días para reconstruir tus reservas de grasas omega-6 y omega-3 saludables. Más adelante, una vez que entres en la fase de mantenimiento del reinicio, podrás añadir coco y otras grasas saludables.

A comer: aceite de oliva

El aceite de oliva no es la panacea para la salud cardiaca que la industria alimentaria quiere hacerte creer pero, en moderación, un aceite de alta calidad puede formar parte de una dieta sana. El aceite de oliva es alto en ácido oleico y se clasifica como un ácido graso monoinsaturado (AGM). Se encuentra en la misma categoría del aceite de coco: ambos son aceites no bioactivos que no aportan mucho en cuanto a omega-3 y omega-6, pero sí poseen otras virtudes. La principal aportación del aceite de oliva es su alto contenido de polifenoles, los cuales probablemente representan la mayoría de sus beneficios. Los polifenoles son micronutrientes con una profusión de propiedades antioxidantes que hacen de todo, desde combatir el cáncer y la enfermedad cardiaca, hasta frenar el envejecimiento. El aceite de oliva ha demostrado ser útil para prevenir la acumulación de grasa visceral, aun si el peso corporal en general no se modifica.[24]

Sin embargo, ten cuidado. La mayoría de los productos de aceite de oliva hoy en día está tan oxidado que conserva muy pocos nutrientes. Los aceites de oliva falsos también son un extenso problema. Hasta 80% de los llamados aceites de oliva italianos son aceites falsos, de inferior calidad, con agentes colorantes y cosas peores. La industria está plagada de productos fraudulentos, así que debes extremar precauciones sobre la fuente que elijas.[25]

A comer: productos animales y lácteos de libre pastoreo, y pescados salvajes de agua fría

Se ha demostrado que los productos animales (carne, aves, huevos, lácteos) de fuentes criadas en pastura —comer una dieta de pasto, biológicamente adecuada— tienen mucho más nutrientes que las carnes producidas convencionalmente, donde los animales están confinados a un espacio y se alimentan con dietas de comida procesada, en particular granos y medicamentos para promover el crecimiento. Tres décadas de investigación sobre carnes de libre pastoreo nos demuestran que contienen perfiles de ácidos grasos y antioxidantes superiores, incluyendo mayores niveles de ALC, minerales, vitaminas (incluyendo A, B_1, B_2 y E) y glutatión.[26] Criar ganado que puede pastar libremente también es más humano y ecológico. Los productos animales convencionales tienen mucha más contaminación bacteriana (*Salmonella*, *Enterococcus*, *Staphylococcus* y *E. coli*) por el hacinamiento y otras prácticas industriales. ¡Asegúrate de que tus lácteos sean enteros porque obtendrás esos magníficos omegas de la grasa!

Come pescado salvaje, de agua fría, y evita los pescados de granja. El salmón es una de las fuentes naturales más ricas en ácidos grasos omega-3, pero asegúrate de comer la clase adecuada. Principalmente debido a su dieta, el salmón de granja tiene concentraciones más altas de 13 contaminantes (incluyendo bifenilos policlorados, o BPC) que el salmón salvaje. Y dile no al sushi: el pescado crudo muchas veces contiene toda clase de parásitos, desde larvas de tenia hasta duela hepática.

A evitar: aceites procesados o modificados genéticamente

Las semillas son las fuentes más poderosas de ácidos grasos esenciales progenitores. La cáscara exterior protege a la semilla del oxígeno, lo que podría oxidar el aceite y destruir su capacidad de germinación. Los aceites oxidados son dañinos para tu cuerpo. Cuando se calientan ciertos aceites frágiles se vuelven tóxicos e inflamatorios, por lo que los AGEP deben ser orgánicos, de extracción en frío y con un proceso mínimo. (Para mayor información sobre los mejores aceites para cocinar, ve la página 239.) Entre más poliinsaturado sea un aceite, más frágil será. Sólo un puñado de pequeños fabricantes realiza una extracción adecuada de los aceites, utilizando técnicas de prensado en frío bajo una capa de nitrógeno para proteger los aceites del daño oxidativo. Además, deben empacarse en botellas oscuras u opacas para evitar la exposición a la luz, que es mil veces más perjudicial para esos delicados aceites que el oxígeno. Deben mantenerse en refrigeración.

Por supuesto, ¡así no lo hace la mayoría de los fabricantes! La gran mayoría utiliza presión y altas temperaturas para extraer los aceites en producción en masa (maíz, canola, soya, girasol, cártamo, semilla de algodón, nuez de Castilla, etcétera), *lo que también extrae su valor nutricional.* Los aceites de girasol, cártamo y soya alguna vez fueron altos en ácido linoleico, pero ahora son altos en ácido oleico. A pesar de la calidad de las semillas de origen, un AGM o un AGP calentado no es otra cosa más que tóxico.

Aléjate de los aceites inorgánicos y modificados genéticamente, pues suelen contener pesticidas solubles en grasa y otros agentes dañinos para las células. Evita los aceites modificados genéticamente aun si promocionan una "extracción en frío".

A evitar: aceite de canola, aceite de cacahuate y otros ácidos grasos de cadena muy larga (AGCML)

Cuando se trata de moléculas de ácidos grasos, ¡el tamaño sí importa! Las cadenas de 22 carbonos o más son un problema porque las mitocondrias no pueden metabolizar cadenas tan largas, así que terminan "colgando" afuera de las membranas mitocondriales. Esta categoría incluye el aceite de canola, el aceite de cacahuate (los cacahuates y la crema de cacahuate), así como el aceite de mostaza. Aunque el aceite de borraja es rico en AGL, también es uno de los ácidos grasos de cadena muy larga, así que es mejor no consumirlo.

A evitar: grasas trans

Estoy segura de que no es la primera vez que escuchas esta advertencia. Las grasas trans (grasas hidrogenadas o ácidos grasos trans) tienen una estructura molecular alterada, volviéndolas indigestas y tóxicas para tus células. Los estudios dejan muy claro que las grasas trans promueven la inflamación, elevan tu riesgo de enfermedad cardiaca y probablemente incrementan la posibilidad de desarrollar diabetes tipo 2. Los culpables más comunes son los aceites vegetales parcialmente hidrogenados que se encuentran en la margarina y los sustitutos de mantequilla.

En conclusión, si quieres revitalizar tu metabolismo, debes alimentar tus células y sanar sus membranas, pues dirigen todas las operaciones metabólicas. Para lograr que sigan funcionando como máquinas bien aceitadas, ¡necesitas las grasas adecuadas! Tu dieta debe incluir un consumo sustancial de AGEP en un índice de 4:1.[27] ¡Precisamente los alimentos que conforman el plan del metabolismo radical!

Para resumir lo que aprendiste en este capítulo, a continuación hay una tabla con las grasas buenas y las malas. Para más información (incluyendo opciones de productos de AGEP preparados comercialmente con omegas en un índice óptimo), ve la sección de grasas en el capítulo 9.

Grasas a comer y grasas a evitar

Grasas a comer Frescas, orgánicas, no OGM, de extracción en frío	Grasas a evitar Oxidadas, sobrecalentadas, rancias
Semillas y aceites de semillas de extracción en frío • Cáñamo, corazones de cáñamo, aceite de semillas de cáñamo (marca: Nutiva) • Aceite de cártamo alto en ácido linoleico • Semillas de girasol crudas y aceite de girasol alto en ácido linoleico • Semillas de ajonjolí y aceite de ajonjolí	Aceites calentados, procesados, presurizados y oxidados
	Aceites no orgánicos y con OGM
	Ácidos grasos de cadena muy larga (AGCML): cacahuates y aceite de cacahuate, aceite de canola, aceite de mostaza, aceite de borraja
	Ácidos grasos trans

Grasas a comer Frescas, orgánicas, no OGM, de extracción en frío	Grasas a evitar Oxidadas, sobrecalentadas, rancias
• Linaza y aceite de linaza alto en lignanos • Semillas de chía • Pepitas de calabaza y aceite de pepitas de calabaza • Cremas de semillas (remojadas durante una noche y licuadas) • Semillas de comino negro, o semillas negras, aceite de semillas negras, aceite negro, aceite de cilantro negro • Semillas de sacha inchi, o cacahuate inca (marca: Savi Seed) • Semillas/huesos de chabacano y aceite de semillas de chabacano • Aceite de semillas de salvia esclarea	
Nueces crudas, aceites de nueces, cremas de nueces	
Aceite de piñón siberiano extra virgen (marca: Siberian Tiger Naturals)	
Aguacates y aceite de aguacate	
Aceitunas enteras y aceite de oliva	
Espirulina	
Coco, aceite de coco, crema de coco, leche de coco, yogurt de coco, maná de coco	
Grasas de TCM	

Grasas a comer Frescas, orgánicas, no OGM, de extracción en frío	Grasas a evitar Oxidadas, sobrecalentadas, rancias
Aceite de alga	
Pescado salvaje de agua fría • Salmón (bajo en mercurio) • Sardinas • Anchoas • Caviar • Atún (bajo en mercurio)	Pescados de granja, sushi y sashimi
Carne, aves, huevos y lácteos de libre pastoreo (puedes comer los últimos si no eres sensible a la lactosa ni a la caseína) • Aves • Carne de res • Cordero • Bisonte • Grasas animales, como sebo y manteca • Queso cottage o requesón • Quesos duros • Crema • Kéfir • Yogurt • Mantequilla • Ghee	Carnes, aves, huevos y lácteos de animales criados convencionalmente

3

Regla radical 2
Restaura tu vesícula

El viaje de descubrimiento no consiste en buscar
nuevos parajes, sino en tener nuevos ojos.

MARCEL PROUST

En este capítulo aprenderás…

- Cómo la bilis es el interruptor olvidado del aumento de peso,
  el descontrol hormonal, los problemas digestivos
  y la toxicidad corporal.
- Cómo una bilis densa puede estar afectando tu tiroides.
- La importancia radical de tu vesícula, sin considerar lo
  que diga tu médico.
- Cómo saber si tu bilis es tóxica y está congestionada.
- Los mejores retoques para crear bilis sana, incluso si
  no tienes vesícula.
- Cómo los alimentos amargos estimulan el adelgazamiento
  y mejoran tu salud en general.

Si has hecho otras dietas altas en grasa (paleo, paleo plus, cetogénica, GAPS, FODMAP) y aún tienes sobrepeso, tu vesícula o la falta de ella puede ser la causa. Y si tu tiroides funciona con lentitud, entonces —sorprendentemente— tu vesícula también puede ser la culpable.

Si eres como la mayoría de las personas no pasas mucho tiempo pensando en tu vesícula ni en cómo se relaciona con tu situación metabólica. Pasamos la vida ocupados, inconscientes del arduo trabajo que está haciendo este órgano por nosotros... todo el día, cada día. Muchos expertos hablan de la importancia del hígado y escriben volúmenes sobre toxicidad sin siquiera mencionar a la vesícula ni a la bilis.

La bilis es el interruptor olvidado. Aunque no es el tema más atractivo, la bilis cumple varias funciones esenciales: es lo que ayuda a tu cuerpo a descomponer todas las grasas que comes, tan fundamentales para la salud de las membranas celulares. Y la bilis se lleva todas las toxinas y los metabolitos hormonales fuera de tu cuerpo. Verás, la bilis no sólo es la verdadera clave para tu capacidad de digerir y asimilar grasas, sino que es un vehículo para remover toxinas y que puedan ser excretadas por tu hígado. La bilis es uno de los principales (aunque menospreciado) mecanismos de desintoxicación del cuerpo. Por tanto, las consecuencias de una bilis tóxica van mucho más allá de la inhabilidad de perder peso. Si tu hígado no puede limpiar las grasas, entonces lo más probable es que tampoco pueda descomponer hormonas ni otros productos metabólicos de desecho.

En este capítulo conectaremos los puntos entre la vesícula y el hígado, la bilis, el metabolismo, el aumento de peso y la disfunción hormonal. De hecho, la conexión con la bilis bien puede ser tu primera clave ante una tiroides lenta, ¡como descubrirás más adelante!

La enfermedad de la vesícula y la obesidad ocurren a tasas epidémicas. Los problemas con la digestión de grasas han salido a la luz con las dietas actuales altas en grasa, como paleo y cetogénica. Las personas finalmente se están alejando del azúcar y comienzan una nueva relación con las grasas... *y es algo muy bueno*. Sin embargo, para muchos este nuevo romance comenzó con el pie izquierdo. Algunos de los que tienen problemas para digerir las grasas simplemente dejan estas dietas cuando sienten que empeoran en lugar de mejorar, sin darse cuenta de que el problema real no son las dietas altas en grasa, sino el funcionamiento comprometido de la vesícula y una bilis densa. La bilis es el eslabón perdido: simplemente no puedes estar sano sin ella.

¿Tu metabolismo está parado por tener bilis tóxica estancada?

Es un poco de bioquímica básica para ti. Juntos, tu hígado y tu vesícula conforman tu sistema hepático. Cuando éste funciona adecuadamente, tienes buena circulación, sangre limpia y un metabolismo celular sano.

El hígado es tan esencial que sólo podrías sobrevivir un día o dos si dejara de funcionar completamente. Es uno de los órganos más grandes del cuerpo, pesa alrededor de 1.4 kilogramos y está situado en el costado superior derecho de tu abdomen, justo abajo de tu diafragma. Como el órgano principal de desintoxicación del cuerpo, el hígado se desgasta enormemente por el mundo tóxico que habitamos hoy. Muchos alimentos y factores de estilo de vida, como el azúcar refinado y los granos, las grasas no saludables, muy poca fibra, demasiado alcohol y cafeína, medicamentos y estrés emocional, son pesados para el hígado.

Es el único órgano que puede reconstruirse a sí mismo: se puede dañar hasta 75% de él y aun así regenerarse si se le da el apoyo nutricional adecuado. La enfermedad hepática más prevaleciente hoy en día es la enfermedad de hígado graso no alcohólico (EHNA), caracterizada por la acumulación de grasa en el hígado. Es realmente una señal de que el órgano ya dejó de procesar la grasa y comienza a guardarla. Los índices de EHNA se han duplicado desde 1988, y están relacionados con la obesidad, la diabetes, la hipertensión y los desequilibrios de lípidos. La EHNA pasa desapercibida muchas veces y puede progresar en algo mucho más serio, cuyo resultado final puede ser un fallo hepático total.

Si tu hígado trabaja lento, todos los órganos de tu cuerpo se ven afectados y tu intento por bajar de peso se detiene desde múltiples ángulos. *Un hígado graso es un hígado tóxico*, pues una de sus responsabilidades es neutralizar la miríada de toxinas que asaltan nuestro cuerpo todos los días. Si tienes un rollo de grasa abdominal, es posible que tengas un hígado graso. Cuando tu hígado se congestiona por los contaminantes y los desechos metabólicos la grasa no sólo se acumula en el interior y alrededor del hígado, sino que rodea otros órganos y se almacena por todo el cuerpo. La celulitis, el aumento de peso y el incremento de grasa visceral son señales de que tu hígado puede estar sufriendo por una sobrecarga tóxica, y esto es muy desalentador para tu metabolismo. Perderás el exceso de grasa corporal cuando tu función hepática quede restaurada.

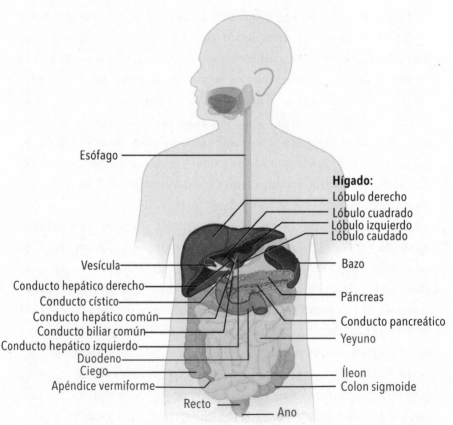

Los mismos factores que han estresado tanto nuestro hígado han golpeado de una forma igualmente devastadora a la vesícula y el flujo de bilis, sin embargo nadie te da esta fundamental información.

La vesícula y la bilis

Aunque no lo creas, la bilis tiene un papel fundamental en la capacidad de tu cuerpo de permanecer delgado y en forma. Pero primero debes comprender un poco de anatomía y fisiología básicas. Tu vesícula es la mejor amiga de tu hígado y vital para sus operaciones. El hígado secreta alrededor de 1.5 litros de bilis al día (también llamada hiel), y los guarda y concentra en tu vesícula. La bilis descompone las grasas alimentarias en partículas más pequeñas que pueden digerirse y absorberse más. Cuando comes grasas se libera bilis de tu vesícula hacia tu intestino por medio del conducto biliar.

Tener una bilis adecuada y sana es esencial para que tu cuerpo pueda absorber todos esos ácidos grasos tan importantes sobre los que leíste en el capítulo 2. También te ayuda a absorber vitaminas solubles en grasa, como la vitamina A (la que pelea contra las infecciones), la vitamina E (la vitamina de la fertilidad), la vitamina K (la que sana los huesos) y la vitamina D (la vitamina sanadora, parecida a una hormona, que estimula la inmunidad y mantiene a raya el cáncer de seno y de colon). Las grasas son precursoras de cada hormona, así que no digerirlas tiene consecuencias importantes. Si los glóbulos de grasa sin digerir pasan de tu intestino hacia tu torrente sanguíneo, entonces tus células no pueden incorporarlas a las membranas celulares y tu cuerpo no tiene más opción que guardarlas en tu trasero.

Décadas de consumir alimentos procesados y seguir dietas pobres bajas en grasa o sin grasa, sin nutrientes, combinadas con exposición tóxicas incesantes, han dañado en silencio nuestro funcionamiento vesicular, lo que nos deja con bilis densa, concentrada en exceso y congestionada, misma que yo llamo bilis tóxica. Es espesa, pegajosa y no fluye libremente, así que ya no puede hacer su trabajo. La bilis puede volverse tóxica por el exceso de colesterol, una gran carga de toxinas, conductos biliares congestionados o el consumo insuficiente de nutrientes específicos que la mantengan ligera y fluida (como la lecitina). Los estudios también vinculan los niveles elevados de glucosa con una bilis más densa y la formación de cálculos biliares.

La bilis tóxica y la obesidad se alimentan una de la otra. En un estudio con animales, los sujetos obesos secretaron y liberaron sólo la mitad de bilis que sus contrapartes más delgadas.[1] Un estudio de 2016, publicado en la revista de la Asociación Americana del Corazón, *Arteriosclerosis, Thrombosis, and Vascular Biology*, demostró que los cálculos biliares se dan acompañados de un riesgo 23% mayor de enfermedad arterial coronaria.[2] Cuando tu bilis se enferma, tú te enfermas. Es así de simple.

Además de la digestión de grasas, la bilis tiene un papel crucial en la desintoxicación, sacando todas las toxinas que tu hígado recolecta. Como si fuera un imán, la bilis se pega a toda clase de porquerías para que las puedas eliminar de tu cuerpo con las heces. La bilis es una mezcla penosa de toda clase de cosas, como metales pesados, medicamentos, químicos externos, conservadores de alimentos, contaminantes (por ejemplo, pesticidas y retardantes de llama). Cualquiera que sea el desecho del hígado, va a la bilis.

El problema es que si tu bilis es densa, está congestionada y no fluye, ¡toda esa mugre se queda en tu cuerpo! Ese exceso de toxinas se guarda en el interior de tus células adiposas. Piénsalo… *¡tu cuerpo necesita ponerlas en algún lado!* Esto promueve la celulitis, incrementando la degradación de la grasa corporal y reduciendo la formación de colágeno.

Conforme se acumulan las toxinas, tu salud decae. La sobrecarga tóxica es un factor de importancia en muchas de las enfermedades crónicas que vemos en la actualidad. La cantidad y la calidad de tu bilis es directamente proporcional al número de toxinas que pueda eliminar. Para cuando las personas desarrollan alergias, artritis e inflamación de las articulaciones, tienen una deficiencia de 75% de su bilis, y para cuando se manifiesta una enfermedad crónica mayor, como cáncer o enfermedad cardiaca, su producción de bilis está comprometida hasta en un impresionante 90%. La bilis tóxica se asocia con numerosos problemas de salud, incluyendo obesidad, desequilibrio hormonal, hipotiroidismo, problemas autoinmunes y más.

Cálculos biliares

Si comienzas a experimentar náuseas, vómito, dolor, fatiga o un popurrí de otras dolencias, puede ser que tu vesícula esté enviando una señal de alarma importante.

Cuando la bilis se vuelve pastosa, se empiezan a formar cálculos. Son masas duras que aparecen en la vesícula o en los conductos biliares. Se componen de colesterol y bilirrubinato de calcio o carbonato de calcio, y pueden crecer mucho, hasta el tamaño de una pelota de golf.[3] La mayoría de las personas que tienen cálculos no experimentan síntomas patentes porque se acumulan en la vesícula y no se mueven de ahí, pero a veces se inflama el órgano (colecistitis). Los síntomas pendientes que quizá nunca conectaste con tu vesícula o tu bilis incluyen:

- Hipotiroidismo (señal de una bilis deficiente que no puede estimular la hormona tiroidea activa en las células adiposas)
- Constipación (bilis inadecuada para lubricación)
- Nausea o vómito (no hay suficiente bilis)
- Dolor que aparece repentinamente y pronto empeora; por lo general se enfoca en el costado derecho, justo abajo de la caja torácica, entre los omóplatos, en el hombro derecho o que sube por el lado derecho del cuello
- Dolor de cabeza encima de los ojos
- Eructos, gases, hinchazón, sensación constante de estar lleno
- Reflujo gastrointestinal (ERGE)
- Sabor amargo en la boca después de las comidas (reflujo biliar)

- Heces claras o que flotan (falta de excreción de bilis)
- Hemorroides (hígado congestionado)
- Incapacidad de perder peso
- Fibromialgia (toxicidad del hígado y la vesícula)
- Cambios de humor, como irritabilidad, depresión o ansiedad
- Resequedad en la piel y en el cabello (deficiencia de ácidos grasos esenciales)
- Venas varicosas
- Historial de prescripciones o uso recreativo de drogas (necesidad de apoyo al hígado y la vesícula)
- Facilidad para intoxicarte (necesidad de apoyo al hígado y la vesícula)

Si los cálculos comienzan a moverse, a veces se atoran en la abertura de la vesícula o en el conducto biliar, y causan un dolor abdominal severo, justo en el centro o a la derecha. Por lo general el dolor comienza una hora después de comer, y más si se trató de una comida alta en grasa, y dura algunas horas antes de disminuir, aunque puede continuar en oleadas más largas. Si la obstrucción es lo suficientemente severa puede provocar una infección potencialmente fatal en la vesícula. Esta clase de infección suele terminar en hospitalización y cirugía para remover el órgano. La pancreatitis es otra complicación cuando un cálculo biliar pasa a través del conducto biliar y bloquea el conducto pancreático. Si la bilis llega al torrente sanguíneo pueden aparecer señales de ictericia (coloración amarilla de la piel y la esclerótica). Por desgracia, muchas personas no saben que tienen un problema de vesícula o cálculos hasta que experimentan una crisis médica, por lo que la prevención es indispensable.

La extracción de la vesícula es el procedimiento quirúrgico abdominal más frecuente en Estados Unidos en la actualidad.[4] A diferencia de tu hígado, tu vesícula no se puede regenerar.

Mito

No necesitas realmente la vesícula.

Quienes la pierden experimentan un incremento en el riesgo de obesidad, además de una serie de problemas serios de salud.[5]

Contrario al hecho de que muchos médicos aún les dicen a sus pacientes que no pasa nada si no tienen vesícula, carecer de una te deja en una seria desventaja. La bilis no es mala... ¡es brillante! Piensa que tu vesícula es el tanque y la bilis el aceite. Tu vesícula concentra la bilis que recibe de tu hígado y la mezcla con sales y enzimas. Sin el tanque para contenerla, la bilis no tiene a dónde ir más que directo a tu intestino delgado en un goteo continuo, sin importar la presencia o ausencia de grasa alimentaria. El fallo para empatar la excreción de bilis con el consumo de grasa compromete tu capacidad de digerir las grasas adecuadamente, lo que provoca deficiencias nutricionales... y expande las lonjitas.

Es muy común experimentar un aumento de peso después de que te quiten la vesícula. Estudios con animales nos dicen que los niveles de triglicéridos aumentan en la sangre y en el hígado, lo mismo que la producción de LMBD, "lipoproteínas de muy baja densidad", la clase más peligrosa de LDL. La recirculación de ácidos biliares también aumenta, lo que afecta el equilibrio de energía, el peso corporal, los niveles de glucosa, la sensibilidad a la insulina y la regulación del colesterol. Las investigaciones sugieren que el riesgo de síndrome metabólico, diabetes tipo 2, enfermedad cardiaca e hígado graso se elevan considerablemente después de la cirugía.[6]

Aun si conservas tu vesícula, si tu bilis no fluye de forma adecuada puedes experimentar muchos de los mismos problemas que la gente sin vesícula. Ya sea que la tengas o no, hay pasos que puedes tomar para ayudar a tu bilis.

¿ÁCIDOS Y SALES BILIARES? PIENSA EN JABÓN PARA PLATOS

¡No permitas que la terminología de la bilis te haga bolas! La bilis es básicamente un agente desengrasante... *como el jabón para platos.* Gracias a los ácidos biliares y a las sales biliares (que son, en esencia, formas distintas de la misma cosa), la bilis puede descomponer glóbulos de grasa mayores en gotas más pequeñas (emulsificación) para que tus enzimas (lipasas) las digieran totalmente.

Los ácidos biliares se componen de colesterol y representan alrededor de 80% de los compuestos orgánicos en la bilis. Después de que el hígado los sintetiza, se mezclan con los aminoácidos taurina y glicina, para formar ácidos biliares, los cuales los vuelven solubles en agua y más capaces de emulsionar grasas. Estas formas compuestas se conocen como sales biliares. En el intestino delgado las bacterias convierten las sales biliares en ácidos biliares secundarios.

Conforme se riegan grandes cantidades de ácidos biliares en tu intestino delgado cada día, 95% se absorbe de nuevo hacia la sangre y regresa a tu hígado. El 5% restante se excreta con las heces. En tu colon, los ácidos biliares atraen agua e incrementan la movilidad, previniendo la constipación. Si los ácidos biliares no se reabsorben adecuadamente en el colon se puede desarrollar una condición llamada diarrea de ácido biliar, caracterizada por inflamación crónica, urgencia y diarrea líquida. La diarrea de ácido biliar muchas veces se diagnostica mal como síndrome de intestino irritable (SII), y se estima que afecte a 1% de la población total de Estados Unidos.[7]

Los ácidos biliares también tienen un vínculo cercano con la glucosa y son comúnmente deficientes en personas con diabetes tipo 2 o resistencia a la insulina. Muchos estudios muestran que es importante tener una liberación adecuada de bilis para equilibrar la glucosa.[8]

Dado que las sales biliares se derivan del colesterol, la bilis también es determinante para regular los niveles de colesterol en el cuerpo. Aproximadamente 80% del colesterol de tu cuerpo se utiliza en el hígado para producir sales biliares, casi 500 miligramos al día. Ya que las sales biliares son de los principales componentes de la bilis, añadir más a tu dieta ayuda a que el hígado produzca más bilis. Esto es útil sobre todo después de una cirugía de vesícula. Ejemplo de suplemento de sales biliares: bilis de buey.

El nutriente número 1 para tener mejor bilis

Volvamos a las membranas celulares. Como leíste en el capítulo 1 las membranas celulares se componen de grasa: fosfolípidos y colesterol. ¿Qué crees? ¡Los mismos fosfolípidos son componentes vitales de la bilis!

La colina es un nutriente muy importante para cada célula de tu cuerpo, y se descubrió primero en la bilis. La colina en la bilis ayuda a emulsionar las grasas, volviéndolas solubles en grasa. También está involucrada en muchos otros procesos, como el transporte de lípidos, la reparación del hígado, la conductividad nerviosa, el desarrollo del cerebro y la cognición.[9] La colina ayuda a controlar la eliminación de grasa de tus órganos, en particular del hígado, así que una deficiencia significativa de colina puede provocar directamente enfermedad de hígado graso.[10] La colina también ayuda a mantener los niveles de homocisteína bajos, algo importante porque los niveles altos elevan tu riesgo cardiovascular.

La deficiencia de colina es un impedimento como tal para la producción de bilis y también puede llevar a un daño muscular. ¡Hasta 90% de las mujeres mayores de 40 años tiene una deficiencia de colina!

Puedes obtener colina de fuentes alimentarias, como carne de res, almendras, coliflor, frijoles blancos y amaranto. Aunque los huevos también son una fuente rica de colina, recomiendo evitarlos porque son el alimento más alérgico para la vesícula. La dosis diaria recomendada para la colina es de 425 miligramos para las mujeres y 550 miligramos para los hombres, pero yo recomiendo tomar 500 miligramos *con cada comida*, tanto para hombres como para mujeres, casi el triple de la recomendación, al menos por unas cuantas semanas. Después puedes disminuir la dosis a un par de veces al día (con la comida). Esta cantidad es particularmente útil para quienes padecen enfermedad de hígado graso.

La lecitina contiene colina en cantidades alternas y ha demostrado apoyar el flujo biliar, los perfiles de colesterol en equilibrio y óptimo de lípidos, las membranas celulares y el funcionamiento general del cerebro y el sistema nervioso.[11] En mi experiencia con pacientes y conmigo misma, los suplementos de lecitina han aportado beneficios, como acelerar la pérdida de peso, mejorar la digestión y aliviar la constipación, los gases y la inflamación. Sin embargo, estudios recientes han destapado algunas inquietudes, así que ya no recomiendo los suplementos de lecitina. Una de esas inquietudes surgió de un estudio reciente donde se sugería que la flora intestinal de algunas personas metaboliza la lecitina en un metabolito que aparece en altas concentraciones en quienes padecen ataque cardiaco o infarto, un compuesto llamado trimetilamina N-óxido (TMAO).[12] Es una correlación —no una causa—, así que todavía no sabemos si este compuesto tiene un papel original en esos eventos. No obstante, para mí es suficiente, así que retiro mi recomendación sobre la lecitina, ya que hay opciones disponibles y más seguras de donde puedes obtener tu colina.

Condiciones que se desprenden de una bilis tóxica

Sin importar lo equilibrada que sea tu dieta, sin una bilis sana simplemente no puedes disfrutar esos beneficios para deshacer la grasa, proteger la membrana y tener combustible. Pero más allá de tu metabolismo, la bilis tóxica y la disfunción vesicular están ligadas a una lista impactante de otras condiciones, incluyendo ERGE, problemas tiroideos, problemas autoinmunes, desregulación hormonal… y muchas más. ¡Esto es preocupante porque casi todas las personas con enfermedad biliar y vesicular desconocen por completo que *tienen* un problema!

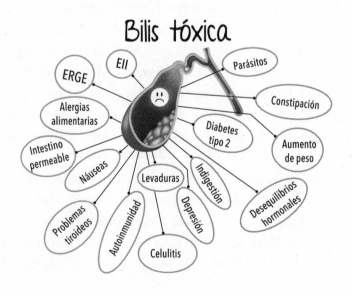

Bilis tóxica

ERGE · EII · Parásitos · Alergias alimentarias · Constipación · Intestino permeable · Diabetes tipo 2 · Aumento de peso · Náuseas · Levaduras · Indigestión · Desequilibrios hormonales · Problemas tiroideos · Autoinmunidad · Depresión · Celulitis

En lo que respecta a buscar ayuda para resolver molestias digestivas, la última década ha traído consigo cientos, si no es que miles de libros sobre síndrome de intestino permeable, sobrecrecimiento bacteriano en el intestino delgado (SBID), SII, desintoxicación y depuración, inflamación, autoinmunidad y disfunción tiroidea, entre otros, pero ninguno ha señalado la importancia de la bilis. Entre 1 y 1.3 millones de estadounidenses sufren enfermedad inflamatoria intestinal (EII),[13] y hasta 80% de ellos tienen SBID.[14] El intestino permeable ya tiene una estadística epidémica. Y la bilis es un factor en *todas* estas condiciones. Si tu intestino no está sano, no hay nada que puedas hacer para solucionar el problema sin tomar en cuenta la bilis. Creo que ésta es una de las principales razones de que tantas personas estén enfermas hoy en día. Y sólo es peor si te extirparon la vesícula.

Cuando intentas tratar una condición sin saber la causa subyacente, comienzas tratamientos que no funcionan y no son más que medidas paliativas que disminuyen los síntomas temporalmente sin corregir la complicación subyacente. Con este enfoque los síntomas tienden a volverse recurrente y empeorar porque el factor causante se ignora. Tu sistema inmunológico vive bajo más y más estrés.

Veamos algunas de las condiciones más comunes asociadas con la bilis tóxica.

Cuando la constipación llama a tu puerta

Aunque no lo creas, la constipación es un síntoma común de bilis tóxica, y con buena razón. Las sales biliares son responsables de la lubricación del tracto intestinal, así que, si tienes insuficiencia de bilis, la consecuencia natural es constiparte. Conforme incrementas tu flujo biliar la constipación puede volverse un simple recuerdo desagradable. Implementar estrategias alimentarias para incorporar alimentos amargos, los cuales verás más adelante en este capítulo, te ayudará mucho para aliviar la constipación.

Asegúrate de mover tu cuerpo y tomar suficiente agua todos los días. El ejercicio hace que todo se mueva, la sangre, la linfa, la bilis y los intestinos. Un estudio descubrió que el ejercicio reduce el riesgo de desarrollar cálculos biliares hasta en un tercio.[15] Algo tan simple como tomar un vaso de agua grande a primera hora de la mañana puede ayudar a prevenir los cálculos. Tomar agua induce contracciones en la vesícula por la estimulación del nervio vago, lo que provoca que la vesícula se vacíe. Otras bebidas pueden tener un efecto similar. Masticar la comida lentamente también le da tiempo al cuerpo para producir más bilis.

Acidez y reflujo

¿Padeces acidez, reflujo o ERGE? ¿Te han dicho que tus síntomas son por la sobreproducción de ácido estomacal? ¡Esto nos lleva a otro mito!

Casi a todos les han lavado el cerebro para creer que el exceso de ácido estomacal es la raíz de sus problemas digestivos, sin embargo, no existe evidencia alguna de ello. De hecho, los estudios muestran lo opuesto: la ERGE se asocia más con la *poca producción* de ácido estomacal (ácido clorhídrico, o HCl). La ERGE, comúnmente llamada indigestión ácida, ocurre cuando el contenido de tu estómago se regresa hacia el esófago, provocando una sensación de ardor o acidez. También produce gas, inflamación o eructos poco después de una comida. La gente suele experimentar una disminución de 40% en su producción de ácido estomacal cuando llega a los 30, y otro 50% menos a los 70.

En un estudio, casi un tercio de las personas mayores de 60 años producía un mínimo de ácido estomacal, o nada.[16] Con el tiempo el reflujo puede tener serias complicaciones, como inflamación esofágica, erosión, ulcera-

Mito

La causa de la ERGE es el exceso de ácido estomacal.

ción, sangrado, fibrosis e incluso cáncer esofágico, así que no quieres dejar que progrese.

Si la acidez no provoca el exceso de ácido estomacal, ¿entonces qué? La ERGE casi siempre es un problema muscular, específicamente de la válvula en la parte baja del esófago, llamada el esfínter esofágico inferior (EEI), el cual debería evitar que los jugos gástricos suban por el esófago, excepto cuando eructas o vomitas. Sin embargo, en personas con ERGE el EEI no cierra adecuadamente y permite el paso al contenido estomacal. El reflujo tiene síntomas sin importar cuánto ácido haya en tu estómago. *El problema no es el exceso de ácido, sino que el ácido vaya al lugar equivocado.* ¿Por qué no funciona bien el EEI? Una razón es una mayor presión estomacal, y puede ser por comer en exceso. Otra es el gas relacionado con una mala digestión de ciertos carbohidratos o azúcares que se fermentan en el estómago. Los lácteos son fuertes agresores debido a la lactosa. Otros alimentos pueden debilitar el EEI, como las bebidas alcohólicas, los alimentos ácidos, los alimentos picantes, el café y el chocolate, así como ciertos medicamentos.

El tratamiento convencional para la ERGE es bloquear la producción normal de ácido estomacal usando antiácidos (Tums), bloqueadores H_2 (Zantac, Tagamet) e inhibidores de la bomba de protones (IBP; incluyen Prilosec, Prevacid y Nexium). Millones de personas han estado tomando IBP diario para suprimir su producción de ácido… *¡y la mayoría ya tenía un problema de poco ácido desde un principio!* Por ende, no es ninguna sorpresa que estos medicamentos hayan creado una tonelada de efectos secundarios, que varían desde problemas digestivos y deficiencias nutricionales, hasta inmunidad deficiente.

Tal vez te preguntes qué tiene que ver el ácido estomacal y la ERGE con tu vesícula. Pues el HCl bajo y los problemas de vesícula van de la mano. Cuando comes, el ácido clorhídrico dispara la liberación de bilis (por medio de la hormona colecistoquinina), así como la liberación de enzimas pancreáticas. Así que bloquear el HCl detendría el flujo de bilis. El exceso de carbohidratos y almidones en la dieta, así como la insuficiencia de grasas, pueden sofocar el HCl e impedir la producción de bilis. El estrés, comer en exceso, comer demasiado rápido, comer irregularmente, no masticar bien la comida y tomar grandes cantidades de líquido con las comidas puede entorpecer la producción de HCl de tu cuerpo. Lo que es peor, tomar IBP a la primera señal de acidez sólo merma más la bilis. Intercambias el alivio temporal por un problema mucho más serio que eventualmente te puede costar la vesícula... o algo peor.

Antes de ver cómo puedes incrementar la producción de ácido estomacal, hay otra cuestión que vale la pena mencionar. El píloro, también conocido como la válvula pilórica —la válvula entre tu estómago y el intestino delgado— debe ser una puerta con una sola dirección, desde tu estómago hacia tu intestino, pero puede volverse espasmódica. Un píloro así puede hacer que el flujo de bilis se regrese de tu intestino delgado a tu estómago (reflujo biliar), y esto produce síntomas parecidos al reflujo gástrico, como inflamación, dolor, náusea y vómito.

El ácido clorhídrico tiene muchas funciones beneficiosas para tu salud. Además de disparar la liberación de bilis, también reduce el gas ayudando a descomponer los carbohidratos antes de que se fermenten, y mata las bacterias productoras de gas en tu intestino delgado. También tiene un papel importante en la digestión de proteína, de lo que hablaremos en el siguiente capítulo. Al acidificar mucho tu estómago, el HCl también te protege de bacterias patógenas y parásitos que pudieran haberse colado en tu desayuno.

¿Cómo incrementar tus niveles de ácido clorhídrico? Muchos encuentran alivio en tomar un reemplazo de ácido estomacal antes de comer, como vinagre de manzana. Sin embargo, si tu pared esofágica está dañada o tienes una hernia hiatal, es posible que no toleres más ácido hasta que los tejidos hayan sanado. La mejor solución es corregir la condición que está bloqueando la producción normal de ácido en primer lugar, en vez de elevarla artificialmente. Ya comentamos algunas de las causas, pero también asegúrate de obtener suficientes nutrientes para producir HCl, como sodio, yodo y zinc; piensa en mariscos y pepitas de calabaza. No comas demasiada proteína, pues puede afectar la producción de HCl. Asegúrate de consumir suficiente vitamina C porque una deficiencia suprimirá la conversión de colesterol en bilis.[17] Otro tratamiento útil incluye hoja de papaya, bromelina y aceite de piñón. Para más información sobre ERGE y HCl, te recomiendo leer el libro del doctor Jonathan Wright, *Why Stomach Acid Is Good for You*.[18]

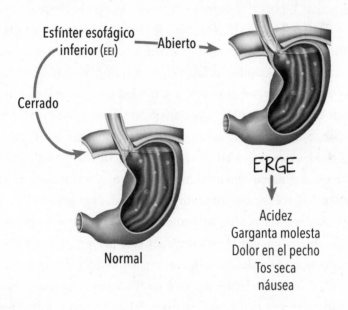

Sin buena bilis, tu tiroides puede fallar

Pocas personas se dan cuenta de que la bilis densa puede hundir a la tiroides. *Si no absorbes grasas, no puedes generar hormona tiroidea. Punto.*

Alrededor de 80% de las mujeres mayores de 40 años sufre de insuficiencia de bilis y de mala calidad, y un flujo subóptimo de bilis y una tiroides lenta comparten muchos de los mismos síntomas, incluyendo fatiga, aumento de peso, problemas digestivos, constipación, resistencia a la leptina, resequedad en la piel y muchos más. De acuerdo con la Asociación Americana de la Tiroides más de 12% de los estadounidenses desarrollará una condición tiroidea en algún momento de su vida. Veinte millones ya tienen alguna clase de enfermedad tiroidea, pero hasta 60% de ellos no está consciente.[19] La evidencia se acumula ante la relación del hipotiroidismo con la bilis congestionada.

Científicos de Harvard y otras universidades extranjeras han descubierto el vínculo que faltaba entre la tiroides y la bilis en diversos estudios sin precedente, pero la verdad aplastante es que nadie habla de ello. Un estudio del Hospital de la Universidad Tampere, en Finlandia, descubrió que el hipotiroidismo es *siete veces más probable en personas con menos flujo de bilis.*[20] Otro estudio de Tufts produjo hallazgos similares, mostrando índices mayores de hipotiroidismo entre quienes tenían cálculos en el conducto biliar.[21] ¿Por qué pasa esto? La razón es que los ácidos biliares estimulan la actividad tiroidea.[22] De acuerdo con el doctor Antonio Bianco, especialista en tiroides, la liberación de bilis provoca la liberación de una enzima que convierte la T4 (la hormona tiroidea menos activa en el cuerpo) en T3 (la forma más activa), lo que alimenta el metabolismo. Las personas que mejoraron su bilis experimentaron un enorme aumento en el metabolismo.[23]

Las grasas alimentarias le dan a tu cuerpo los materiales que necesita para producir hormonas tiroideas activas; por consiguiente, una pobre digestión de la grasa va a disminuir los niveles de tiroides. Lo que es peor, el hipotiroidismo desacelera el vaciado del tracto biliar, aumentando tu riesgo de formar cálculos.[24] Las bacterias intestinales también ayudan a tu cuerpo a convertir la T4 en T3 (alrededor de 20% de tu T4 se convierte de esta manera). La hormona tiroidea también relaja el esfínter de Oddi, el cual controla el flujo de bilis hacia el intestino delgado. Si tus niveles de hormona tiroidea están bajos, este esfínter se tensa y deja pasar menos bilis, lo que impulsa el riesgo de desarrollar cálculos.[25] Aun ahora, con toda esta ciencia vanguardista, más de 90% de los médicos no reconoce que la bilis es un factor para sus pacientes tiroideos.

Condiciones autoinmunes

Los índices de enfermedades autoinmunes se han triplicado en las últimas décadas, y no es ningún accidente que los trastornos autoinmunes se asocien con un descenso de 75% de la producción de bilis. Las estadísticas dicen que entre 24 y 50 millones de estadounidenses sufren condiciones autoinmunes, y por lo general más de una.[26] La autoinmunidad afecta a más mujeres que la enfermedad cardiaca y el cáncer de seno juntos, y es una de las principales 10 causas de muerte para jóvenes y mujeres de todas las edades, hasta 64 años.[27] Una de las causas esenciales es la toxicidad, y como sabes, la bilis es integral para desintoxicar. (Hablaremos más sobre toxicidad en el capítulo 6.)

Una inquietud especial es la tiroiditis de Hashimoto (TH), que según ciertas estimaciones representa de 90 a 95% de los casos de hipotiroidismo.[28] La TH es el desorden autoinmune de mayor prevalencia, y ocurre cuando el sistema inmunológico ataca el tejido tiroideo. *Hasta el más astuto de los investigadores de Hashimoto no ha hecho una conexión con la bilis.* La prevalencia de TH se reporta en 5% de la población de Estados Unidos,[29] más o menos, pero esta estadística es bastante baja porque muchos son asintomáticos en sus primeras etapas. La TH es entre 5 y 10 veces más común en mujeres que en hombres, y su prevalencia va en aumento.[30] Se estima que 43% de los que padecen tiroiditis de Hashimoto tengan sensibilidad al gluten, la cual discutiremos en el capítulo 5.[31]

Ha habido muchos suplementos naturales útiles para quienes padecen TH, desde tiamina, hasta HCl y selenio. Pero un descubrimiento reciente parece prometedor para los pacientes de tiroiditis de Hashimoto: la semilla negra (*Nigella sativa*). Un estudio demostró que la condición se puede mejorar con sólo añadir dos gramos de semilla negra en polvo al día.[32] La semilla negra es una fuente rica en esos ácidos grasos esenciales progenitores de omega-6 que fortalecen las membranas celulares y mejoran la comunicación celular... *¡y las enfermedades autoinmunes se tratan justamente de comunicación!* El cuerpo no se comunica bien consigo mismo.

Alergias alimentarias y sensibilidades

Probablemente no has escuchado que alguien mencione las alergias alimentarias y la vesícula en la misma oración, sin embargo, de acuerdo con el finado doctor James C. Brenemen, antiguo director del Comité de Alergias Alimentarias del Colegio Americano de Alergólogos, hay una correlación significativa entre la disfunción vesicular y las alergias alimentarias. El doctor Brenemen rastreó las alergias entre pacientes de vesícula e identificó los principales tres agresores: huevo (93% de los sujetos), cerdo (64%) y cebolla (52%).[33] Cuando tienes una sensibilidad a estos alimentos, consumirlos produce un edema en los conductos biliares, el cual interfiere con la liberación de bilis. La buena noticia es que eliminar los agresores de la dieta *tan sólo durante una semana* puede dar alivio al dolor vesicular y quizá prevenir la cirugía más adelante.

Bilis tóxica, dominio del estrógeno y "grasa falsa"

¿La perimenopausia o la menopausia te están arrollando como un tren fuera de control? ¿Estás acostada despierta noche tras noche, con bochornos, insomnio y niebla mental? Los desequilibrios hormonales en las mujeres son dos veces más comunes hoy que hace 100 años. Una de las maneras para restaurar el equilibrio hormonal es construir una bilis sana. La bilis es tu boleto hacia la desintoxicación. *La bilis densa y tóxica y los problemas hormonales van de la mano.*

Mi corazonada es que 80% de las mujeres mayores de 40 años tiene insuficiencia de bilis. Las mujeres tienen un mayor riesgo de desarrollar problemas biliares y cálculos porque el estrógeno estimula al hígado para eliminar más colesterol de la sangre y redirigirlo hacia la bilis, provocando que ésta se espese. La glucosa elevada en la sangre complica todavía más el problema. No es de extrañar que 25% de las mujeres en Estados Unidos tenga cálculos antes de los 60, y 50% a los

75 años.[34] Y es un círculo vicioso (y viscoso): una vez que tu bilis se vuelve densa, es menos capaz de descomponer el exceso de estrógeno.

La mayoría de las mujeres tiene demasiado estrógeno, provocando una condición llamada dominio del estrógeno. Éste se encuentra presente en todo, desde anticonceptivos orales, hasta terapia de reemplazo hormonal (TRH) y xenoestrógenos (compuestos sintéticos que simulan estrógenos en pesticidas y aditivos alimentarios). El dominio del estrógeno lleva a una gran variedad de problemas, incluyendo menos apetito sexual, periodos irregulares, síndrome premenstrual, sensibilidad en senos o senos fibroquísticos, dolores de cabeza, alteraciones del estado de ánimo, fatiga, hipotiroidismo, pérdida de cabello, pensamiento nublado, y otros más serios, como autoinmunidad, cáncer de seno e infertilidad. Es necesario el estrógeno para la producción de serotonina, afectando cómo el cuerpo metaboliza el triptófano, precursor de la serotonina. La deficiencia de serotonina puede llevar a antojos, aumento de peso y depresión.

Además de contribuir a la grasa corporal, el dominio del estrógeno es famoso por provocar algo que me gusta llamar "grasa falsa". Es líquido atrapado en tus tejidos, el cual contribuye a la inflamación, la hinchazón y la celulitis. Muchas de las mujeres tenemos cuatro o seis kilogramos. Algunas —entre 15 y 25%— son más sensibles a la sal que otras, así que ten cuidado con la cantidad y el tipo de sal que consumes. Elige sal de mar natural, y no sal de mesa común, pues la de mar tiene menos sodio y provee minerales traza muy valiosos. Incluye más verduras y frutas frescas a tu dieta, rica en potasio. Es un mineral importante que ayuda a equilibrar el sodio en el cuerpo. La comida en los restaurantes suele ser demasiado alta en sodio, así que sería mejor si hicieras uso de tu cocina. Además del sodio alto y los niveles de estrógeno, la retención de líquidos puede surgir de sensibilidades alimentarias (ve el capítulo 5), estrés suprarrenal e insulina desregulada.

Cómo diagnosticar un problema de vesícula

¿Crees que tu vesícula podría no estar sana? ¿Sospechas de tus síntomas, pero quieres confirmarlo? Hay algunos análisis que pueden ser útiles, pero tendrás que ser proactivo. Lamento decirlo, pero tu médico personal quizá no pueda ayudarte con esto. *Menos de 10% de los médicos que conozco analiza el flujo biliar.*

Análisis de sangre

A veces se pueden apreciar los problemas de vesícula en un panel sanguíneo de rutina, así que considera incluir algunos análisis básicos en tu cuidado preventivo. No puedes asumir que tu vesícula está sana sólo porque *no* tienes síntomas. Si sospechas de un problema de vesícula, una serie de análisis puede ser útil para confirmarlo. Por ejemplo, una infección se puede identificar con una química sanguínea completa, ya que los niveles de glóbulos blancos están elevados. Otros análisis pueden revelar niveles altos de bilirrubina, indicador de ictericia, una complicación de los problemas de vesícula. Los análisis de función hepática buscan enzimas elevadas que revelen una obstrucción biliar.

Hay tres enzimas hepáticas principales que se miden en la sangre: ALT (alanina aminotransferasa), AST (aspartato aminotransferasa) y GGT (gamma glutamil transferasa). Las tres predominan en el hígado, pero también se encuentran presentes en otros órganos en menor grado (músculos, corazón, riñones, páncreas, bazo, cerebro, testículos, etc.). Normalmente estos niveles de enzimas son bajos, pero cuando tu hígado se encuentra enfermo o dañado, las libera a tu torrente sanguíneo y los niveles suben. Los diagnósticos son engañosos, así que los análisis de función hepática sólo son útiles cuando se consideran parte del todo.

En personas sanas, los niveles de ALT y AST varían entre 10 y 45% en el espacio de un día, además de que difieren entre razas y etnias.

Tus niveles más altos de ALT por lo general se dan en la tarde, y los más bajos en la noche. Aunado a la obstrucción biliar, los niveles elevados de ALT y AST pueden ser resultado de muchas cosas, como cirrosis, ataque cardiaco, ejercicio extenuante, ciertas infecciones virales, tabaco, alcohol y algunos medicamentos. El ejercicio moderado puede incrementar el AST casi tres veces de su límite normal hasta por 24 horas. Si sólo se eleva el AST, está vinculado con el corazón, pero si el AST y el GGT aumentan, podría ser tu vesícula.

Tu nivel de GGT no es un análisis común, así que probablemente tendrás que solicitarlo. Entre los afroamericanos el GGT tiende a ser el doble que en los caucásicos, y entre 25 y 50% más alto en personas obesas. El GGT bajo puede indicar hipotiroidismo o deficiencia de magnesio. Todas estas variables pueden dificultar seriamente la interpretación de enzimas hepáticas, así que necesitarás un profesional de la salud perspicaz para que te ayude a entenderlo.

Diagnóstico con imagenología

Es posible que tu médico necesite ver tu hígado y tu vesícula para poder hacer un diagnóstico. Los procedimientos de imagenología tienen sus pros y sus contras. Los rayos X abdominales pueden distinguir el calcio de los cálculos biliares, pero no todos los tipos. Una tomografía computarizada (TC) no es el mejor medio para buscar cálculos, pero sí puede detectar una ruptura o una infección en la vesícula o en los conductos biliares. El ultrasonido es el análisis más común para detectar todos los tamaños de los cálculos, pero no te dice nada sobre la inflamación. La resonancia magnética (IRM) a veces es útil para distinguir los cálculos en los conductos biliares, pero pequeñas piedras o infecciones pueden pasar desapercibidas. Hay otros análisis, pero éstos son los más comunes.

Restaura tu vesícula...
¡y dales una patada a tus cálculos!

Ahora que ya comprendiste la importancia de la bilis y por qué tu vesícula es cualquier cosa menos un órgano de desecho, llevemos la mirada hacia lo que puedes hacer para mejorar la producción de bilis y la vesícula. Es una parte considerable en la creación de un metabolismo radical, y como suele pasar, la clave es la alimentación. Si tienes síntomas de mala digestión de grasas (como náusea, inflamación, constipación o heces claras) o si te extirparon la vesícula, entonces es conveniente —me atrevería a decir indispensable— incrementar tu consumo de alimentos promotores de bilis y considerar suplementos para mejorar el flujo de bilis. Darles un poco de amor a tu hígado y tu vesícula sumará años a tu vida y vida a tus años. Hay estrategias sencillas y efectivas que puedes aplicar, incluso si no tienes vesícula.

Si vives con una vesícula intermitentemente infeliz, por favor familiarízate con las señales de peligro que indican la necesidad de atención médica:

- Dolor en el cuadrante derecho superior que no desaparece en un lapso de cinco horas
- Fiebre o vómito
- Cambios en evacuaciones y orina

Si padeces lo anterior, necesitas una evaluación de inmediato. Lo más probable, sin embargo, es que si estás leyendo este libro tus síntomas sean menos severos y de una naturaleza más crónica. Hay una serie de tratamientos naturales que puedes hacer en casa para reducir la inflamación y restaurar el flujo sano de bilis, con o sin vesícula. Si sólo pudieras hacer *una cosa* para mejorar la situación, sería incorporar más alimentos amargos a tu dieta. Ésta es tu primera estrategia.

La belleza de lo amargo

Muchos alimentos vegetales califican como amargos. Los estudios sugieren que la comida amarga "hace que fluyan tus jugos" (literalmente) al estimular la liberación de bilis, saliva, HCl, pepsina, gastrina y enzimas pancreáticas. También incrementan el tono de tu esfínter esofágico inferior (EEI). No se sabe a ciencia cierta si necesitamos siquiera engullir los alimentos amargos; algunas investigaciones sugieren que son efectivos con sólo probarlos, por lo que dan resultados con cantidades relativamente pequeñas.

Un buen punto de partida es ir disminuyendo los sabores dulces y desarrollar un nuevo amor por lo amargo. Hemos perdido nuestra afinidad natural por alimentos amargos y la cambiamos por una adicción total y finalmente peligrosa al azúcar. Ser adicto a lo dulce sabotea cualquier cosa que semeje una "dieta equilibrada" y abre la caja de Pandora de los problemas de salud. Una persona común consume entre 35 y 70 kilogramos de azúcar al año, y eso cuenta nada más azúcar de mesa, no carbohidratos refinados.[35] Años de alimentos procesados y dietas bajas en grasa y altas en azúcar y carbohidratos refinados han contribuido a la lentitud de la vesícula y la congestión de la bilis, entre otros puntos. ¡No teníamos este problema cuando comíamos alimentos frescos!

El antídoto para la "adicción a lo dulce" es desarrollar otros sabores. Tu lengua tiene sensores para lo dulce, lo salado, lo agrio y lo amargo, y entre más disminuyas lo dulce, más se amplificarán los demás. Las hojas verdes amargas, como los berros, la arúgula, las endibias, los dientes de león y la escarola, ofrecen beneficios maravillosos, lo mismo que el rábano, el cual también tiene propiedades anticancerígenas. La siguiente lista muestra una gran variedad de alimentos amargos que puedes incorporar a tu dieta… ¡y muchos te sorprenderán!

Alimentos amargos

Verduras y frutas

Aceitunas (sin curar)	Col berza	Lechuga sangría
Acelgas	Coles de Bruselas	Lechuga silvestre
Achicoria roja	Coliflor	Limón amarillo y cáscara
Alcachofas	Daikon	Limón verde y cáscara
Alcachofas Jerusalén	Endibias	Melón amargo
Alfalfa	Escarola	Mizuna (hojas de mostaza japonesa)
Arúgula	Espárragos	Nabos y hojas de nabo
Berenjena japonesa	Espinacas	Ortiga
Berros	Hojas de betabel	Pepinos
Brócoli y grelos	Hojas de diente de león	Puntarelle
Calabacita amarga	Hojas de loto	Rábanos
Cardos	Hojas de mostaza	Rapini
Cáscara de naranja	Jícama	Ruibarbo
Cereza de arena	Kale	Tatsoi
Cereza de bisonte	Lechuga de la India	Toronja
Col	Lechuga romana	

Hierbas y especias

Acedera	Coriandro	Menta
Ajenjo	Corteza de agracejo	Milenrama
Ajo	Corteza de angostura	Perejil

Hierbas y especias		
Alcaravea	Cúrcuma	Rábano picante
Angélica	Eneldo	Raíz de bardana
Anís	Escutelaria	Raíz de genciana
Azafrán	Hinojo	Raíz de hidrastis
Bergamota	Jengibre	Raíz de regaliz
Canela	Laurel	Romaza
Cardamomo	Lúpulo	Ruda
Cardo mariano	Manzanilla	Semillas de alholva
Cilantro	Marrubio	Tomillo

Otros		
Ajonjolí	Café	Naranja agria
Alga (dulse, arame, nori, kombu, wakame, etc.)	Chocolate amargo	Semillas de chabacano y aceite de semillas de chabacano
Aloe vera	Hueso de ciruela	Vinagre
Cacao	Hueso de durazno	

Hierbas amargas

Los alimentos y hierbas amargos pueden estimular significativamente la digestión, que es como surgió la idea de los digestivos amargos, y hoy en día hay muchas fórmulas de dónde escoger. De acuerdo con el doctor Wright en *Why Stomach Acid Is Good for You*, las hierbas más utilizadas en la medicina herbolaria son las siguientes:

- Corteza de agracejo
- Alcaravea
- Diente de león
- Hinojo

- Raíz de genciana
- Jengibre
- Flor de alcachofa
- Raíz de hidrastis
- Lúpulo

- Cardo mariano
- Hierbabuena
- Ajenjo
- Romaza

Hay fórmulas de hierbas amargas disponibles en casi cualquier tienda naturista y suelen ser tinturas de varias hierbas. Los digestivos amargos son a base de plantas enteramente, así que son accesibles si eres vegano o vegetariano. Dr. Shade's Bitters No. 9, de Quicksilver Scientific, es una excelente opción. Recomiendo tomar la dosis indicada (por lo general entre cinco y 10 gotas) en tan poca agua como sea posible, por lo menos 15 minutos antes de una comida, y después de una comida si se necesita para acidez, indigestión o inflamación. Ten cuidado si padeces ERGE, y tómalo con calma si tu pared estomacal está comprometida. Si te dan náuseas, reduce la dosis. ¡Incluso puedes preparar tus propios digestivos amargos! Mountain Rose Herbs ofrece una receta sencilla con raíz de diente de león, semilla de hinojo, jengibre y cáscara de naranja.[36] Aléjate de los digestivos suecos, pues suelen contener laxantes herbales, como ruibarbo y sen.

¿Has escuchado hablar de la Angostura? Es una marca muy popular de amargos para cocteles, llamados en honor de un pueblo de Venezuela que antes se conocía como Angostura y ahora Ciudad Bolívar. La leyenda dice que su fórmula secreta contiene un extracto de la corteza de la planta de angostura, un árbol cítrico parecido a un arbusto, nativo de la región. Un químico amargo en la corteza, llamado angosturina, es una quinolona que se considera digestivo y antibacteriano. (Es posible que reconozcas otra variedad de quinolona en el agua quina y a veces en el vermut: quinina, un antimalárico). El ingrediente principal en el amargo de Angostura es raíz de genciana, pero la fórmula es un secreto bien guardado. Nadie sabe a ciencia cierta si en realidad contiene extracto de corteza de angostura, pero sí tiene cierta popularidad culinaria.[37]

Una alternativa para los digestivos amargos es el jugo del chucrut fermentado naturalmente, que es ácido y está cargado de bacterias beneficiosas para tu intestino. Empieza con una cucharadita y sube la dosis hasta 30 o 60 mililitros antes de cada comida. En el capítulo 5 hablaremos más sobre la salud intestinal y el microbioma.

Los brillantes generadores de bilis

Además de las hojas amargas y otros similares, hay alimentos y suplementos que son particularmente buenos para la bilis y la vesícula:

Betabel: El betabel contiene betaína, una fuente rica de HCl que adelgaza la bilis y ayuda a prevenir los cálculos biliares.

Colina: Es un componente fundamental de la bilis que ayuda a emulsionar las grasas; es un nutriente parecido a una vitamina, presente en cada célula de tu cuerpo. Para más sobre la colina, ve la página 86.

Taurina: Este aminoácido esencial es un componente clave de los ácidos biliares, y ayuda a la bilis a excretar los químicos que desintoxican el hígado, aumenta la producción de ácido biliar y adelgaza la bilis, además de reducir los niveles de colesterol en la sangre y el hígado. Muchas personas son deficientes, en especial los veganos y vegetarianos, pues la taurina se deriva de las vísceras y otros tejidos animales. La taurina también mejora el perfil de lípidos y reduce el riesgo de obesidad.[38]

Lipasa pancreática: Es una enzima que desdobla las grasas. Tómala 30 minutos antes de una comida. Cuando la tomas con el estómago vacío, ayuda a combatir el cáncer quitando a las células cancerígenas la fibrina, una capa exterior que las protege de tu sistema inmunológico.[39]

Bilis de buey: Son sales biliares esenciales para quienes tienen poca producción de bilis o carecen de vesícula.

Raíz de collinsonia (piedra raíz): Una hierba utilizada durante siglos para eliminar cálculos biliares y prevenir la constipación relacionada con la suplementación de sales biliares.

Alcachofas: Son un alimento fabuloso para producir bilis y proteger el hígado. Las hojas de la planta de alcachofa contienen ácido cafeoilquínico, el cual promueve el flujo de bilis. Las alcachofas pueden elevar los niveles de glutatión hasta en 50%.

Equivalentes del ácido clorhídrico: El vinagre de manzana, el jugo de limón o el HCl de betaína estimularán el ácido estomacal, la bilis y otros jugos digestivos.

Raíz de diente de león: Ayuda a disminuir la congestión hepática y aumenta el flujo biliar por un compuesto llamado taraxacina.

Vitamina C: Un estudio alemán descubrió que tomar vitamina C diario puede reducir casi a la mitad tu riesgo de desarrollar cálculos biliares.[40] La vitamina C liposomada es la forma más absorbible; se recomienda tomar entre 1 000 y 5 000 miligramos al día.

Ácido ortofosfórico (OPA, O H3PO4) (de Standard Process o Biotics): Es un tipo de ácido fosfórico que se puede utilizar para disolver los cálculos. Úsalo con cuidado pues puede manchar los dientes.

Los beneficios de un ayuno intermitente

Comer en exceso es la causa número uno de ataques a la vesícula, sin importar el tipo de alimento que se ingiera. El estómago necesita poder agitarse para mezclar tu comida con los jugos digestivos: bilis, ácido estomacal y enzimas digestivas. Si tu estómago está retacado hasta el tope, es como una lavadora sobrecargada: la ropa no se limpia. La descomposición de comida será incompleta, lo que quiere decir que los nutrientes no se van a extraer totalmente y partículas grandes de alimento entrarán al torrente sanguíneo (intestino permeable), abriendo camino a la inflamación. Prueba esto: durante una semana reduce tus porciones a la mitad y ve cómo te sientes. Si sueles comer colaciones, intenta eliminarlas para permitir que tu sistema digestivo descanse y se recupere entre cada sesión de ejercicio. ¡Te vas a sentir mucho mejor!

Si quieres ir un paso más allá, el ayuno intermitente es otra buena estrategia porque alivia el estrés de tu sistema digestivo (incluyendo el hígado y la vesícula), permitiéndote descansar y rejuvenecerte. Al ayunar, tu cuerpo retoma la quema de grasa como combustible principal, contrario a los azúcares. Cuando la grasa es el combustible tu hígado crea grasas solubles en agua, llamadas cetonas, que se queman mucho más eficientemente que los carbohidratos. Quemar cetonas crea menos radicales libres que dañan tus membranas celulares y mitocondriales, tus proteínas y tu ADN. Entrenar a tu cuerpo a quemar eficientemente las grasas mejora el metabolismo de glucosa, reduce la inflamación y refuerza casi todos los aspectos de tu salud. El ayuno intermitente incluso protege al cerebro. Es la razón de que las dietas cetogénicas sean tan exitosas… *siempre y cuando puedas digerir las grasas, claro está.*

La ciencia muestra cómo el ayuno intermitente disminuye los niveles de glucosa e insulina, y la resistencia a la insulina, lo cual facilita la pérdida de grasa corporal, en especial de la clase abdominal.[41] El ayuno también optimiza la función mitocondrial y aumenta los procesos de reparación celular importantes, como la purga de desechos celulares,[42] lo que reduce el estrés oxidativo y baja la inflamación.

Un tipo de ayuno intermitente es alternar el día de ayuno, donde comes sin restricciones un día y al siguiente consumes alrededor de 500 calorías. En un estudio, las mujeres que practicaron esta clase de ayuno durante ocho semanas perdieron un promedio de seis kilogramos. La ciencia también indica que las personas que hacen ejercicio en la mañana, con el estómago vacío, queman 20% más grasa.[43] Kris Gunnars tiene una guía muy útil sobre ayuno intermitente para principiantes.[44]

Enemas de café y el tradicional lavado de vesícula

Los enemas de café pueden ser una buena manera de reducir la toxicidad de tu cuerpo. Sus beneficios parten de la estimulación del hígado, más que del intestino, pero en realidad benefician todo el cuerpo. Los enemas de café pueden ayudar a sanar tu tracto digestivo, aliviar el dolor crónico, mejorar tu energía y tu estado de ánimo, ayudar en la eliminación de parásitos y aumentar la producción de glutatión de tu hígado. Para más información, lee *Achieve Maximum Health*, de mi amigo y colega David Webster, sobre la importancia que tiene la hidroterapia de colon en la salud.

Sería descuidado de mi parte no mencionar el tradicional lavado de vesícula. Es una forma de disolver y sacar los cálculos usando una combinación de agentes naturales. Hay varios lavados de hígado o vesícula (en ocasiones llamados purgas) circulando en internet. Recomiendo evitarlos porque pueden precipitar una crisis de cálculos biliares que pongan en riesgo tu vida. Un cálculo bloqueado, que no pueda pasar, es capaz de crear una emergencia médica… ¡exactamente lo que intentas prevenir!

Si es necesario despedirte de tu vesícula…

He visto muchos casos graves de enfermedad de vesícula, incluyendo cálculos, que se revierten con las estrategias en este capítulo. ¡No pierdes nada con intentar! No es algo que se cure de la noche a la mañana, pero muchos experimentan una atenuación relativamente rápida de los síntomas. Cada persona es distinta, pero puedes esperar que haya una curación completa entre tres y seis meses *por lo menos*.

Con el apoyo adecuado, una vesícula afectada puede sanar, pero a veces el daño es tan grande que necesita cirugía, sobre todo en casos de infecciones mortales. Ya sea que te hayan extirpado la vesícula o no, ¡la gran noticia es que no tienes que dejar las grasas para el resto de tu vida! Una combinación de amargos, como sales biliares y otros suplementos mencionados en este capítulo, acelerará tu curación. Si requieres la cirugía, es probable que necesites tomar sales biliares durante un tiempo (a menos que tengas diarrea o síndrome de evacuación gástrica rápida). Es aún mejor suplementar con sales biliares y amargos. Las sales biliares son más bien un reemplazo para la bilis, mientras que los amargos hacen que tu hígado produzca más bilis para que, con el tiempo, no necesites tomar reemplazos de sales biliares. Ten presente que, después de que hayas sanado, si retomas tu antigua dieta y el estilo de vida que crearon el problema en primer lugar, tendrás problemas otra vez, así que se trata de un programa de por vida en este aspecto. Los alimentos amargos y los alimentos promotores de la bilis deben ser adiciones permanentes a tu dieta.

En resumen

Este capítulo realmente está cargado de información, así que es oportuno conectar algunos puntos. Tu vesícula y tu bilis son esenciales para digerir y absorber grasas. Como ya sabes, las grasas son vitales para tu salud en todas las formas imaginables. La bilis es elemental para preparar esas grasas vitales omega-6 y omega-3, para que se incorporen a tus membranas celulares. Si le das un poco de amor a tu vesícula y mantienes tu bilis ligera y fluyendo libremente, tu cuerpo te lo recompensará manteniendo un metabolismo elevado y tus niveles de toxinas bajos, asegurando que tus hormonas se lleven bien entre ellas. Por otra parte, si tu bilis se vuelve tóxica, incrementan tu riesgo de una horda de problemas de salud, desde aumento de peso, hasta poco funcionamiento tiroideo, dominio de estrógeno, toxicidad en el cuerpo e inflamación fuera de control.

Ahora que comes —y digieres— esas grasas saludables, en el siguiente capítulo dirigiremos la atención hacia las proteínas.

4

Regla radical 3
Reconstruye tus músculos

*A veces no te das cuenta de tu propia fortaleza
hasta que enfrentas tu debilidad más grande.*

Susan Gale

En este capítulo aprenderás...

- Por qué la proteína es vital.
- Cómo es que el músculo es otro tejido metabólicamente activo que puede rescatar o arruinar tu intento por bajar de peso.
- Por qué el músculo es el mejor para quemar calorías.
- El papel de los aminoácidos para proveer energía, construir músculo y eliminar los antojos.
- Qué alimentos ricos en proteína te convertirán en una máquina quemagrasa, magra y fuerte.

¡Es momento de alimentar tus músculos! La mejor manera es consumir suficientes proteínas de alta calidad todos los días. En el capítulo 2 aprendiste cómo la grasa parda es la primera de tres tejidos metabólicamente activos que son clave para tener un metabolismo radical. El músculo es el segundo. La proteína es al tejido muscular lo que la grasa alimentaria a la grasa parda.

Al igual que la grasa parda, el músculo es un quemador de grasa innato, prefabricado. De hecho, por cada 450 gramos de tejido muscular quemas 50 calorías al día, mientras que por la misma cantidad de grasa, ¡quemas míseras 2 calorías! Entre mayor sea tu masa muscular, más energía vas a quemar y guardarás menos grasa. Por consiguiente, entre más delgado seas, más fácil será *permanecer* así.

Es cierto: las personas más delgadas (quienes tienen un índice mayor de músculo a grasa) tienen un índice metabólico más alto que las personas con más grasa, así que queman más calorías diariamente, aun en descanso. ¡Tú puedes ser esa persona!

Así como la grasa parda se nutre y se activa con las grasas omega-6 de tu dieta, los músculos se alimentan de proteína, o de aminoácidos para ser más exactos. Como si fueran legos biológicos, los aminoácidos son bloques que pueden desmantelarse y reensamblarse en la forma de todas las proteínas importante que tu cuerpo necesita. Cuando "alimentas" tus músculos, te devuelven el favor manteniéndote magro y sano de manera radical. La proteína detona la quema de grasa y el desarrollo de musculatura. También ayuda a estabilizar tus niveles de insulina y glucosa, a conservar la energía, a derretir la grasa corporal y a mantener a raya el antojo.

Los papeles que tiene la proteína se extienden mucho más allá del metabolismo. Un cuerpo promedio tiene alrededor de 20% de proteína según su peso y contiene la impresionante cantidad de 100 000 proteínas diferentes, cada una con papeles distintos. Las proteínas se utilizan para fabricar todo, desde músculos y órganos vitales, hasta hormonas y enzimas. Las proteínas también desempeñan un papel protagónico en la desintoxicación, ayudando a transportar los desechos de tu hígado.

Si tu metabolismo se tambalea, es posible que no estés recibiendo la cantidad adecuada de proteína en cada comida, o la *combinación* correcta. Al tener suficiente proteína alimentaria prescinde de la masa corporal magra para que tu cuerpo pueda quemar grasa como combustible. Cuando no recibes la suficiente proteína tu cuerpo comienza a descomponer su masa magra para tener energía, así como a cultivar los aminoácidos que necesita para la reparación rutinaria de tejidos. No sólo obtiene estas proteínas de tus músculos esqueléticos, sino de tus órganos, incluyendo tu músculo cardiaco. Desafortunadamente, cuando la gente comienza una dieta, por lo general termina con *menos masa muscular* de la que empezaron, y por supuesto, ¡es lo último que quieres! Las células de tus músculos pierden proteínas todos los días, y tu cuerpo debe reemplazarlas.

Las dietas bajas en calorías tienden a alterar las señales hormonales que estimulan la creación de músculos. Cuando haces una dieta es menos probable que tu cuerpo utilice los aminoácidos libres en tu torrente sanguíneo para el crecimiento y la reparación muscular, en particular si el consumo de proteína es demasiado bajo.

La pérdida de masa muscular se puede minimizar al comer proteína en cada comida y asegurarte de que obtengas todos los aminoácidos esenciales, de lo que hablaremos en este capítulo. Además de la proteína alimentaria, el entrenamiento de fuerza y ejercicios con peso, sobre todo de alta intensidad, son muy beneficiosos para construir y mantener la masa corporal magra.

Cuando comes abundante proteína de calidad en lugar de un plato cargado de carbohidratos, ya llevas ventaja en términos de gasto de energía. En realidad quemas más energía digiriendo la proteína que los carbohidratos, aun cuando ambos contengan la misma cantidad de calorías (cuatro calorías por gramo). Se queman entre 20 y 35 de cada 100 calorías proteínicas en la digestión (se conoce como efecto térmico).

La proteína también beneficia tu glucosa. A diferencia de cuando comes carbohidratos, la proteína estimula la liberación de glucagón, una hormona que te ayuda a quemar la reserva de grasa. El glucagón tiene el efecto opuesto a la insulina e inhibe su liberación. Esto hace que tu cuerpo *libere* los carbohidratos y la grasa guardados, mientras que la insulina le indica a tu cuerpo que la *guarde*. Al comer proteína a lo largo del día mantienes a tu cuerpo en una modalidad productora de glucagón.

Ante lo anterior, para optimizar tu metabolismo debes comer proteína de alta calidad, pero ten cuidado de no sobrepasarte.

¿Cuánta proteína deberías comer?

La proteína es vital, pero lo cierto es que pueden surgir problemas si se consume *demasiada* o *muy poca*. Cada uno de nosotros tiene un punto medio para el consumo de proteína.

La deficiencia de proteína se puede manifestar en una variedad de condiciones, como un metabolismo lento, aumento de peso, pérdida de la masa muscular, azúcares inestables en la sangre, insomnio y fatiga, cambios de humor, cicatrización lenta e inmunidad comprometida. Sin embargo, comer demasiada proteína les hace daño a los riñones. Es fácil consumir de más en una dieta baja en carbohidratos, como la Atkins o la cetogénica.

El cuerpo sólo utiliza entre 115 y 170 gramos de proteína a la vez. El exceso de proteína estresa los riñones y el hígado, los cuales deben trabajar duro para deshacerse de ella. El exceso se metaboliza en glucosa y se guarda

> **Mito**
>
> Nunca es suficiente proteína.

como grasa corporal. Si el excedente es extremo tu cuerpo puede acumular amoniaco, un producto de desecho tóxico capaz de provocar inflamación severa al cerebro, si los niveles se elevan lo suficiente. El exceso de proteína también estimula algo llamado diana de rapamicina en células de mamífero (mTOR), la cual acelera el envejecimiento y eleva el riesgo de cáncer. Hablaremos de la mTOR un poco más adelante en este capítulo.

Asimismo, ten en mente que incluso si consumes proteína de más, no quiere decir que recibas *proteína óptima*. La gente suele recibir demasiadas proteínas de baja calidad en alimentos procesados y carnes tóxicas de animales hacinados. Si no le sirve a tu cuerpo, no cuenta.

Dados los riesgos asociados con consumir mucha o muy poca proteína, ¿cuál es el margen preciso?

Cada uno de nosotros tiene requerimientos únicos de proteína debido a factores como la edad, el género, el peso corporal, el nivel de actividad y la salud en general. El gobierno de Estados Unidos recomendó un consumo mínimo de proteína diaria para adultos de 56 gramos para hombres y 46 gramos para mujeres.[1] Esto se traduce en alrededor de 3.6 gramos de proteína por cada 450 gramos de peso corporal, que la mayoría de los expertos contemporáneos y yo consideramos insuficiente para tener una salud óptima. En el pasado mi estándar de oro era un gramo de proteína por cada kilogramo de peso corporal.

Por lo general estoy de acuerdo con la Junta de Alimentos y Nutrición del Consejo Nacional de Investigación, que tiene los siguientes lineamientos. Ten en mente que esas cifras representan mínimos, *no la cantidad para una salud óptima*. Tus requerimientos serán mayores, incluso del doble, si eres una persona activa, si estás embarazada, si padeces alguna enfermedad o si te estás recuperando de una lesión seria, y menor si tienes un estilo de vida sedentario. La mejor manera para determinar tu cantidad ideal es a base de prueba y error, con 1.5 gramos por cada 450 gramos de peso corporal como límite superior.

Hombre adulto	70 gramos
Mujer adulta	58 gramos
Mujer embarazada	65 gramos
Mujer lactando	75 gramos
Niñas de 13-15 años	62 gramos
Mujeres jóvenes de 16-20 años	58 gramos
Niños de 13-15 años	75 gramos
Hombres jóvenes de 16-20 años	85 gramos

Tendemos a perder más masa muscular con la edad (sarcopenia), así que conforme envejecemos nuestros requerimientos de proteína pueden variar. La disminución de la masa muscular puede comenzar más pronto de lo que te imaginas, por lo general en los treintas. Con la sarcopenia viene el aumento de peso, la resistencia a la insulina y el síndrome metabólico que puede progresar en diabetes tipo 2 declarada. También existe una fuerte relación entre la masa muscular, la fuerza y el funcionamiento general conforme envejecemos, incluyendo las caídas. Las lesiones cerebrales en adultos de 75 años y más han aumentado 76% desde 2007, y la principal causa son las caídas.[2] La sarcopenia está correlacionada en gran medida con la discapacidad, la mala calidad de vida y la muerte temprana. En otras palabras, *la masa muscular magra es fundamental para tu salud y tu longevidad.*

Conforme entramos a la vejez nuestro apetito puede mermar debido a que disminuyen los sentidos del gusto y el olfato. Muchos ancianos también son menos activos, acelerando su índice de pérdida muscular. Muchos se beneficiarán de tomar una bebida de proteína de alta calidad, como el suero. Tomar suplementos de aminoácidos ha demostrado mejorar la composición corporal en personas con enfermedades que impliquen un desgaste muscular, en particular enfermedad hepática.[3]

Proteína para usar pantalones ajustados

Si tu sueño es volver a entrar en esos pantalones ajustados, entonces debes enfocarte en consumir los componentes correctos para el tejido muscular. El mejor acercamiento es consumir una dieta natural y variada de alimentos enteros. Con el fin de obtener las proteínas de más alta calidad, evita productos animales de granjas con operaciones de hacinamiento, donde el ganado recibe una dieta antinatural de granos OMG en lugar de pastura fresca. Consume carne de fuentes orgánicas, granjas locales que crían a sus animales pastando, con un mínimo de granos, hormonas y químicos agrícolas.

Otra buena fuente de proteína son los pescados salvajes, como el salmón del Pacífico, las sardinas y las anchoas; las aves de libre pastoreo y los lácteos crudos; nueces y semillas. Las leguminosas pueden proveer proteínas buenas (aunque incompletas), pero sus carbohidratos complejos pueden elevar tu insulina, así que son un problema para algunos. Las semillas de cáñamo tienen más de cuatro gramos de proteína por cucharada, y las pepitas de calabaza tienen ocho gramos por cada cuarto de taza. La espirulina también provee cuatro gramos por cucharada, y no olvides ese maravilloso tahini, con cuatro gramos de proteína por cada cucharada.

Contenido de proteína en los alimentos

Alimento	Contenido de proteína
Carne roja, aves, pescados, mariscos	6-9 gramos por cada 30 gramos
Quesos duros	7-8 gramos por cada 30 gramos
Yogurt	17 gramos por cada 170 gramos
Semillas y nueces	4-8 gramos por cada ¼ de taza
Semillas de cáñamo	4.4 gramos por cucharada
Semillas de chía	2.4 gramos por cucharada
Tahini	4 gramos por cucharada
La mayoría de las leguminosas cocidas	7-8 gramos por ½ taza
Lentejas cocidas	18 gramos por taza
Frijoles de soya cocidos	28 gramos por taza
La mayoría de las verduras	1-2 gramos por cada 30 gramos
Amaranto	7 gramos por taza
Trigo sarraceno	6 gramos por taza
Espirulina	4 gramos por cucharada

¿TENER POCO ÁCIDO ESTOMACAL ES LO QUE ESTÁ ROBÁNDOTE LA PROTEÍNA?

Tener problemas para digerir la proteína puede volverte deficiente de proteínas, y la principal culpable es la falta de ácido estomacal. No sólo es necesario tener una cantidad adecuada de ácido clorhídrico (HCl) para digerir grasas, sino que es un requerimiento absoluto para digerir la proteína. El HCl es el primero en aparecer en escena para descomponer los trozos más grandes de proteína en tu comida en largas cadenas de aminos. Más adelante las enzimas, como la proteasa y la peptidasa, terminan el trabajo. El resultado final son pequeños péptidos y aminoácidos libres que se pueden absorber fácilmente y son útiles para el cuerpo.

No importa cuántas proteínas de alta calidad consumas, si tu ácido estomacal es bajo (ve la página 90), no puedes descomponer esos maravillosos alimentos ricos en proteína en sus aminoácidos esenciales. Una dieta demasiado alta en proteína también puede sobrecargar la producción de HCl.

¿La consecuencia? La composición corporal empieza a decaer. Tus músculos se encojen y comienzas a guardar grasa. El hecho de tener menos producción de HCl conforme envejecemos es otro motivo de esa tendencia a perder masa muscular con la edad. Puedes tomar enzimas proteolíticas del páncreas como suplemento, pero es aún mejor consumirlas de alimentos naturales, como la papaya, que contiene la enzima proteolítica papaína.

Aminoácidos: lo que hace falta para perder peso

Las proteínas son la clave para tener un metabolismo radical por los aminoácidos que proveen. Así como sucede con los *ácidos grasos esenciales*, tu cuerpo debe corregir el equilibrio de *aminoácidos esenciales* para que tu metabolismo funcione sin contratiempos.

Ya viste cómo comer proteína acelera tu metabolismo y estimula la quema de grasa. Si no consumimos suficiente proteína nuestro cuerpo no tiene otra opción más que descomponer los músculos y los órganos para obtener los aminoácidos (y la energía) que necesita.

En la naturaleza existen 300 tipos de aminoácidos, pero el cuerpo utiliza 22 nada más; algo increíble si consideras que logra crear 100 000 proteínas diferentes ¡sólo de estos 22!

Ya que las proteínas tienen tantas funciones, tu cuerpo las "reutiliza" constantemente, las descompone y las reemplaza. Se desarman en sus componentes —los bloques de aminoácidos— y las vuelve a ensamblar en nuevas formas, en un proceso complejo llamado biosíntesis de proteínas. Tus aminoácidos se reciclan tres o cuatro veces al día, así que esa pechuga de pollo que comiste a la hora del almuerzo puede pasar un ratito en tu bíceps y luego transformarse en dopamina y serotonina, ¡antes de cambiar y volverse combustible para tu hígado!

A diferencia de la grasa y los almidones, el cuerpo no guarda el exceso de aminoácidos para usarlo después (al menos no a largo plazo), así que debes obtenerlos de tus alimentos todos los días. Los síntomas de una deficiencia de aminoácidos dependen de cuáles escasean, así que varía ampliamente.

Los aminos sirven como componentes estructurales de tus músculos y órganos vitales, pero también componen una colección de otras moléculas, como neurotransmisores y compuestos que regulan tu sistema inmunológico. Los aminoácidos permiten que las vitaminas y los minerales hagan sus funciones, y forman los cimientos del ADN, la "columna vertebral" de tus cromosomas. Como elemento de las enzimas, los aminos tienen papeles importantes en casi todos los procesos biológicos que sustentan la vida. Ya que los aminoácidos son sensibles al pH, las enzimas no funcionan bien a menos que tu pH sea correcto.

Quizá la función más elemental de los aminoácidos sea su uso en las membranas celulares. Sí, mi amigo, ¡volvemos a las membranas! Mientras los fosfolípidos, esas grasas elementales de las que hablamos en el capítulo 2, proveen la estructura básica de la membrana celular, los aminoácidos se utilizan para construir subestructuras celulares, como canales de transporte y receptores hormonales, además de las proteínas que realizan tareas biológicas. Piensa en algunas de ellas como "corredores" y "comunicadores".[4] Por ejemplo, las proteínas transportadoras llevan a otras moléculas, como la glucosa, dentro y fuera de la célula. Las membranas mitocondriales de tu cuerpo son 75% aminoácidos. Se estima que hasta un impresionante 30% de nuestros genes esté dedicado a codificar las proteínas de las membranas, ¡lo que nos dice qué tan importantes son!

La mayoría de las enfermedades, si no todas, involucran un colapso de la comunicación celular. El diálogo entre células depende de estos elementos proteínicos, y si los aminoácidos correctos no están disponibles para crearlos, entonces las señales se revuelven.[5] Esto es lo que sucede con la disfunción metabólica, la resistencia a perder peso, los desequilibrios hormonales, la diabetes… y la lista sigue. (La toxicidad también tiene un papel protagónico en la comunicación trunca de célula a célula, lo que cubriremos en el capítulo 6.) Por eso es tan importante tener el complemento correcto de aminoácidos en tu dieta.

¿Qué pueden hacer los aminoácidos por ti?

Ahora veamos algunos aminoácidos específicos y los puntos principales de lo que pueden hacer por ti, en especial cuando se trata de revitalizar un metabolismo lento. (Para más información sobre las funciones de los 22 y sus fuentes alimentarias, por favor revisa la tabla completa al final de este capítulo.)

Los 22 aminoácidos de tu cuerpo se pueden dividir en tres tipos: aminoácidos esenciales (AAE), aminoácidos no esenciales y aminoácidos condicionalmente esenciales (a veces denominados semiesenciales). *Esencial* implica que tu cuerpo no los produce, así que debes consumirlos dentro de tu dieta. Los aminos no esenciales se pueden fabricar en tu cuerpo, y los condicionalmente esenciales se pueden fabricar, a menos que estés enfermo o estresado.

Los alimentos que son "proteínas completas" contienen los 10 aminoácidos esenciales. Si dejas de comer *siquiera uno* de estos AAE en tu dieta, tu cuerpo necesitará descomponer tejido muscular para liberarlo, razón de que las proteínas completas sean una parte tan valiosa dentro de tu dieta. La mayoría de las proteínas completas proviene de los productos animales. Aunque muchos alimentos vegetales son ricos en múltiples aminoácidos, las únicas proteínas completas del reino vegetal son los frijoles de soya, la quinoa, el trigo sarraceno, las semillas de chía, las semillas de cáñamo y la espirulina.

Aminoácidos

Aminoácidos esenciales		
Arginina	Lisina	Triptófano
Histidina	Metionina	Valina
Leucina	Fenilalanina	
Isoleucina	Treonina	

Aminoácidos condicionalmente esenciales		
Cisteína	Ornitina	Taurina
Glicina	Prolina	Tirosina
Glutamina	Serina	

Aminoácidos no esenciales		
Alanina	Aspartato	
Asparagina	Glutamato	

Cada aminoácido tiene sus propias funciones especiales en el cuerpo. Por ejemplo, la *histidina* se utiliza para crear histaminas, una parte clave para tu respuesta inmunológica. La *treonina* es necesaria para crear el pigmento en los glóbulos rojos que se une al hierro. La *valina* ayuda a unir proteínas. La *lisina* estimula la producción de colágeno y mata virus, y el *triptófano* ayuda a dormir.

En términos de pérdida de peso, sobre todo de la pérdida de grasa y la creación de músculo, algunos aminos pueden ser particularmente valiosos: glutamina, lisina, metionina, fenilalanina, ornitina, leucina, isoleucina y valina.

La *glutamina* ayuda a reducir el depósito de grasa, mejora la señalización de insulina y es útil para reducir los antojos de azúcar y alcohol.

El hígado mezcla las dos AAE *lisina* y *metionina* para crear *carnitina*, uno de los principales quemadores de grasa. La carnitina se guarda en el tejido muscular, donde ayuda a transportar ácidos grasos a las mitocondrias de la célula para usarse en la creación de trifosfato de adenosina (ATP), un combustible. Este proceso está activo sobre todo durante el ejercicio.

La *fenilalanina* es un supresor natural del apetito.

La *ornitina* te puede volver más delgado porque estimula la hormona de crecimiento humano (HCH) cuando se toma antes de dormir (2 500 miligramos con el estómago vacío).

La *leucina*, la *isoleucina* y la *valina*, aminoácidos de cadena ramificada (ACR), trabajan juntas en la línea de ensamblado del tejido muscular. Hablemos un poco más sobre estos ACR.

Aminoácidos de cadena ramificada: los aminos para tus músculos

Algunos consideran estos aminoácidos como la "pieza faltante para perder peso". La leucina, la isoleucina y la valina reciben este nombre por sus estructuras moleculares ramificadas. Mientras la mayoría de los aminoácidos se descompone en tu hígado, los ACR se descomponen sobre todo en tus músculos, donde tienen papeles relevantes en la energía, la resistencia y el mantenimiento de la masa muscular magra.

Los ACR desempeñan las siguientes funciones biológicas:

- Mejoran tu resistencia y reducen la fatiga gracias a una mejora en la producción de energía (en particular la isoleucina y la valina).[6]
- Reducen la pérdida muscular e incrementan el desarrollo muscular (en particular la leucina).[7]

- Aumentan el metabolismo de grasas y disminuyen la reserva de grasas.[8]
- Aceleran la recuperación después del ejercicio, aminorando las molestias y los espasmos.[9]

Tienen efectos positivos en los niveles de glucosa, insulina y triglicéridos (en particular la isoleucina y la valina).[10]

Los ACR comprenden alrededor de 35% de todo el tejido muscular. Si no tienes ACR adecuados, tu cuerpo va a descomponer tejido muscular para obtenerlos, lo que implica una mayor pérdida muscular. En otras palabras, los ACR te ayudan a conservar y desarrollar tu masa corporal magra, para que tu cuerpo se alimente con la grasa guardada y no con músculo. Aunque tu hígado puede convertir los ACR en energía, el proceso es un poco aparatoso, ¡mientras que los músculos ya están listos! Se estima que los ACR proveen 18% o más del "combustible para ejercicio" del cuerpo. La leucina es particularmente importante para crear un cuerpo magro, gracias a su capacidad para estimular la construcción de músculo.

Es mejor obtener los ACR de los alimentos

Las últimas investigaciones sugieren que el requerimiento mínimo diario de ACR son 9 gramos al día para las mujeres y 12 gramos al día para los hombres, idealmente de fuentes alimentarias, no suplementos. Es poco probable que la gente que consume suficiente proteína de alta calidad en su dieta necesite suplementos. Puedes obtener ACR de alimentos altos en proteína, como carne de res y lácteos de libre pastoreo, salmón salvaje de Alaska, nueces y semillas. (Para fuentes particulares de cada aminoácido, ve la tabla al final de este capítulo.)

Si eres atleta o haces un ejercicio pesado de resistencia, o si eres vegano o vegetariano, puede ser beneficioso que tomes un suplemento diario, entre 10 y 20 gramos de ACR. El mejor momento es antes o después de un entrenamiento. Necesitamos de 8 a 16 gramos de leucina al día para que el crecimiento y la reparación muscular sean óptimos.

La proteína de suero es una fuente excelente de todos los ACR, en especial leucina: 90 gramos de proteína de suero proveen ocho gramos de leucina, comparado con 1 a 6 gramos en 90 gramos de salmón, por ejemplo. En lo que respecta al desarrollo de músculos, la proteína de suero puede sobrepasar los suplementos de ACR.[11] Además de ser rica en leucina, la proteína de suero tiene 64 aminoácidos diferentes que realizan una sinfonía de funciones, incluyendo la supresión del apetito. El suero es un estimulante potente de colecistoquinina (CCQ), *¡la hormona que estimula la liberación de bilis!* En un estudio el suero aumentó la CCQ más de 400 por ciento.[12]

Mientras consumas la clase adecuada, la proteína de suero tiene una montaña de beneficios, en especial para tu sistema inmunológico, incluyendo combatir el cáncer. También tiene propiedades antiinflamatorias, antioxidantes, para bajar la presión arterial y para disminuir el estrés. Sin embargo muchas personas consumen productos con un suero de inferior calidad que no sólo carece de sus beneficios inmunológicos, sino puede provocar alergias y otros problemas.

Hay dos clases de leche de la que se fabrican productos de suero: betacaseína A1 y A2. La mayoría se hace con leche A1, que está mutada y se asocia con alergias, problemas digestivos, enfermedades cardiovasculares y diabetes. Opta por suero derivado de la leche A2 porque no está mutada y se procesó en frío para preservar la delicada proteína y las estructuras de los aminoácidos. Desafortunadamente la mayoría de la leche de vaca en Norteamérica es A1. Asegúrate de que tus productos de suero sean libres de OMG, hormonas, gluten, azúcar en exceso, aditivos químicos y, por supuesto, contaminación por metales pesados.

Se ha dicho que los primeros 40 gramos de proteína que consumes al día se van específicamente a tu sistema inmunológico, así que ¡haz que valgan la pena!

MAP: *proteína en una pastilla*

Si eliges tomar un suplemento con aminoácidos, un producto nove-doso y de vanguardia ostenta muchas ventajas por encima de otros. El "patrón maestro de aminoácidos" (MAP, master amino pattern) provee ocho aminoácidos esenciales en una forma altamente purificada, libre y cristalina. ¡Es lo más cerca que llegarás de una "nutrición Star Trek"! El MAP se digiere muy rápido —en 23 minutos— porque no requiere la asistencia del ácido estomacal ni las enzimas pancreáticas. También es virtualmente acalórico y completamente anabólico. Los estudios demuestran que el cuerpo utiliza 99% del MAP inmediatamente para formar proteínas, lo que les gana a las proteínas alimentarias, cuya utilidad es de 16 a 48%. Los MAP se toman por lo general como los ACR, poco antes o después de hacer ejercicio. Los veganos también pueden utilizarlos para incrementar su dosis de proteína diaria, tres veces al día.

Advertencias sobre los suplementos

Los suplementos de ACR no carecen de efectos secundarios potenciales, por lo que sugiero que obtengas tus aminoácidos de los alimentos. Nuestro cuerpo es experto en equilibrar los aminoácidos adecuadamen-te y en las proporciones correctas. Como recordarás, los aminoácidos se utilizan para crear mensajeros químicos, y jugar con neurotransmiso-res, hormonas y demás puede tener consecuencias imprevistas bajo ciertas condiciones. Los efectos pueden variar, en función de tu dieta y otros factores de estilo de vida.

Por ejemplo, los ACR pueden disminuir los niveles de glucosa o elevarlos, dependiendo de las circunstancias. Algunos estudios han descubierto que usar suplementos de ACR mientras se lleva una dieta alta en grasa puede provocar resistencia a la insulina y diabetes tipo 2.[13] Ambos tipos de diabetes y el cáncer se caracterizan por una disfunción de la señalización celular, así que se debe tener cuidado con cualquier cosa que altere la forma en que las células se comunican.[14]

Otra consideración sobre los suplementos de aminoácidos es que estimulan la secuencia mTOR, la cual decide si las células deben replicarse ahora o esperar un momento más oportuno. Los aminoácidos son los *estimulantes más potentes* de mTOR. Si tienes un exceso de aminos, entonces se regula ascendentemente (estimulación), lo que puede acelerar el envejecimiento. Virtualmente todos los tipos de cáncer están asociados con la estimulación de mTOR.[15] Lo que quieres es que el mTOR se regule descendentemente (supresión) porque esto promueve el mantenimiento y la reparación, y aumenta la longevidad. *La conclusión es: no comas proteína de más, ¡pero tampoco de menos!*

Funciones y fuentes de los aminoácidos

Aminoácido	Funciones	Fuentes alimentarias
Arginina	Retención de nitrógeno y producción de ácido nítrico para tener flujo sanguíneo, oxigenación y presión arterial sanos; estimula la hormona de crecimiento (HCH); síntesis muscular; necesario para la creatina (fuente de energía de los músculos); colágeno; esencial para niños hasta los cinco años y para adultos mayores de 60.	Germen de alfalfa, betabel, zanahoria, apio, pechuga de pollo, garbanzos, pepino, lácteos, verduras verdes, poro, lentejas, lechuga, levadura nutricional, nabo blanco, papa, pepitas de calabaza, rábano, frijoles de soya, pavo.
Histidina	Transmisión nerviosa y recubrimiento de mielina; síntesis de histamina; apoyo a la presión	Germen de alfalfa, manzana, carne de res, betabel, bisonte, zanahoria, apio, pollo,

Aminoácido	Funciones	Fuentes alimentarias
	arterial; esencial para niños hasta los cinco años.	pepino, hojas de diente de león, endibias, pescado, ajo, granada, rábano, espinaca, pavo, hojas de nabo.
Leucina	(ACR) Energía muscular; síntesis de proteína; fuerte potenciador de la HCH; recuperación después del ejercicio; restablecimiento de tejidos; utilización de insulina y glucosa; disminuye la grasa visceral; cicatrización después de lesiones; conservar músculos.	Aguacate, frijoles, carne de res, queso, pollo, coco, pescado, nueces, aceitunas, papaya, mariscos, semillas, frijoles de soya, semillas de girasol.
Isoleucina	(ACR) Regulación de la glucosa y estabilización de la energía; estimula la liberación de la HCH; recuperación y reparación muscular; hemoglobina; coagulación; defensa principal contra la infección por heridas abiertas.	Germen de alfalfa, aguacate, queso, pollo, coco, crustáceos, pescado, carnes de caza, aceitunas, col china, papaya, faisán, algas, espinacas, semillas de girasol, acelgas, pavo, berros.
Lisina	Colágeno y elastina; componente de la carnitina quemagrasa y estimulante de las mitocondrias; impulsa la absorción de calcio para crear huesos.	Germen de alfalfa, manzana, chabacano, frijoles, betabel, zanahoria, apio, queso, pollo, pepino, hojas de diente de león, pescado, uvas, carne de res,

Aminoácido	Funciones	Fuentes alimentarias
		lentejas, nueces, papaya, perejil, pera, semillas, mariscos, frijoles de soya, espinacas, pavo, hojas de nabo.
Metionina	Sulfuro para la síntesis de hemoglobina y glutatión; componente de la carnitina quemagrasa y estimulante de las mitocondrias; cartílago, cabello y uñas.	Manzana, frijoles, carne de res, nueces de Brasil, col, coliflor, queso, cebollín, lácteos, avellanas, pescado, ajo, rábano picante, kale, piña, mariscos, acedera, frijoles de soya, pavo, berros.
Fenilalanina	Precursor de catecolaminas (regulación del sistema nervioso); estimula la colecistoquinina (CCQ) para liberar bilis y la sensación de saciedad; es mejor evitarlo en el embarazo o si tienes hipertensión, fenilquetonuria, melanoma, ataques de ansiedad o tomas inhibidores de MAO (monoamino oxidasa).	Almendras, manzana, aguacate, plátano, betabel, zanahoria, queso, perejil, piña, pepitas de calabaza, semillas de ajonjolí, frijoles de soya, espinacas, jitomates.
Treonina	Síntesis de porfirina para adherirse al hierro; colágeno y elastina; enzimas digestivas; producción de	Germen de alfalfa, frijoles, zanahoria, apio, queso, pollo, verduras de hoja verde, carne de res, lentejas, lechuga, hígado,

Aminoácido	Funciones	Fuentes alimentarias
	anticuerpos y glándula timo; función hepática; incrementa la biodisponibilidad de otros nutrientes.	nori, nueces, papaya, semillas, mariscos, soya.
Triptófano	Reduce el estrés y promueve el sueño; crecimiento y desarrollo; precursor de la serotonina y la melatonina; niacina.	Germen de alfalfa, frijoles, coles de Bruselas, zanahoria, apio, queso, pollo, cebollín, hojas de diente de león, endibias, hinojo, pescado, lentejas, levadura nutricional, nueces, avena, carne roja, semillas, ejotes, calabaza, jitomate, nabo.
Valina	(ACR) Tratamiento de trastornos del hígado y la vesícula; síntesis de glucógeno; secreción de insulina; une proteínas; regula la absorción de otros aminoácidos; agudeza mental.	Almendras, manzana, frijoles, carne de res, betabel, apio, queso, pollo, hojas de diente de león, pescado, lechuga, hongos, levadura nutricional, nueces, okra, perejil, nabo blanco, granada, semillas, frijoles de soya, calabaza, jitomate, nabo.
Cisteína	Molécula de sulfuro inestable (rápidamente se convierte en cisteína); necesaria para la síntesis de glutatión, así que es vital para la desintoxicación; estabilización de la presión arterial y la glucosa.	Carne de res, queso, pollo, pescado, leguminosas, avena, frijoles de soya, semillas de girasol.

Aminoácido	Funciones	Fuentes alimentarias
Glicina	Provee glucosa para los músculos; regula la glucosa; producción de bilis; producción de energía; colágeno; hemoglobina; presión arterial; componente del ADN; necesaria para la síntesis de creatina; cicatrización de heridas; calma el sistema nervioso central, así que puede ayudar con los ataques de pánico; desequilibrio hormonal; epilepsia.	Carne de res, pollo, moluscos, avestruz, semillas de ajonjolí, espinacas, berros.
Glutamina	Contrarresta la reserva de grasa; mejora la señalización de la insulina y la glucosa; reduce la glucosa en la sangre y los antojos (que fácilmente se convierten en glucosa); disminuye el ácido láctico; facilita la cicatrización al crear fibroblastos y células epiteliales; mantenimiento y reparación del intestino; atraviesa la barrera hematoencefálica; neurotransmisor de la memoria y la atención; presión arterial; incrementa la HCH;	Espárragos, caldo de huesos, grelos, col china, queso cottage, carne de res, espirulina, pavo, venado, pescado.

Aminoácido	Funciones	Fuentes alimentarias
	desintoxicación de nitrógeno y reducción del amoniaco; componente del ADN; aminoácido más abundante en el cuerpo (60% de todo)	
Prolina	Colágeno; constituye vasos sanguíneos fuertes para combatir la arteriosclerosis y estabilizar la presión arterial.	Espárragos, carne de res, grelos, col, queso, pollo, cebollín, grenetina, berros.
Serina	Cerebro y sistema nervioso central; recubrimiento de mielina; fosfolípidos; metabolismo de ácidos grasos; función de ADN y ARN; ayuda a producir inmunoglobulinas y anticuerpos; absorción de creatina.	Calabacita, brotes de bambú, bisonte, queso cottage, queso crema, sepia, alce, alubias, lucio, codorniz, algas, pechuga de pavo, berros.
Tirosina	Síntesis de noradrenalina, dopamina y hormonas tiroideas; mejora la memoria bajo estrés.	Frijoles, carne de res, queso, pollo, lácteos, pescado, alubias, hojas de mostaza, nueces, semillas, frijoles de soya, espinacas, hojas de nabo, berros.
Taurina	Promueve los ácidos biliares y adelgaza la bilis; desintoxica los metales pesados; estimula el metabolismo; reduce la	Pollo (carne oscura), lácteos, pescado, krill, carne, levadura nutricional, vísceras, algas, mariscos.

Aminoácido	Funciones	Fuentes alimentarias
	grasa en el hígado; salud cardiaca y cerebral; activa el GABA (ácido gamma aminobutírico).	
Ornitina	Se convierte en arginina; ayuda a que el amoniaco se convierta en urea y salga del torrente sanguíneo; estimula la HCH; también ve arginina.	Ve arginina.
Alanina	Las células musculares la sintetizan a partir del ácido láctico; muy importante para la regulación de glucosa; reduce la fatiga al incrementar la carnosina.	Carne de res, pescado, perejil, aves, frijoles de soya, semillas de girasol, champiñones.
Asparagina	Equilibrio; función nerviosa; se utiliza en una gran cantidad de proteínas.	Espárragos, lácteos, pescados, leguminosas, nueces, papa, aves, carne roja, frijoles de soya.
Aspartato	(Ácido aspártico) Metabolismo; ATP; síntesis de otros aminoácidos; agudeza mental; desintoxicación de amoniaco.	Espárragos, brotes de bambú, bacalao, cangrejo, lentejas, frijoles mungo, reloj del Atlántico, pimientos, espinacas, palmito, atún, pescados de carne blanca.
Glutamato	El neurotransmisor más común en el cerebro y la médula espinal; síntesis de GABA (agente	Aguacate, frijoles, pechuga de pollo, lácteos, pescado, kelp, lentejas, langosta, carene

Aminoácido	Funciones	Fuentes alimentarias
	calmante natural); energía; presión arterial; apoyo inmunológico y digestivo.	roja, aves, salmón, semillas de girasol, pechuga de pavo, wakame, nueces de Castilla.

1. Fred Pescatore, *The A-List Diet: Lose up to 15 Pounds and Look and Feel Younger in Just 2 Weeks*, Dallas, BenBella Books, 2017.

L-carnitina para estimular el metabolismo

La carnitina es un aminoácido "primo" que se encuentra en casi todas las células de tu cuerpo. Originalmente está aislado de ciertos aminoácidos en la carne y ayuda a tus mitocondrias a metabolizar y eliminar la grasa. Los estudios también sugieren que la carnitina puede mejorar la función tiroidea. La carnitina es el nombre genérico de varios compuestos, incluyendo L-carnitina y acetil-L-carnitina.

La carnitina tiene un papel fundamental en la producción de energía al transportar los ácidos grasos de cadena larga hacia las mitocondrias para que puedan oxidarse ("quemarse") como energía, y luego acompaña a los compuestos tóxicos fuera de la célula. La carnitina también protege tu hígado de agentes nocivos. Conforme envejecemos, las reservas de carnitina se merman. Científicos suizos han demostrado que incluso las deficiencias tempranas de carnitina pueden provocar problemas hepáticos y pérdida de las reservas de glucógeno en el tejido muscular.[16]

Dado que la utilizan tejidos que consumen ácidos grasos como combustible, la carnitina se concentra sobre todo en tus músculos esqueléticos y cardiacos, donde puede facilitar el metabolismo de energía y la resistencia durante el ejercicio. Dicho lo cual, la acetil-L-carnitina también es beneficiosa para la memoria al reestablecer las células cerebrales hambrientas de energía.

Quítale lo pesado al ejercicio

Todos sabemos que es importante hacer ejercicio regularmente, pero las últimas investigaciones se han enfocado mucho más en los peligros de estar sentado durante largos periodos de tiempo. *Sentarse es como fumar.* Solíamos creer que ir al gimnasio era suficiente para contrarrestar los efectos de un trabajo sedentario, pero no es cierto. Estar sentado mucho tiempo se vincula con enfermedad cardiaca, diabetes y muerte prematura, incluso entre quienes hacen hasta una hora de ejercicio al día.[17] Los científicos no están seguros de cómo es que estar sentado causa exactamente tantos problemas para tu cuerpo, pero algunos estudios indican que se relaciona con un metabolismo de azúcar y grasa alterado. ¡Esto me indica que sentarse durante lapsos excesivos de tiempo es una gran forma de apagar un metabolismo radical!

La clave para minimizar el daño por estar sentado es moverte en intervalos a lo largo de tu día. Evita estar sentado más de 30 minutos a la vez, incluso si sólo te levantas un momento; entre uno y tres minutos es todo el tiempo que necesitas. Quemamos 30% más calorías cuando estamos de pie que sentados. Por eso se han vuelto tan populares los escritorios de pie. ¡Asegúrate de que estar de pie sea tu primer nuevo hábito!

Además de levantarte más seguido de tu silla, hay muchas formas de incrementar tu nivel de actividad diariamente. Una de mis favoritas es simplemente caminar, sobre todo en la naturaleza. Es fácil, puedes hacerlo casi en cualquier lado y no es caro. Brincar es otro ejercicio maravilloso que también mejora el flujo linfático, lo que ayuda a desintoxicarte.

Ya sea que quieras caminar en el bosque, hacer yoga, tai chi, aerobics o lo que sea, la mejor estrategia es variar tu actividad lo más posible y elegir actividades que disfrutes. Si no te diviertes, las probabilidades de que lo sigas haciendo son muy escasas. El ideal es que tus actividades incluyan pequeños episodios de trabajo de alta intensidad, ejercicios de peso y resistencia, estiramientos, equilibrio y flexibilidad, y un poco de *descanso* para que no te excedas.

En resumen, en este capítulo aprendiste cómo utilizar el poder de la proteína para encender tus interruptores para quemar grasa y desarrollar músculo. Consumir una variedad completa de aminoácidos, incluyendo esos ACR que se llevan tan bien con tus músculos, además de incrementar tu actividad física diaria, ¡te ayudará a recuperar esa versión delgada y activa que quieres ser! El siguiente paso es mejorar radicalmente tu tracto digestivo

5

Regla radical 4
Repara tu intestino

Las fuerzas naturales en nuestro interior
son la verdadera cura para la enfermedad.

HIPÓCRATES

En este capítulo aprenderás...

- Cómo es que tu flora intestinal, o microbioma, puede mantenerte magro y sano.
- ¿Tienes microbios flacos o gordos?
- Cómo es que el caos metabólico puede ser provocado por gluten, lectinas y otros alimentos.
- Por qué un intestino permeable puede inhibir la pérdida de peso y la quema de grasa, incrementar la "grasa falsa" y más.
- Siete estrategias sencillas para mantenerte delgado y con un intestino feliz y sano.

Si has estado leyendo algo de nutrición y dieta últimamente, estoy segura de que este capítulo no te va a sorprender. Lo cierto es que, si estás peleando constantemente con tu peso, te sientes estresado o tus evacuaciones son forzadas, lo más probable es que tengas un microbioma en problemas.

Piensa en tu microbioma como si fuera otro órgano, uno que tiene un papel en casi todos los procesos de tu cuerpo, incluyendo tu metabolismo. Ya aprendiste cómo la grasa parda y el tejido muscular son dos tejidos metabólicamente activos. *Y ahora tienes el tercero: ¡el microbioma!*

Cada uno de nosotros tiene una comunidad diversa de vida microscópica por dentro y fuera del cuerpo: billones de microorganismos tocando juntos en una gigantesca sinfonía. Un gran segmento de tu microbioma reside en tu tracto digestivo, y esta comunidad microbiana está involucrada en todo, desde tu digestión y tu función inmunológica, hasta tus emociones y tu comportamiento. Incluso es posible que estén controlando esos antojos de carbohidratos... ¡Podrías estar comiendo para satisfacer una horda hambrienta! La ciencia ha demostrado que nuestro uso de energía, preferencias alimentarias, reserva de grasa y composición corporal están muy influidos por la clase de bacterias que habitan nuestro intestino.

Pero aquí es donde todo se vuelve un caos. Los alimentos que comes, tu estrés cotidiano, tu sueño, la exposición tóxica, los medicamentos y otros factores trabajan juntos para alterar tu microbioma, *para bien o para mal.* Tu tracto digestivo puede ser el hogar de muchos "microbios flacos"... ¡o muchos "microbios gordos"!

Más de 2 000 años atrás, Hipócrates, conocido como el padre de la medicina, dijo que "todas las enfermedades comienzan en el intestino", y ahora hay una explosión científica que lo demuestra. Nuestro cuerpo ha evolucionado hasta tener una relación simbiótica con el mundo microbiano. Tu flora intestinal ocupa cada centímetro cuadrado de tu tracto digestivo, desde tu boca hasta el ano. Cada región hospeda una comunidad única de microorganismos (principalmente bacterias, pero también virus, hongos y protozoarios)[1] que se han adaptado a esas condiciones en específico y desarrollan funciones en tu beneficio. Por ejemplo, se han identificado más de 600 especies de bacterias sólo en la boca, con una población saludable que evita el desarrollo de caries, infecciones de garganta y oído, e incluso halitosis. Las bacterias amigables del intestino (sobre todo ciertas cepas de *Bifidobacteria*) sintetizan las vitaminas B por nosotros, incluyendo B_{12}, folato, biotina, tiamina y niacina. Tras bambalinas, estos microorganismos también son superhéroes epigenéticos que influyen en la expresión genética de nuestras células —independientemente de que ciertos genes estén activados—, incluyendo los genes que afectan el peso corporal.

Si tienes un microbioma sano y equilibrado, alrededor de 85% de tus bacterias serán de la variedad beneficiosa y sólo 15% patógenas. Sin embargo, si hay demasiados microbios patógenos y ponen de cabeza este índice (disbiosis), tu inmunidad, tu comunicación celular y tu metabolismo se pueden caer como fichas de dominó.

Aunque cada microbioma es único, como las huellas digitales, la ciencia ha descubierto que ciertas enfermedades tienen rastros microbianos únicos. La composición de tu microbioma cambia todo el tiempo en respuesta a las modificaciones en tu dieta, estilo de vida, nivel de estrés y exposición a agentes tóxicos. Hay varios factores conocidos por moldear tu microbioma a lo largo de tu vida, desde el tipo de nacimiento que tuviste (vaginal o cesárea), hasta tu dieta de bebé (leche materna o fórmula), tu dieta de adulto, el uso frecuente de antibióticos y las exposiciones químicas.

Mito

Las bacterias sobrepasan a las células 10:1 en el cuerpo humano.

La dieta común y el estilo de vida en la actualidad infringen mucho daño a nuestra flora nativa. Los azúcares refinados, los endulzantes artificiales, ciertos alcoholes de azúcar, químicos y alimentos procesados atacan violentamente nuestra flora amigable. El gluten, la proteína que se encuentra en el trigo, la cebada y el centeno, es particularmente problemático también, incluso para quienes no se consideran sensibles a él. Los malos hábitos de sueño, la inactividad y el estrés crónico contribuyen aún más a un microbioma desequilibrado.

¿La buena noticia? La plasticidad del microbioma significa que puedes restaurarlo con algunas estrategias básicas, y los beneficios resultantes para tu salud rápidamente te ayudarán a mejorar. Si tu meta es un metabolismo radicalmente mejorado, entonces mantener feliz y sano a tu microbioma es prioridad.

¿CUÁNTAS BACTERIAS TENEMOS ENTONCES?

La cifra muchas veces citada, pero exagerada, que ha circulado durante años se originó en 1972. El microbiólogo Thomas Lucky nunca imaginó que su estimación se estuviera citando todavía décadas después. Los cálculos actuales a partir de una metodología de muestreo más sofisticada dejan la estadística real cerca de 1.3:1 células bacterianas a células humanas.[2] El último estimado de la cantidad total de células humanas en el cuerpo es 37.2 millones,[3] para una cifra aproximada de 48 mil millones de bacterias por persona. *¡Siguen siendo muchas bacterias!*

En un intestino sano la cantidad de bacterias beneficiosas es de entre 100 mil millones y mil millones por milímetro de tracto digestivo. Se ha encontrado que la persona común tiene *cinco organismos por milímetro*, y el resto son microbios enemigos. ¡No es de extrañar que tantas personas batallen con su peso, su digestión y sus hormonas!

Tu microbioma importa por el peso, las hormonas y la salud

Tenemos una carga bacteriana impresionante, ¡pero lo que nuestros acompañantes unicelulares *hacen* por nosotros es todavía más sorprendente! Tu flora intestinal informa de todo, desde tus hábitos para evacuar hasta tu riesgo de cáncer. Cuando se trata del apetito, la estabilidad de la glucosa, la síntesis de nutrientes e incluso la desintoxicación, tu microbioma lleva la batuta.

Si albergas grandes colonias de las bacterias equivocadas, los efectos en tu salud pueden ser profundos. Pueden provocar enfermedad al encender genes indeseables. Los microbiomas alterados se asocian con una inmensa variedad de condiciones, desde enfermedad de Parkinson, fatiga crónica, trastornos intestinales (enfermedad de Crohn, EII y SII), padecimientos de la piel y muchos más.[4] A veces el papel que tienen estos organismos es muy elemental. Por ejemplo, tu microbioma te puede proteger de un ataque cardiaco y un infarto porque esa flora amigable es una de tus mejores fuentes de carotenoides.[5]

Cómo es que la flora intestinal te mantiene sano

Digestión, metabolismo, peso y composición corporal	Inmunidad, hormonas, desintoxicación y otros
Digestión y absorción	Salud inmunológica y control de patógenos por medio de "exclusión competitiva"
Síntesis de nutrientes (vitaminas B, carotenoides, vitamina K, enzimas, ALC, ácido fólico, vitamina D)	Modulación de la inflamación (limitando la producción de citoquina)
Uso óptimo de antioxidantes, incluyendo polifenoles	Desintoxicación
Biodisponibilidad mineral	Desactivación de los compuestos que provocan el cáncer
Metabolismo de aminoácidos	Función hepática óptima
Control de apetito	Regulación hormonal
Estabilidad de la glucosa	Reducción de estrés (al regular las hormonas de estrés, cortisol y adrenalina)

Digestión, metabolismo, peso y composición corporal	Inmunidad, hormonas, desintoxicación y otros
Peso corporal sano y prevención de la obesidad	Salud mental y estados de ánimo positivos (síntesis de serotonina y otros neurotransmisores, conexión intestino-cerebro)
Absorción de carbohidratos	Metabolismo de lípidos y regulación del colesterol
Reciclaje de ácido biliar	Control del dolor
Producción de lactasa (una enzima necesaria para digerir los lácteos)	Calidad del sueño
Pared intestinal sana	Longevidad
Normalización de las evacuaciones	

Bacterias gordas y bacterias flacas

¿Tu microbioma desestabilizado es lo que aumenta la talla de tus pantalones? Hay dos factores que tienen un impacto profundo en el metabolismo: la diversidad microbiana y la proporción de *Firmicutes* a *Bacteroidetes* en tu intestino. El profesor belga Patrice D. Cani descubrió que la obesidad se asocia con cifras reducidas de ciertas especies de bacterias intestinales del filo *Bacteroidetes* y cifras mayores de ciertas especies del filo *Firmicutes*. También está investigando el uso de especies bacterianas *Akkermansia muciniphila* como tratamiento para la obesidad porque la gente con cifras más elevadas de estos organismos parece tener un metabolismo más fuerte, menos inflamación y una mejor función intestinal.[6]

Los estudios indican que las personas delgadas tienen un microbioma más diverso que aquéllas con sobrepeso, y quienes tienen mayor diversidad también son más longevos.[7] Conforme declina la diversidad, los patógenos oportunistas se aprovechan, lo que estresa el cuerpo y promueve la inflamación, los antojos, el aumento de peso, el riesgo de diabetes, la inestabilidad en el estado de ánimo, la disfunción hormonal y una horda de problemas adicionales que añaden miseria a tu vida mientras le arrancan años a tu tiempo de vida.

Los filos *Firmicutes* y *Bacteroidetes* suman hasta 90% de las bacterias en tu colon. Las bacterias *Firmicutes* "aman la grasa", son extremadamente eficientes para extraer calorías de los alimentos, lo que incrementa la absorción de grasa. Te llevan por el camino de la obesidad, la diabetes y la enfermedad cardiaca. Por otro lado, las *Bacteroidetes* se especializan en descomponer los almidones y las fibras vegetales en energía que tu cuerpo pueda utilizar, en la forma de ácidos grasos de cadena corta. Un estudio de la Universidad de Washington mostró que, en promedio, las personas obesas tienen 20% más *Firmicutes* y 90% menos *Bacteroidetes*. Una forma sencilla de mejorar tu índice es consumir más fibra.

Por otra parte, dos cepas bacterianas, *Lactobacillus rhamnosus* y *Lactobacillus gasseri*, están dentro del radar por ofrecer beneficios especiales a quienes necesitan perder peso. En un estudio de 2014 las mujeres que tomaban la cepa de *rhamnosus* experimentaron reducciones significativas de masa adiposa, además de bajas en los niveles de leptina circulante (disminuyendo efectivamente su apetito), con beneficios que continuaron incluso después de concluir la suplementación.[8] *Lactobacillus gasseri* ha demostrado reducir el peso y la circunferencia de la cintura y la cadera en adultos obesos y con sobrepeso.[9] Otra especie, *Bacillus coagulans*, parece ser muy eficiente para desactivar las lectinas. (Aprenderás más sobre los efectos adversos de las lectinas en las siguientes páginas.)

Las bacterias intestinales sanas también incrementan la producción de bilis y ayudan a regular tus niveles de colesterol. ¡Sí, volvemos a esa bilis tan importante para todo! En tu colon, convierten los ácidos biliares primarios en ácidos biliares secundarios, lo que mejora los índices de reabsorción. Alrededor de 95% de la bilis se debe reciclar, es decir, debe reabsorberse a través de la pared intestinal y regresar al hígado. Por otra parte, las bacterias patógenas convierten los ácidos biliares en el compuesto tóxico litocólico, el cual interfiere con la capacidad de tu hígado de convertir el colesterol en ácidos biliares, elevando los niveles de colesterol. La bilis también aumenta el índice de supervivencia de las bacterias buenas en tu colon, mientras suprime las malas.

Tu microbioma no se limita a las bacterias: los hongos también tienen un papel, conocido como tu micobioma. Los científicos descubrieron que las poblaciones de hongos también son distintivamente diferentes entre las personas delgadas y obesas, aunque los detalles se siguen investigando.[10] Asimismo, ciertas infecciones parasíticas pueden afectar el metabolismo, de lo que hablé en mi libro *Guess What Came to Dinner?*

La conexión hormonal

Tu microbioma influye profundamente en tu estatus hormonal. Cuando tienes disbiosis (demasiados organismos patógenos), experimentas cambios en tu apetito porque influyen dramáticamente en tus hormonas del hambre. En realidad no existe una diferencia entre tú y tu microbioma. Casi podrías considerarlo otro órgano del cuerpo por la influencia tan fuerte que tiene sobre tu fisiología. Su supervivencia depende completamente de tu dieta, así que han creado mecanismos para controlarte (a su "huésped") por medio de algo llamado señalización intestino-cerebro. Para cubrir sus necesidades y asegurar su supervivencia producen moléculas (neuropéptidos) que afectan directamente tu cerebro, en particular el hipotálamo, pues se trata de tu centro del hambre y la saciedad.[11] En otras palabras, secuestran tu sistema hormonal e intentan convertirte en su esclavo de comida.

El estrógeno es otro ejemplo de cómo tu microbioma afecta tu estatus hormonal. Hasta 60% del estrógeno circulante acaba normalmente en tu hígado y se "desactiva" antes de que llegue a tu vesícula, quede atrapado en la bilis y se excrete en tus evacuaciones. Las bacterias beneficiosas producen una enzima que reactiva el estrógeno para que el cuerpo lo pueda reabsorber. Cuando tu microbioma está descentrado no sucede este reciclamiento, así que pierdes más estrógeno en tus heces. Tener niveles bajos de estrógeno se asocia con la osteoporosis, el síndrome premenstrual, las migrañas, la retención de agua y otros problemas. Se ha sugerido un mecanismo similar con varias hormonas, al igual que el ácido fólico, la vitamina B_{12}, el colesterol y la vitamina D.

Los trastornos digestivos y los problemas hormonales van de la mano. El estrógeno y la progesterona influyen en la digestión, motivo de que los trastornos digestivos sean más comunes entre las mujeres. Los problemas tienden a ser peores durante la mitad del ciclo menstrual (fase lútea), cuando el tiempo de transición disminuye, con un incremento marcado de molestias digestivas justo antes de comenzar a sangrar. Las mujeres también presentan una digestión más lenta durante la menopausia y la premenopausia.

La conexión intestino-cerebro

¿Alguna vez has sentido "mariposas" en el estómago o experimentado un episodio de diarrea por un ataque de pánico escénico? Se trata de tu "segundo cerebro" hablándote. Hay una conexión muy potente entre tu intestino y tu cerebro. En el intestino se encuentra el sistema nervioso entérico (SNE), el cual percibe y reacciona ante la amenaza. Como un teléfono rojo en la Oficina Oval, las señales viajan de tu intestino a tu cerebro por el nervio vago. Esto se conoce como el eje intestino-cerebro. Al igual que el cerebro, el sistema nervioso entérico utiliza más de 30 neurotransmisores. ¡Por fin la ciencia explica el instinto!

Los estudios sugieren que la alteración del microbioma intestinal puede afectar las hormonas cerebrales y otros mecanismos de señalización, reflejos, emociones y comportamiento, los cuales ya conoces por cómo influyen en el apetito. Esto tiene implicaciones fuertes para una multitud de trastornos neuropsiquiátricos. Ante esto, no es ninguna sorpresa que una gran variedad de condiciones incluya problemas intestinales: depresión, ansiedad, TDAH, autismo, esclerosis múltiple e incluso trastornos del sueño. De acuerdo con la doctora Kelly Brogan, psiquiatra funcional y autora de *Tu mente es tuya*, la depresión puede originarse por una ecología intestinal alterada.[12]

Tal vez no imaginabas que la gran mayoría de los neurotransmisores no se encuentra en el cerebro, sino en el intestino. Hasta 95% de tu serotonina se produce en el tracto digestivo, por lo que los psicofármacos con frecuencia tienen efectos secundarios gastrointestinales. Los síntomas pueden surgir cuando tus niveles de serotonina están demasiado altos o demasiado bajos. La serotonina alta se asocia con síndrome de intestino irritable, el cual afecta a millones de personas. La serotonina baja se asocia más con antojos, aumento de peso y depresión. Sana tu intestino y sanarás tu mente.

El intestino permeable conduce a inflamación y problemas inmunológicos

Más de 70% de tus defensas inmunológicas se encuentra en el intestino. Tus microbios intestinales son inseparables de tus células inmunológicas y tienen una tremenda influencia biológica, informando y dirigiendo cada decisión de tu sistema inmunológico.

Tu pared intestinal es un punto clave de contacto en tu sistema inmunológico. Aquí es donde tu cuerpo se encuentra con la mayoría de su material ajeno y organismos potencialmente dañinos, y tu pared intestinal es la barrera. Sin embargo, una barrera no sirve si tiene huecos, y esto es lo que sucede con el síndrome de intestino permeable. La pared intestinal está constituida por delicadas vellosidades, pequeñas protrusiones que incrementan su superficie absorbente. Hay hasta 25 000 vellosidades por pulgada cuadrada. Tu flora intestinal indica continuamente a tus células inmunológicas quién puede pasar y quién debe quedar atrapado y ser destruido.

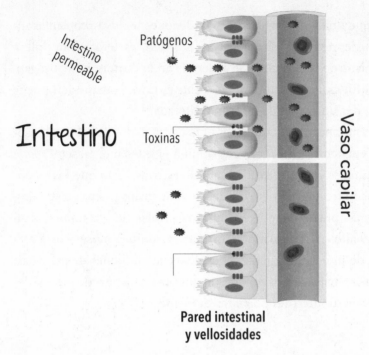

Intestino

Intestino permeable

Patógenos

Toxinas

Vaso capilar

**Pared intestinal
y vellosidades**

Un microbioma malicioso puede envenenar por completo tu metabolismo. Si tienes disbiosis tus sistemas de retroalimentación pueden terminar de cabeza. La pared de tu intestino se inflama y comienza a desarrollar pequeños huecos por donde las partículas de alimento no digeridas, bacterias patógenas y toxinas pasan directamente al torrente sanguíneo, una condición que se conoce como intestino permeable (llamado hiperpermeabilidad intestinal). Ya es bastante malo tener mugre en tu sangre, pero tu sistema inmunológico no sabe cómo lidiar con ello y no puede distinguir entre amigo y enemigo, lo que sienta las bases para la inflamación, las reacciones autoinmunes, las señales hormonales trastocadas y las alergias alimentarias. Tu sistema inmunológico recibe la indicación incorrecta de atacar alimentos como si fueran una amenaza, produciendo anticuerpos como respuesta, mientras que las amenazas *reales* (patógenos, metales pesados, químicos, etc.) ¡pueden pasar!

Las alergias y sensibilidades alimentarias se han convertido en una epidemia moderna. Sólo en Estados Unidos se estima que 15 millones de personas sufren alergias alimentarias, y 5.9 millones son niños, estadísticas que siguen en aumento.[13] Nuestras bacterias intestinales tienen un papel en el entrenamiento del sistema inmunológico para reaccionar con ciertos alimentos, pero todavía hay mucho que no sabemos.[14] Las histaminas son mediadores clave en las reacciones alérgicas, y muchos microbios intestinales producen histaminas, incluyendo cepas comunes de Lactobacilli. Esto ha llevado a los científicos a especular que algunas alergias pueden surgir del sobrecrecimiento de lactobacilos en el intestino delgado, o sobrecrecimiento bacteriano del intestino delgado (SBID).

Las sensibilidades alimentarias pueden provocar retención de líquidos y "grasa falsa", la cual comentamos en el capítulo 3. La histamina y otros químicos provocan que los vasos sanguíneos se expandan y contraigan, haciendo que goteen fluidos hacia tejidos adyacentes y se disparen la inflamación y la hinchazón.

La conexión con el gluten

El gluten se encuentra en el trigo, la cebada, el centeno y algunos otros granos, y es una de las proteínas más consumidas en el mundo. El gluten es famoso por provocar el intestino permeable y otros problemas.

La condición más seria relacionada con el gluten es la enfermedad celiaca, y se estima que afecta a 1% de la población mundial. Es un trastorno autoinmune en el que la ingesta de gluten resulta en un daño al intestino delgado. Si eres celiaco y continúas comiendo gluten se pueden desarrollar condiciones severas, como deficiencias nutricionales, enfermedad de la vesícula, osteoporosis, problemas neurológicos y más.

La sensibilidad al gluten (o intolerancia) es menos severa que la enfermedad celiaca y tiene un margen amplio de síntomas gastrointestinales y no gastrointestinales, incluyendo intestino permeable e inflamación creciente. Los síntomas varían, desde enfermedad inflamatoria intestinal (EII), hasta dolores de cabeza, niebla mental, cambios de humor, fatiga crónica y problemas en la piel, por nombrar algunos. Afortunadamente las personas con sensibilidad al gluten suelen experimentar una mejora rápida con una dieta libre de gluten.

Aun si crees que no tienes sensibilidad al gluten puede estar degradando en silencio tu pared intestinal. El gluten se forma con dos compuestos, la glutenina y la gliadina. Un estudio descubrió que la gliadina incrementa la permeabilidad intestinal *en todas las personas*, incluyendo quienes no sospechan de una sensibilidad al gluten.[15] Éste también puede provocar un estrechamiento del conducto pancreático, provocando pancreatitis.

Aproximadamente 60% de los pacientes celiacos tiene problemas de hígado, vesícula o páncreas. ¿Por qué? El gluten inhibe la colecistoquinina, la hormona secretada por tu mucosa intestinal que causa la liberación de bilis.[16] Las personas con enfermedad celiaca vacían menos su vesícula en respuesta a las comidas (poca eyección de bilis). Los estudios indican que se acumula grasa en las paredes de la vesícula, impidiendo todavía más la salida de bilis. Cuando las personas dejan el gluten, el funcionamiento de su vesícula suele volver a la normalidad.

Las lectinas les dicen a las células adiposas que guarden más grasa

Las lectinas son proteínas que producen las plantas como medida de defensa contra los depredadores, parecido a un pesticida natural. Se encuentran principalmente en leguminosas y granos, pero también en muchas frutas, verduras, nueces y semillas. Tenemos algunas defensas contra estos saboteadores metabólicos, pero son imperfectas, así que las lectinas pueden poner trabas en nuestras operaciones metabólicas y detener nuestro intento por quemar grasa.

De acuerdo con el doctor Steven Gundry, director del Centro de Medicina Restaurativa de Palm Springs, las lectinas hacen un caos con las señales de la comunicación celular, secuestrando los receptores de insulina en el cuerpo y diciéndoles a las células adiposas que guarden esa comida como grasa. Las lectinas también privan de energía a tus células musculares, lo que provoca una pérdida de masa muscular magra. Entre más lectinas consumas, más desgaste muscular ocurre, ¡por lo que tu cuerpo piensa que se está muriendo de hambre y estimula las hormonas del hambre! De tal manera, las lectinas son tu boleto hacia una menor masa corporal magra y más grasa corporal.[17]

Las lectinas también irritan la pared de tu tracto digestivo, en especial si ya estaba dañada desde un principio. Si experimentas gas o inflamación después de comer frijoles, las lectinas son las culpables la mayoría de las veces. Tomar un suplemento de sales biliares con los frijoles podría ayudar.

Las lectinas también son problemáticas si tu vesícula no está contenta. Por lo general las leguminosas (frijoles, chícharos, lentejas) son útiles para bajar el colesterol porque lo envían hacia la bilis, sin embargo, si tu vesícula está congestionada con bilis densa, añadirle colesterol sólo la espesará más e incrementará tu riesgo de cálculos biliares.

Fermentar tus granos reduce significativamente su contenido de lectina porque las bacterias y las levaduras las consumen. Los alimentos orgánicos no OMG son de una calidad superior por muchas razones, a pesar de las lectinas. Los alimentos OMG contienen lectinas nuevas para la dieta humana y, por tanto, particularmente problemáticas.

Más precursores del intestino permeable

Las causas del intestino permeable no se acaban con el gluten y las lectinas. Es común tener múltiples sensibilidades alimentarias al mismo tiempo. Otros granos problemáticos incluyen el maíz, el arroz, la cebada, el centeno y la avena. El problema se complica más por el hecho de que los granos y otros alimentos muchas veces tienen contaminación por moho, uno de los principales precursores de alergias (hablaré más sobre el moho en el capítulo 6). Los lácteos son un problema para muchos, lo mismo que aditivos como el azúcar, los aglutinantes, los solventes, las nanopartículas, los residuos de pesticidas y los OMG.[18] Desafortunadamente la mayoría de los medicamentos y los aditivos alimentarios se aprueba sin el beneficio de análisis completos, y las pruebas raramente, *si es que se dan*, incluyen efectos en el microbioma.

Los estudios muestran que el endulzante artificial sucralosa (Splenda) reduce hasta 50% de las bacterias beneficiosas en los intestinos.[19] Los alcoholes de azúcar no están muy lejos. El xilitol es muy disruptivo para el microbioma, desde la boca hasta el colon. El xilitol y otros alcoholes de azúcar pasan a través del tracto digestivo casi sin digerir y no son amigables con la flora intestinal. Pueden provocar gases, inflamación o diarrea, en especial si se trata de personas con trastornos digestivos, como enfermedad de intestino inflamado (EII), diverticulitis, enfermedad de Crohn o enfermedad de reflujo gastroesofágico (ERGE). Los síntomas suelen estar relacionados con la dosis. El estrés crónico y la falta de sueño también incrementan la permeabilidad intestinal; tu microbioma influye en tus ritmos circadianos y viceversa.[20]

Un estimado de 80% de las personas que tienen múltiples alergias alimentarias también sufren de sobrecrecimiento de *Candida albicans* (candidiasis). Los alimentos que suelen despertar tu antojo son lo que ama esta levadura natural: azúcar y carbohidratos refinados. La *Candida* produce toxinas como el acetaldehído y sustancias parecidas a las hormonas que interfieren con la señalización hormonal, además de estimular las histaminas. Las alergias empeoran cuando consumes alimentos con un contenido alto de levadura o moho, como fruta seca, cacahuates, pan, cerveza y vino.

Siete formas de sanar un intestino permeable

Al igual que un jardín necesita agua, buena tierra y atención regular, un microbioma sano también requiere cuidados. ¡No se da solo! Las siguientes estrategias asegurarán que estés nutriendo los microbios buenos y prevengas que las "pestes" te dominen. Cuando tu microbioma esté nutrido de forma adecuada, tu intestino sanará espontáneamente y sellará esos pequeños agujeros. Además de las siguientes recomendaciones asegúrate de reducir tu estrés, de hacer ejercicio tranquilo (no demasiado intenso) y optimizar tu sueño.

1. Elimina azúcares, alérgenos y alimentos tóxicos

Los azúcares, en especial los refinados, como el jarabe de maíz de alta fructosa, provocan que florezcan los microorganismos patógenos. Evita todos los azúcares refinados, los endulzantes artificiales y el xilitol. No te excedas con la fruta, en especial si tienes sobrecrecimiento de *Candida* (levadura), ya que aumentan los niveles de fructuosa. Opta por endulzantes naturales, como stevia, además de jarabe de yacón con moderación, un prebiótico natural (ve la sección de prebióticos, página 257). El alcohol de azúcar eritritol parece producir menos problemas gastrointestinales que los demás alcoholes de azúcar.[21]

Si tienes alergias o sensibilidades alimentarias elimina cualquier alimento que te moleste. Si no sabes cuáles son, podrías hacer una dieta de eliminación. Si tienes problemas de vesícula los principales agresores son huevo, cerdo y cebolla, y el gluten los acompaña también. Muchas personas tienen sensibilidad a los lácteos, pero algunas están bien mientras sean crudos y fermentados, como el yogurt y el kéfir. Si tienes problemas con los lácteos, es posible que puedas o no tolerar la proteína del suero. La proteína de suero aislada contiene una cantidad muy pequeña de lactosa, menos de 1%, de acuerdo con el Instituto de Proteína de Suero. Los productos de proteína entera de suero pueden contener más. Si eres intolerante a la lactosa es mejor que analices tu tolerancia primero con una *pequeña cantidad*. Si tienes una reacción, entonces cambia a una proteína de alta calidad sin lácteos.

Enfoca tu dieta en los productos frescos orgánicos y las proteínas y grasas saludables. Evita los carbohidratos refinados, las grasas procesadas, las carnes de fábrica y los OMG. Compra alimentos orgánicos certificados cuando sea posible, para minimizar tu exposición a los químicos.

2. Nutre a los microbios buenos

Es mejor repoblar tu intestino con bacterias beneficiosas que puedan ganarles a las malas con una combinación de alimentos probióticos y suplementos. Los alimentos fermentados naturalmente, como el chucrut, el kimchi y el kvas de betabel, contienen microbios activos y ácidos orgánicos que optimizan el pH intestinal.

Aunque los alimentos fermentados pueden ser extremadamente beneficiosos, ¡ten cuidado de no dejarte llevar por la adicción! Empieza con poco. Si tu tracto digestivo está muy inflamado o tu estómago carece de ácido clorhídrico (HCl) —algo en extremo común—, es posible que tengas problemas con los alimentos fermentados y los suplementos probióticos. Si te hacen sentir peor en lugar de mejor, primero necesitas corregir tu problema con el ácido estomacal usando las estrategias mencionadas en el capítulo 3. Tus resultados también dependerán de la calidad de los productos que utilices. Siempre incorpora un nuevo alimento o empieza un tratamiento lentamente para minimizar las reacciones adversas. Si apenas vas a probar los alimentos fermentados comienza con una cucharadita o dos y observa cómo te sientes. Incrementa la cantidad gradualmente, conforme la toleres.

En cuanto a los suplementos probióticos, pueden bajar los niveles de colesterol entre 20 y 30% por el incremento de producción de bilis.[22] Las investigaciones sobre el uso terapéutico de ciertas cepas bacterianas son muy interesantes, pero están en ciernes. Por ejemplo, se sabe que la *Bifidobacteria infantis* y *Lactobacillus plantarum* degradan las histaminas, algo beneficioso para combatir alergias. Ciertas cepas de *Clostridia* son prometedoras para proteger contra la permeabilidad intestinal y las alergias alimentarias.[23]

3. Come fibra

La fibra es la parte indigerible de los alimentos vegetales. Incrementa la saciedad, además de ofrecer tremendos beneficios para tu tracto digestivo y tu flora. La fibra incrementa el flujo de bilis y acelera el tiempo de tránsito intestinal para que los desechos nocivos se eliminen rápidamente de tu sistema. Esto a su vez reduce tu riesgo de cáncer y una plétora de problemas. En un estudio de 2016, ratones alimentados con dietas altas en fibra desarrollaron menos alergias alimentarias.[24] La fibra enciende un metabolismo radical porque estabiliza la glucosa, mejora la sensibilidad a la insulina y promueve la pérdida de grasa.

La mayoría de las personas consume cantidades insuficientes de fibra. La dieta común contiene alrededor de 10 gramos al día, cuando la mayoría de los expertos recomienda 25 o 40 gramos de fibra diaria para limpiar los intestinos, controlar el apetito y reducir el riesgo de cáncer de colon. Las verduras, las frutas, las semillas, los granos y las leguminosas contribuyen a tu dosis diaria de fibra.

La fibra alimentaria es de dos tipos: soluble e insoluble. La fibra soluble se disuelve en agua para formar gomas o geles pegajosos que absorben las toxinas, los ácidos biliares, el colesterol y otros compuestos. La fibra soluble desacelera también la absorción de carbohidratos, estabiliza la glucosa y la insulina, y mejora la digestión de grasas. La fibra insoluble ayuda a empujar más rápido la materia a través del tracto digestivo.

Un tipo específico de fibra soluble alimenta nuestros microbios intestinales: *se llama prebiótico*. Nuestras bacterias intestinales fermentan estas fibras, creando subproductos de fermentación (butirato, acetato, propionato, etc.) que tienen sus propios beneficios para la salud. El butirato, por ejemplo, ayuda a reducir la permeabilidad intestinal. El propionato puede disminuir el asma.[25] Los alimentos con fibra prebiótica incluyen jícama, manzana, pera, plátanos verdes, ajo, espárragos, alcachofas Jerusalén, hojas de diente de león, algas, coyoles y yacón.

4. Toma glutamina para sanar el intestino

La glutamina es un aminoácido que, además de ser alimento para el cerebro, tiene efectos curativos para el tracto gastrointestinal (GI). La glutamina reduce la inflamación, estimula el crecimiento y la reparación de la pared intestinal y ayuda a que proliferen las bacterias beneficiosas. Este tratamiento funciona más rápido que cualquier otra terapia para muchísimas condiciones. ¡He visto de primera mano que sane el síndrome de intestino permeable en sólo tres semanas! Como apoyo digestivo recomiendo tomar entre 1 500 y 3 000 miligramos de glutamina en polvo al día, en dosis divididas.

El caldo de huesos es naturalmente rico en glutamina, además de colágeno, prolina, glicina y grasas saludables, en extremo curativos para el tracto GI, por lo que el caldo de huesos es un elemento central de la dieta GAPS. Asegúrate de preparar tu propio caldo de animales criados orgánicamente, en libre pastoreo, o usar un producto de algún fabricante acreditado *¡porque muchos productos de caldo de huesos están contaminados con metales pesados y químicos agrícolas!* (Ve el capítulo 6 para más información al respecto.)

5. Ama el regaliz

La raíz de regaliz es una hierba que mejora la producción de ácido estomacal y puede calmar un intestino alterado. Funciona como remedio natural para la ERGE, úlceras gástricas, náuseas, acidez y otras condiciones digestivas. Algunas personas no toleran un agente químico en la raíz de regaliz llamado glicirricina, en cuyo caso podrías probar regaliz desglicirrizado (RDG). La raíz de regaliz es un adaptógeno, lo que significa que ayuda a manejar el estrés como apoyo a tus glándulas suprarrenales en la producción de cortisol.

6. Apaga las histaminas con quercetina

La quercetina fortalece la pared intestinal al apretar las uniones proteínicas. Como antihistamínico natural, la quercetina también estabiliza los mastocitos y bloquea la liberación de histamina. Reducir el consumo de alimentos con histamina también puede disminuir la severidad de los síntomas de alergias, entre los cuales se encuentran los alimentos fermentados, quesos añejos, salchichas curadas, frutas secas, pescados, mariscos, aguacates, espinacas, berenjenas, nueces y chocolate.

7. Defiende con la D para tapar las goteras

La deficiencia de vitamina D incrementa tu riesgo de intestino permeable. Suplementar con vitamina D_3 ha demostrado ayudar al intestino a resistir las lesiones. En un estudio con pacientes de Crohn, sólo 2 000 miligramos de D_3 al día redujo exitosamente la hiperpermeabilidad intestinal.[26]

NOTICIAS SOBRE POPÓ

Los trasplantes de microbiota fecal (TMF) cada vez son más populares y ya han reunido ciertas investigaciones contundentes, particularmente en los tratamientos para infecciones de *Clostridium difficile*. Los índices de curación se encuentran por encima de 90% y tan altos como 100%. ¡Ningún otro medicamento se acerca! El procedimiento involucra trasplantar materia fecal del intestino de una persona sana al intestino de una persona con un microbioma desequilibrado.[27]

Aunque esto puede sonar extremo, se ha demostrado que tiene magníficos beneficios para quienes padecen colitis ulcerativa, SII y problemas autoinmunes, como artritis reumatoide, intestino permeable y alergias alimentarias. Los diabéticos tipo 2 han visto una mejoría inmensa respecto a su sensibilidad a la glucosa y la insulina.[28] Uno de los hallazgos más interesantes con estudios de animales es que la producción de bilis aumenta después de que un animal obeso recibe un trasplante fecal de un animal delgado.

En la actualidad Estados Unidos y Canadá aprobaron el TMF como un "nuevo medicamento experimental".

Hazle caso a tu intestino

Debes familiarizarte con tu intestino porque es la fuente de toda salud: todo empieza ahí. Tu microbioma tiene una gran cantidad de influencia sobre tus hormonas y puede envenenar directamente tu metabolismo, el cual, como sabes, está gobernado por las hormonas. ¡Cuidar y alimentar a tu ejército microbiano debe ser una prioridad! Elimina las toxinas y los alimentos precursores, como el gluten, las lectinas y los OMG, y reduce tu consumo de azúcar para que tu tracto digestivo pueda sanar y cerrar los huecos, revirtiendo el caos metabólico. ¡Una dieta en pro del intestino con la cantidad adecuada de fibra y alimentos probióticos y prebióticos apagará la inflamación, incrementará la sensibilidad a la insulina y encenderá de nuevo tu interruptor quemagrasa!

En el siguiente capítulo aprenderás cómo conquistar al último saboteador metabólico: *la toxicidad*.

6

Regla radical 5
Reduce tu carga tóxica

Todas las enfermedades crónicas y degenerativas
se ocasionan por dos y sólo dos cuestiones principales:
toxicidad y deficiencia.

CHARLOTTE GERSON

En este capítulo aprenderás...

- Cómo es que los químicos capaces de alterar tus hormonas que se encuentran en productos de uso común secuestran tus receptores de estrógeno, sabotean tu energía y engañan a tu cuerpo para que guarde grasa.
- Por qué el agua de la llave puede afectar a un intestino pobre.
- Los peligros metabólicos de los metales pesados, como el aluminio, el plomo y el mercurio.
- La toxina cotidiana que puede triplicar tu riesgo de ataque cardiaco.
- Cómo ayudar a tu cuerpo a limpiar algunas de las toxinas que promueven la acumulación de grasa.

Las toxinas, y no sólo las calorías, pueden estar apagando tu metabolismo. Sin importar qué tan sana sea la vida que llevas es imposible evitar todos los venenos en el mundo contaminado de hoy. Los químicos sintéticos que se enmascaran como nuestras hormonas naturales son especialmente insidiosos, y tienen un impacto negativo en la reproducción y el metabolismo, al igual que los merodeadores invisibles, como la radiación del teléfono celular que consume en silencio nuestro ADN.

Es increíble, pero tenemos entre 30 000 y 50 000 químicos más en el cuerpo que nuestros abuelos. Las toxinas están en el aire, el agua, la comida (sobre todo en azúcares refinados y granos, grasas malas y alimentos modificados genéticamente), medicamentos y productos de uso común. Los agresores clásicos incluyen químicos que interrumpen la función endocrina; metales pesados, como aluminio, plomo, cobre y mercurio; biotoxinas, como parásitos y moho, y químicos industriales, como el glifosato. Podemos minimizar nuestra exposición, *pero no podemos eliminarla por completo*. Sólo al darle a nuestro cuerpo un apoyo adicional tendrá los medios y los recursos para purgar más de esos agentes tóxicos.

Muchos químicos en el mundo de hoy se conocen como obesógenos porque producen efectos parecidos al estrógeno en el cuerpo, incluyendo aumento de peso indeseado. Un estudio de 2016 descubrió que es más difícil para los adultos de hoy conservar su mismo peso de lo que era para los adultos hace 20 o 30 años, incluso con los mismos niveles de consumo de alimentos y ejercicio.[1] ¿Por qué? *Más exposición día a día a químicos que engordan y otros venenos.*

En un emblemático estudio de 2005 los investigadores detectaron un promedio de 200 químicos industriales y contaminantes en el cordón umbilical de bebés, y había de todo, desde metales pesados y pesticidas, hasta retardantes de llama, bisfenol A, BPC y DDT.[2] Los químicos tóxicos están entretejidos en la ropa que usamos y las cobijas con que acunamos a los bebés. Están en casi todo lo que comemos, bebemos o tocamos, desde el agua que tomamos hasta las manijas de las puertas. En 2009, Médicos para la Responsabilidad Social sacó un informe especial llamado "Químicos peligrosos en las instituciones de salud", el cual reveló los muchos agentes tóxicos a los que estás expuesto durante el curso de un tratamiento médico básico.[3]

Estos químicos furtivos son tan omnipresentes que ya llegaron hasta nuestro abastecimiento de agua porque los métodos modernos de purificación de agua no pueden eliminarlos. Por ejemplo, aun si no tomas pastillas anticonceptivas o tratamiento de reemplazo hormonal, es posible que los estés tomando porque se han encontrado medicamentos de prescripción en cantidades medibles en el agua de la llave. Un estudio realizado por el Servicio Geológico de Estados Unidos en 1999-2000 encontró niveles cuantificables de uno o más medicamentos de prescripción en *80% de las muestras de agua* tomadas de arroyos en 30 estados. Los medicamentos incluían de todo, desde hormonas sintéticas y analgésicos, hasta medicamentos para el corazón, sedantes y medicamentos antiepilépticos. Desde entonces las muestras sólo nos dicen que el problema está empeorando.[4]

Luego viene el cloro, que la mayoría considera un agente desinfectante del agua benigno. Lo que tal vez no sabes es que el cloro puede desplazar el yodo a tu glándula tiroides. Cada célula de tu cuerpo le hace caso a tu tiroides como directora del metabolismo. El yodo es vital para la función tiroidea. Cuando el cloro sustituye el yodo, un metabolismo radical se puede volver tóxico. El cloro también se mezcla con otros químicos en el agua para crear subproductos peligrosos llamados ftalatos de dibutilo (DBP), presentes en la mayoría de las tomas de agua.

¿Cuál es la solución? Ya que no vivimos en una burbuja, todo lo que podemos hacer es minimizar nuestra exposición al maximizar la conciencia y apoyar más a nuestro cuerpo. Dado que nuestras células hacen todo el trabajo, *una desintoxicación real debe darse a nivel celular*. Tus células deben poder introducir los nutrientes y sacar las toxinas para seguir limpias y sanas. Aunque la desintoxicación es clave para permanecer delgados, es probable que se trate del aspecto más descuidado e incomprendido del cuidado de la salud. Una desintoxicación real requiere más de unos cuantos días de jugos y la sesión ocasional en el sauna. Estas herramientas pueden servir como impulso, pero desintoxicarse es algo que debe hacerse *diario* para prevenir que las toxinas se acumulen en primer lugar. Una vez que se acumulan, envenenan e incapacitan tus células, promueven la inflamación y vuelven un caos tus hormonas.

Toxinas comunes y dónde se esconden

Alimentos		
Metales pesados	Aluminio, plomo, níquel, mercurio, arsénico, cadmio y otros; sobrecarga de cobre y hierro	Pescados y mariscos, productos de arroz, jugos, cerveza, vino
Aditivos alimentarios	Nitratos, nitritos, bromato de potasio, propilparabenos, ácido betahidróxido (ABH), butilhidroxitolueno (BHT),terbutilhidroquinona (TBHQ), triacetín, galato de propilo, diacetilo, fosfatos, colorantes, endulzantes artificiales, glutamato monosódico, dióxido de sulfuro, OMG, carragenano y otros	
Químicos disruptores endocrinos (QDE)	Bisfenol A, dioxina, ftalatos, perclorato (combustible de cohetes), retardantes de llama	
Pesticidas	Atrazina, organofosforados, glifosatos, criolita (en carnes de res, cerdo, aves, lácteos y huevos de animales criados convencionalmente; verduras)	
Antibióticos	Carnes de res, cerdo, aves, lácteos y huevos de animales criados convencionalmente	
Flúor	Criolita y suelos; tés, productos de hueso, productos de colágeno	

Patógenos (bacterias, parásitos, hongos y micotoxinas)	Hongos comunes en granos, frutas secas, cacahuates y crema de cacahuate	
Agua		
Químicos agrícolas y otros	Flúor, nitratos, químicos perfluorados (PFC), perclorato, cloro, ftalato de dibutilo (DBP), bifenilos policlorados (BPC), dioxinas, DDT, hexaclorobenceno (HCB), dacthal (DCPA), éter metilterbutílico (MtBE)	
Radioactividad	Radón, uranio, plomo, yodo, cesio, plutonio	
Metales pesados	Aluminio, cobre, plomo, arsénico	
Patógenos	Bacterias, parásitos, virus	
Aire		
Hongos y otros patógenos	Bacterias, parásitos, virus, esporas de hongos, ácaros del polvo	
Humo de tabaco, vapores de pinturas, gasolina, escapes de autos, otros	Compuestos orgánicos volátiles (COV), pelo de animales, benceno, percloroetileno, cloruro de metileno, dioxina, asbesto, tolueno, mercurio, cadmio, cromo, plomo.	
Productos de uso común		
Cosméticos y productos de cuidado personal	Cosméticos, jabón, productos de cuidado personal, pasta de dientes	Flúor, polietilenglicol (PEG), metales pesados, formaldehído, siloxanos, 1,4-D, acrilatos, benzofenona, BHT, dietanolamina (DEA), alquitrán, etanolamina, ftalatos, parabenos, fragancia, triclosán,

		tricarbán, lauril sulfato sódico (SLS), endulzantes artificiales, microesferas
	Bloqueadores solares	Oxibenzona, avobenzona, octisalato, octocrileno, homosalato, octinoxato
	Esmalte de uñas	Formaldehído, tolueno, DBP.
	Crema para bebés	Ácido bórico, ABH, talco, propilenglicol, parabenos, triclosán
	Desodorantes y antitranspirantes	Aluminio, parabenos, propilenglicol, triclosán, ftalatos, fragancias
Colchones, ropa de cama, alfombras, ropa	Retardantes de llama, formaldehído, COV, quinolonas, aminos aromáticos, benzotiazoles	
Farmacia e insumos médicos	Medicamentos, vacunas, insumos	Flúor, mercurio, plomo, aluminio, arsénico, OMG, colorantes artificiales, endulzantes y saborizantes artificiales, aceites hidrogenados, estearato de magnesio,

		óxido de titanio, carragenanos, BH, sulfato de cobre, ácido bórico, vitaminas sintéticas
	Equipo médico	Plásticos, ftalatos como DEHP, BPA, PVC, éteres de polibromodifenilos (PBDE), PFC, triclosán
	Resonancia magnética	Gadolinio (metal pesado) en medio de contraste
Productos de limpieza		Formaldehído, 1,4-dioxano, cloroformo, amonio cuaternario, cloruro de benzalconio, ftalatos, sales de boro, fragancias químicas, amoniaco, triclosán, cloro, dioxina
Productos de jardinería		Pesticidas y herbicidas, incluyendo glifosato (Roundup), 2,4-D, PDBE, fertilizantes inorgánicos, OMG y otros
Ollas y sartenes, aparatos de cocina, utensilios, empaques		Aluminio, níquel, cobre, hierro, químicos perfluorados, PFOA, bisfenol A y plásticos, formaldehído, COV, politetrafluoroetileno (PTFE)

La desintoxicación empieza con membranas celulares fuertes

Antes de hablar de toxinas específicas necesitamos retomar las células y su importancia absoluta. Hay dos factores elementales para una desintoxicación adecuada: membranas celulares fuertes y buena energía celular. Las membranas celulares tienen papeles vitales en la desintoxicación, así que aplica muy bien lo que ya aprendiste en este libro sobre fortalecerlas.

Desintoxicar requiere energía, y una buena energía requiere funcionamiento mitocondrial. Las mitocondrias en tus células producen ATP, el combustible de las células. Sin un buen funcionamiento mitocondrial, no vas a tener ATP adecuados, y sin ellos los venenos se acumularán y la inflamación se saldrá de control. La disfunción mitocondrial prolifera hoy en día, produciendo una epidemia de dolor crónico, fatiga y niebla mental. De hecho muchos expertos creen que la disfunción mitocondrial es el biomarcador número uno del envejecimiento, así que todo lo que puedas hacer para mejorar tu funcionamiento mitocondrial sumará años a tu vida. La buena noticia es que implementar las estrategias que he mencionado hasta ahora te llevarán muy lejos, encendiendo las secuencias desintoxicantes de tu cuerpo, además de tus increíbles mitocondrias. ¿Qué más puedes hacer?

Antes que nada debes reducir y eliminar las fuentes de exposición tóxica, un enfoque prioritario en este capítulo y el siguiente. Conforme aumente tu conciencia reducirás paso a paso tu carga diaria, restando estrés a tu cuerpo y liberando más de sus recursos para otras actividades, incluyendo la salud.

La desintoxicación es algo que se da en todos tus órganos vitales, por lo que deben funcionar en orden, incluyendo colon, riñones, sistema linfático y, por supuesto, hígado y vesícula. Como recordarás, tu hígado filtra las toxinas del torrente sanguíneo y luego las envía a la bilis para que salgan por tu colon. La bilis es un vehículo muy importante para la desintoxicación, pues une las toxinas para eliminarlas con las heces. La bilis densa y congestionada te pone en una seria desventaja cuando se trata de depurar, desacelerando todo y convirtiendo tu vesícula en un tiradero de desperdicios tóxicos. Tu colon también es importante. Casi todos los programas de desintoxicación se enfocan en la regularidad de las excreciones, y con buena razón: las evacuaciones son la última parada de las toxinas antes de salir del cuerpo.

Si tu colon está atascado, estos venenos seguirán en contacto con tu pared intestinal por demasiado tiempo, incrementando tu riesgo de reabsorción. Si tienes intestino permeable entonces tu sangre ya estará absorbiendo más toxinas de tu tracto digestivo, lo que incrementa la carga de todos los demás órganos que deben limpiar el desastre.

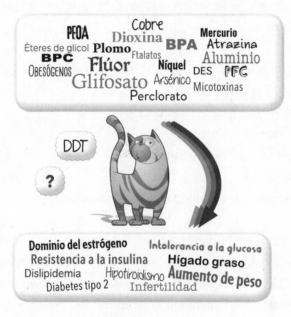

Caos metabólico por químicos
disruptores endocrinos

Estos compuestos químicos juegan con tu cuerpo alterando tus hormonas. Están alrededor de nosotros. También llamados xenoestrógenos y obesógenos, estos compuestos sólo parecen estrógeno y son famosos por causar el aumento de peso. Algunos QDE incrementan la producción de ciertas hormonas en el cuerpo, mientras impiden la producción de otras. Algunas imitan tus hormonas naturales, o pueden convertir una hormona en otra. Algunos QDE les dicen a tus células que mueran prematuramente, y otras compiten con los nutrientes esenciales. Por ejemplo, los pesticidas clorados pueden desacelerar la termogénesis, tu termostato interno para quemar grasa corporal.

Básicamente los QDE son una bola de demolición para tu metabolismo, lo que puede llevarte hacia la resistencia a la insulina, la obesidad, la diabetes y la enfermedad de hígado graso. La exposición a estos químicos se considera un factor significativo en la edad cada vez menor para el inicio de la pubertad en los niños de todo el mundo.[5] Cuando los obesógenos atacan los receptores de estrógeno de tus células se puede afectar:

- El equilibrio entre la sensibilidad a la insulina y la glucosa
- La señalización de leptina
- La reserva de grasa (aumento)
- El apetito (aumento)
- El funcionamiento cognitivo
- La fertilidad
- La producción de energía en las mitocondrias

Los obesógenos están presentes en el agua de la llave, la comida, los medicamentos, los plásticos, la ropa y toda clase de productos y sus empaques. Los efectos biológicos de estos químicos varían, pero pueden incluir síndrome metabólico, dominio del estrógeno, problemas digestivos, fatiga, mal funcionamiento tiroideo, alergias y problemas de la piel, poca testosterona, infecciones crónicas de *Candida*, disfunción sexual, pubertad precoz y diversas formas de cáncer (endometrio, ovario, seno y próstata). El Environmental Working Group (EWG) etiqueta los siguientes químicos como "los 12 peores disruptores endocrinos":[6]

1. BPA (alimentos enlatados, plásticos)
2. Dioxina (alimentos procesados, en particular productos animales comerciales)
3. Atrazina (herbicida encontrado usualmente en el agua de la llave)
4. Ftalatos (plásticos, PVC, fragancias, productos de cuidado personal)

5. Perclorato (combustible para cohetes, también aparece en el agua de la llave)
6. Retardantes de llama (ropa, tapetes, tapicería, ropa de cama)
7. Plomo
8. Arsénico
9. Mercurio
10. Químicos perfluorados (PFC) (baterías de cocina antiadherentes; cubiertas resistentes a las manchas y al agua en la ropa, los muebles y los tapetes)
11. Pesticidas organofosforados (alimentos no orgánicos)
12. Éteres de glicol (productos de limpieza)

La mejor manera de reducir tu exposición a estos los QDE es evitar el contacto con tantos productos plásticos como sea posible. ¡Lee las etiquetas! En el siguiente capítulo hablaremos con más detalle sobre cómo eliminar el plástico de tu cocina.

El flúor y tu tiroides

Aunque el flúor no se encuentra entre los doce peores señalados por el EWG, *en mi humilde opinión, sí debería.* El flúor puede hacer que subas kilos bloqueando los receptores de yodo en tu glándula tiroides, lo que apaga la producción hormonal de la hormona tiroidea (tiroxina) en tu cuerpo. Al igual que el plomo, el flúor no tiene ningún beneficio para el cuerpo, contrario a lo que te han dicho los promotores de la fluorización del agua. Tu glándula tiroides puede utilizar el flúor para crear una "hormona impostora" que provoque aumento de peso, fatiga, depresión y pérdida de cabello. Lo que es peor, esta hormona charlatana se ve como tiroxina en los análisis de sangre, lo que imposibilita detectar las deficiencias.

Más de 50 estudios con humanos y 100 estudios con animales muestran la neurotoxicidad del flúor, la cual ha suscitado demandas contra la Agencia de Protección Ambiental para prohibir la fluorización del agua. Además del caos metabólico, la toxicidad del flúor se liga con una gran variedad de problemas de salud, incluyendo enfermedades óseas y cerebrales, diabetes, cáncer, problemas digestivos y dentales, y fluorosis esquelética.[7]

Las fuentes que esconden flúor incluyen agua fluorizada, productos dentales, alimentos y bebidas procesadas, farmacéuticas, sartenes de teflón y pesticidas. La criolita es un pesticida ampliamente utilizado en productos de uva —sobre todo en uvas amarillas—, así que puedes recibir una buena dosis de flúor al consumir jugo de uva, vino o pasas. El riesgo se reduce consumiendo sólo productos orgánicos.[8]

┌─ **Mito** ───────────┐

Todos los tés verdes son buenos para tu salud y estimulan tu metabolismo.

└──────────────────────┘

Para reducir tu exposición al flúor considera instalar un filtro de purificación de cerámica o de ósmosis inversa, el cual eliminará el flúor de tu agua (contrario a los filtros de casa, como Brita y Pur). El yodo también ayuda a protegerte de la toxicidad del flúor, así que intenta incluir por lo menos un alimento rico en yodo al día, como alga, dulse en particular. Puedes añadir una a cinco gotas de yodo Lugol en tu régimen diario. Tomar por lo menos tres miligramos de boto al día te ayudará a mantener a raya el flúor.

LA VERDAD SOBRE EL TÉ VERDE

¿Tomas té verde por sus beneficios para la salud y la pérdida de peso? Tal vez no te estés haciendo ningún favor. Tomar demasiado té verde —o de cualquier variedad de la planta *Camellia sinesis*, sea verde, negro, blanco, oolong o Pu-er (té negro chino)— puede dañar tu salud más que promoverla. Es un gran ejemplo de "demasiado de lo bueno".

A pesar de sus beneficios nutricionales y metabólicos establecidos, el té ahora está muy contaminado con flúor, metales pesados y residuos de pesticidas. La razón es que las plantas del té son "hiperacumuladoras", es decir, expertas en extraer compuestos de la tierra y concentrarlos en sus hojas. Desafortunadamente esto implica absorber contaminantes como si fueran esponja. Si el flúor apaga tu tiroides, ¡entonces no le estás haciendo ningún favor a tu metabolismo al tomar una infusión diaria en tu té! Los tés instantáneos y los tés de China e India tienden a ser los peores, ya que China es el principal usuario de pesticidas. Los tés japoneses suelen ser mejores, pero desde el desastre de Fukushima también debemos considerar la contaminación radioactiva. El té orgánico tendrá menos pesticidas, pero puede (o no) tener menos flúor.[9]

Si el té es "lo tuyo", te ofrezco una sugerencia radical: cambia tu té verde por oolong orgánico. ¿Por qué oolong? Los beneficios estimulantes del metabolismo que tiene el té oolong están bien establecidos. Parcialmente fermentado antes del secado, es rico en polifenoles y más suave para el estómago que el té verde, además de que contiene muchas de las mismas catequinas saludables y sus derivados (epigalocatequina, galato de epigalocatequina y otras). Todavía más, *¡el oolong tiene dos veces la capacidad quemagrasa del té verde, incluso evitando la futura reserva de grasa abdominal en tu cuerpo!* En un estudio el oolong bajó 36% el hambre de quienes bebieron el té hasta por 24 horas, disminuyendo su colesterol LDL en 29% y dándoles más energía.[10]

Limita tu consumo a dos tazas al día. Lo ideal sería que fuera un cultivo japonés de oolong, no uno chino, pero el japonés es raro y difícil de encontrar. Si compras chino, asegúrate de que sea orgánico y venga de las granjas de té de mejor calidad. (Ve la sección de recursos para sugerencias de marcas.) Si sabes que tienes problemas de tiroides, la mejor decisión sería dejar todos los tés de la planta *Camellia sinesis* para eliminar cualquier exposición potencial al flúor.

Bolas de demolición de metales pesados

Hay tres metales pesados entre los doce peores del EWG: plomo, arsénico y mercurio. Algunos metales pesados, como el cobre, el hierro y el zinc, tienen papeles importantes en el cuerpo, mientras que otros (aluminio, plomo, mercurio, arsénico, etc.) no tienen beneficios para la salud. Hoy más que nunca nuestro cuerpo soporta la sobrecarga de metales tóxicos. Nuestros océanos están cada vez más contaminados, con pescados y mariscos infectados con metales pesados, pesticidas y partículas radioactivas.

La evidencia crece, exponiendo que estas toxinas se acumulan en el cuerpo con el tiempo y causan problemas de salud potencialmente muy serios. Los efectos de la toxicidad crónica con metales pesados son más insidiosos que los de un envenenamiento agudo. Aunque los síntomas pueden variar dependiendo del tipo de metal, los comentarios comunes de quienes tienen una sobrecarga de metales pesados incluyen dolores de cabeza, debilidad, fatiga, dolor muscular, dolor de articulaciones y constipación. Algunas de las exposiciones más comunes a metales pesados se mencionan aquí, pero considera que hay muchas otras y comentarlas todas se saldría del tema de este libro. Continuamente surgen nuevas inquietudes, como la reciente controversia por el gadolinio y las resonancias magnéticas, por ejemplo. Resulta que este metal pesado, conocido por su uso en resonancias con agentes de contraste, no sale instantáneamente del cuerpo. Al igual que otros metales pesados el gadolinio puede quedarse en los tejidos para provocar problemas de salud significativos a corto y largo plazo.[11] La lista de suplementos al final de este capítulo te ayudará a eliminar el gadolinio, así como otros metales tóxicos.

Metales pesados y sus fuentes		
Mercurio: pescado, rellenos dentales (amalgamas), gotas de ojos y soluciones para lentes de contacto, atomizadores nasales y otros medicamentos, termómetros	*Plomo*: el interior de cualquier estructura construida antes de 1978, pintura vieja, viejas tuberías de plomo y su agua, alimentos enlatados, empaques de comida, pilas, humo de cigarro, algunos	*Aluminio*: baterías de cocina de aluminio, polvo para hornear, fórmula de soya para bebés, harina refinada, quesos procesados, antiácidos y otros medicamentos, trabajos dentales,

Metales pesados y sus fuentes

no eléctricos, pilas, focos de luz fluorescente, pinturas e insumos de arte	juguetes, cerámicas, soldaduras, PVC, gasolina, humo de los escapes de autos	desodorantes, cosméticos, pesticidas, agua de la llave
Cobre: pastillas anticonceptivas, rellenos dentales desde 1976, dispositivos intrauterinos de cobre, fungicidas, ciertos alimentos, tuberías de cobre y su agua	*Arsénico*: madera tratada, herbicidas, pesticidas, polvo de carbón, humo de tabaco, semiconductores, pinturas y tintes, jabones, arroz y alimentos de arroz, jugos comerciales, pollo	*Cadmio*: hule negro, aceite de motor quemado, humo de tabaco, cerámicas, leche evaporada, fertilizantes, fungicidas, refrescos
Bario: imagenología médica, pintura, insecticidas, cristal decorado, cacahuates	*Estaño*: alimentos, tuberías de agua, hule, soldaduras, tintes, pigmentos, agentes blanqueadores, venenos para ratas, insecticidas, fungicidas	*Níquel*: cigarros electrónicos, tabaco, perforaciones, ollas y sartenes, humo diésel, alimentos, pilas, joyería, materiales dentales, prótesis, materiales para soldar

Empecemos nuestra exposición a los metales pesados con uno que se esconde en casi todas las cocinas: el aluminio.

El aluminio y tu cerebro

El aluminio está presente en una gran cantidad de utensilios de cocina, desde papel aluminio, hasta moldes para pays, ollas, sartenes, charolas para horno, teteras, tazas medidoras y otros utensilios, los que se te ocurran. Si está en tu cocina y está hecho de metal, potencialmente contiene aluminio. El problema es que cuando tus alimentos se topan con el aluminio, pueden entrar pequeñas partículas y acumularse con el tiempo en tus órganos, músculos y tejidos. Otras fuentes comunes incluyen productos de cuidado personal (en especial desodorantes y antitranspirantes), medicamentos (incluyendo antiácidos, antidiarreicos y analgésicos comerciales), trabajos dentales y fórmula de soya para bebés.

Por su cualidad astringente el aluminio puede irritar las membranas mucosas en tu tracto gastrointestinal y destruir la enzima para digerir la proteína llamada pepsina dentro de tu estómago. El aluminio también entorpece la utilización de tu cuerpo del calcio, el magnesio, el fósforo y la vitamina A, incrementando tu riesgo de osteoporosis.

Las implicaciones más preocupantes del aluminio, sin embargo, están relacionadas con su efecto en tu cerebro y tu sistema nervioso. El aluminio puede cruzar la barrera hematoencefálica. Se cree que su toxicidad se asocia con enfermedades neurodegenerativas, como Alzheimer y Parkinson. Este metal se detecta en las autopsias, dentro de las placas cerebrales de personas con demencia. De acuerdo con un estudio por lo menos, el aluminio debería considerarse "uno de los principales factores etiológicos de la enfermedad de Alzheimer".[12] Los síntomas de la toxicidad con aluminio incluyen resequedad en la piel y en las membranas mucosas, acidez, cólicos, flatulencias, úlceras, espasmos del esófago, apendicitis, constipación, debilidad muscular, problemas inmunológicos, confusión mental y pérdida de memoria, entre otros. Aprenderás cómo dejar tu cocina a prueba de aluminio en el siguiente capítulo.

Sobrecarga de cobre y dominio del estrógeno

El desequilibrio por cobre es uno de los secretos mejor guardados de la salud y afecta alrededor de 80% de todos los hombres, mujeres y niños. A diferencia de los metales pesados que comentamos antes, el cobre es beneficioso para tu cuerpo cuando se encuentra presente en la cantidad correcta. Cuando se encuentra en equilibrio, el cobre es responsable de activar más de 30 enzimas. Ayuda con la formación de la capa de mielina de los nervios, la síntesis de neurotransmisores, la fertilidad y la desintoxicación. El cobre es elemental para la producción de colágeno en el cuerpo, así que no puedes tener una piel radiante, libre de arrugas, sin él. *Sin embargo, cuando lo tienes en exceso, ¡vaya que puede organizar un numerito!* El exceso de cobre se asocia con dominio del estrógeno, mal funcionamiento tiroideo, insomnio, fatiga, hiperactividad, comportamiento compulsivo, ansiedad, depresión y diversas anormalidades de cabello y piel. El cobre puede contaminar los alimentos ácidos y destruir la vitamina C, además de interferir con el metabolismo del zinc y el boro. Cuando el cobre sobrepasa al zinc, puede exacerbar el dominio del estrógeno.

Sólo una pizca de cobre es suficiente para hacer feliz a tu cuerpo: 2 miligramos al día más o menos. Si tienes una sobrecarga de cobre, es posible que quieras evitar los alimentos ricos en cobre, como nueces, semillas, aguacate, mariscos, chocolate, té, salvado de germen de trigo y levadura de cerveza. Asegúrate de que tu multivitamínico no tenga cobre. Para más información, por favor consulta mi libro *Cómo vencer el cansancio crónico.*

El níquel y el intestino permeable

El níquel es un metal pesado carcinógeno que aparece frecuentemente en los paneles de toxicidad, y muchas veces en niveles altos. Se sabe que provoca intestino permeable e intolerancia a la lactosa. El níquel también es un mutágeno potencial: crea daño cromosómico al adherirse al ADN y a las proteínas nucleares.[13] También es problemático porque se parece al zinc dentro de tu cuerpo, así que, si tienes una deficiencia de zinc —tan común hoy en día—, tu cuerpo simplemente agarrará el níquel en su lugar. El zinc desempeña un papel en más de

300 reacciones enzimáticas, por lo que si el níquel entra a reemplazarlo, comienza un caos metabólico. La exposición también se asocia con el aumento del riesgo de cáncer pulmonar y nasal.[14]

Aparte de la joyería, las baterías de cocina son la principal fuente de níquel, pues el acero inoxidable se compone de 14% de níquel. Otras fuentes son el tabaco, los cigarros electrónicos, las perforaciones en el cuerpo y el humo de los escapes. Los vapores de los cigarros electrónicos tienen *cuatro veces más níquel* que el humo de tabaco.[15] El níquel también es el catalizador utilizado industrialmente para hidrogenar las grasas; una razón más de que las grasas hidrogenadas, lo mismo que los aceites vegetales, sean tan problemáticas para tu cuerpo. Los componentes clave del tratamiento para la toxicidad del níquel son el glutatión (el antioxidante maestro de tu cuerpo) y corregir la deficiencia de zinc.

La amenaza llamada mercurio

El mercurio, una neurotoxina potente, se encuentra en la raíz de incontables trastornos. No se conoce un nivel "seguro" para la exposición de mercurio.

Estamos expuestos al mercurio particularmente a través de pescados y mariscos, amalgamas dentales, medicamentos, productos de cuidado personal y residuos de químicos agrícolas. Las amalgamas son rellenos dentales con una base de mercurio que todavía se utilizan hoy en día. Los rellenos de amalgama se conocen como "obturaciones de plata", un término publicitario que intenta engañarnos para creer que están hechos de plata, pero se trata de un componente menor. ¡En realidad, las amalgamas son entre 43 y 54% mercurio! Los estudios demuestran que las personas con al menos ocho amalgamas tienen más del doble de mercurio en su sangre que las personas que no tienen.[16]

Las amalgamas suman entre 240 y 300 toneladas de mercurio que entran al mercado cada año. En Estados Unidos los consultorios dentales son los segundos grandes usuarios de mercurio, y este metal tóxico termina en el ambiente por un camino u otro. Una vez ahí, se convierte en una forma todavía más tóxica, metilmercurio, una fuente relevante de la contaminación del ecosistema de pescados y mariscos. Más de 50 000 lagos en Estados Unidos ahora tiene advertencias sobre el consumo de pescados. De acuerdo con la Asociación Americana del Corazón, los hombres con niveles más elevados de mercurio son *casi tres veces más propensos a sufrir un ataque cardiaco* que los hombres con niveles menores.[17]

Para minimizar la exposición de mercurio, limita tu consumo de pescado a no más de dos veces por semana, evita los peces grandes que viven más y tienden a acumular más mercurio y otros contaminantes a lo largo de su vida. Elige peces pequeños, como sardinas, y productos de compañías que analicen sus productos con regularidad.

Si tienes amalgamas, como la mayoría de la gente, reemplázalas con resinas sin mercurio, con la ayuda de un dentista biológico/holístico que tenga experiencia en retirarlas con seguridad. Los dentistas biológicos están entrenados en la extracción segura de las amalgamas de mercurio (incluyendo el uso de presas dentales), y algunos ofrecen tratamientos complementarios, como ozono, vitamina C intravenosa y análisis de biocompatibilidad.

NO ESPERES QUE EL GOBIERNO TE PROTEJA

Muchas veces la Administración de Alimentos y Medicamentos de Estados Unidos está peligrosamente rezagada en la búsqueda de la verdad. La doctora Renne Dufault, antigua investigadora de alimentos para la administración, descubrió que el mercurio estaba contaminando los sistemas de drenaje de muchas plantas manufactureras, y que ese mismo mercurio aparecía en muchos alimentos procesados. Cuando comentó este y otros descubrimientos preocupantes a sus superiores le dijeron en repetidas ocasiones que cesara su investigación, así que se jubiló anticipadamente. En mayo de 2017 publicó un libro sobre el insidioso contaminante en los alimentos, *Unsafe at Any Meal: What the FDA Does Not Want You to Know About the Foods You Eat.*

El plomo y un coeficiente intelectual más bajo

Al igual que el mercurio, el plomo es una toxina acumulativa que afecta múltiples sistemas del cuerpo, pero es particularmente dañino para los niños pequeños. El cuerpo de un niño es mucho menos eficiente para deshacerse del plomo que el de un adulto. De acuerdo con una publicación de la autoridad de salud de Oregón, alrededor de 99% de la cantidad de plomo que se absorbe en el cuerpo de un adulto se evacuará en un lapso de dos semanas, mientras que el cuerpo de un niño sólo puede eliminar 32%.[18] En los niños, incluso los niveles bajos de plomo pueden ocasionar un mal crecimiento, trastornos de desarrollo, menos coeficiente intelectual, problemas de comportamiento y pérdida del oído. La exposición crónica a niveles bajos de plomo también ha demostrado ocasionar hipertensión y enfermedad cardiovascular.[19]

No existe un nivel de exposición al plomo que se considere seguro. Este metal se distribuye en tu cerebro, hígado y riñones, y se acumula en tus dientes y huesos con el tiempo. Una vez en el hueso, el plomo puede permanecer ahí entre 25 y 30 años. El plomo del hueso se libera hacia el torrente sanguíneo durante el embarazo y se vuelve una fuente de exposición para el feto en desarrollo. El plomo también participa dentro de una sinergia tóxica con otros elementos, incluyendo el mercurio, e interfiere con el metabolismo del calcio y el hierro. Una deficiencia de calcio, hierro o zinc puede incrementar la absorción de plomo.

Como seguramente has escuchado, el plomo en el agua potable por las tuberías corroídas de plomo es una gran preocupación hoy en día. Tu hijo puede estar ingiriendo plomo por tomar agua de un bebedero en la escuela. Además de ser un contaminante común dentro de muchos productos importados, estudios recientes identificaron el plomo como contaminante en muchos suplementos alimenticios, sobre todo los que se hacen con estándares inferiores de fabricación. Comprar tus suplemen-

> **Mito**
>
> Todos los caldos de huesos son buenos para ti.

tos de una empresa respetable con estrictos estándares de insumos y producción es gastar bien tu dinero.

¿TE HAN ENGAÑADO CON EL CALDO DE HUESOS?

Puede ser muy curativo, pero debes tener cuidado de su fuente. El caldo de huesos orgánico y de alta calidad es rico en colágeno, minerales, glutamina y grasas beneficiosas. El colágeno es la proteína más abundante de todo tu cuerpo: se encuentra en tejidos conectivos, músculos, hueso, tendones, vasos sanguíneos y sistema digestivo. Suma 70% de la proteína de tu piel, así que consumir colágeno ayuda a prevenir arrugas y flacidez. El caldo de huesos puede ayudar a calmar las molestias de huesos y músculos, pelear contra la inflamación y las infecciones, e incrementar la energía, además de ayudar a sanar y sellar el intestino permeable.

Pero no todos los caldos de huesos son iguales. Hay inquietudes válidas sobre una contaminación potencial en el caldo de huesos con plomo, flúor y químicos industriales que pueden acumularse en el hueso, tanto de humanos como de animales. La idea del caldo de huesos es hervirlos lentamente durante mucho tiempo para crear un caldo concentrado y rico en minerales. Sin embargo, tu caldo resultante será una concentración de lo que sea que se halle en los huesos. Es algo bueno si se trata de colágeno y minerales biológicamente beneficiosos, ¡pero algo *malo* si incluye plomo u otras toxinas!

Si tu caldo está hecho con huesos de animales criados en fábricas, alimentados con granos OMG, criados con herbicidas, pesticidas y hormonas para "engordarlos" más rápido, ¡entonces no quieres consumir lo que salga de sus huesos! Por el contrario, si tu caldo está hecho con carne o aves orgánicas, criadas en libre pastoreo y alimentadas con una dieta natural y adecuada para su biología, sus huesos probablemente serán más sanos y más nutritivos.

Se han hecho muy pocos análisis sobre la contaminación potencial en el caldo de huesos, así que no sabemos mucho, excepto lo que nos dice nuestro sentido común. Un estudio de 2013 revolvió la olla de la toxicidad cuando descubrió que los caldos de huesos de pollo orgánicos estaban contaminados con plomo.[20] Aparentemente los pollos pueden guardar niveles altos de plomo en su cuerpo sin siquiera mostrar señales de enfermedad.[21] Lo importante es tener muy claro cuál es la fuente de tu caldo de huesos. Tu mejor apuesta es hacerlo tú mismo a partir de huesos orgánicos de granjas locales, con agua filtrada. Si usas un caldo de huesos comercial, elige algunos con certificación orgánica y una reputación estelar. Mi favorito se encuentra en la sección de recursos. ·

El ofensivo glifosato

Monsanto lo puso en el mapa por ser el principal químico de su herbicida Roundup. El glifosato ahora se filtra hacia casi todo, desde nuestros alimentos y agua, hasta productos de higiene femenina, fórmulas para bebé y leche materna. Este horrible químico se ha vinculado científicamente con incontables amenazas de salud. California y la Organización Mundial de la Salud ahora lo clasifican como un "carcinógeno potencial", lo que es muy generoso en realidad.

El glifosato se fue al cielo después de 1987, cuando se crearon semillas modificadas genéticamente para tolerarlo, para que se pudiera rociar durante toda la temporada de cultivo. Hoy en día casi todo el maíz, la soya y el algodón son modificados genéticamente y rociados con glifosato.

Muchos países han prohibido el glifosato, después de concluir que no hay un nivel seguro de exposición. Sin embargo, su uso no tiene virtualmente ninguna regulación en Estados Unidos. Entre la población, 93% de las personas resulta positivo para glifosato en un análisis de orina, con tres o cuatro veces más de los niveles que se encuentran en los europeos.

El glifosato puede dañar tu cuerpo por medio de distintos mecanismos. Primero, mata preferentemente las bacterias *Lactobacillus*, una parte importante de tu microbioma. Las proteínas en tu cuerpo se adhieren por error al glifosato en lugar del aminoácido glicina, así que entra a tus músculos y órganos. Es también un disruptor endocrino y un agente quelante sobresaliente, así que se adhiere con firmeza a los metales, como el aluminio, y los lleva hasta tu cerebro.

El glifosato también hace que otros químicos sean más tóxicos y bloqueen ciertas secuencias enzimáticas en tu hígado para desintoxicar toda clase de químicos. Estas secuencias bloqueadas evitan que tu hígado convierta la vitamina D en su forma activa, contribuyendo a su deficiencia. Las enzimas importantes también se utilizan para crear ácidos biliares, así que el glifosato es un contribuyente directo de la disfunción de la vesícula y la bilis. Ante esto no es ninguna sorpresa que esté ligado a tantos problemas de salud, incluyendo hipotiroidismo, depresión, cáncer, Parkinson, enfermedad celiaca e intolerancia al gluten, fatiga crónica, colitis, enfermedad de intestino inflamado, esclerosis múltiple, enfermedad hepática, aborto y muchos más.[22]

La mejor manera de reducir tu exposición al glifosato —así como tu exposición al nuevo agente químico de Monsanto, dicamba— es comprar productos orgánicos, sin OMG. La clave para eliminar el glifosato de tu cuerpo es el proceso de sulfuración, el cual requiere comer alimentos ricos en sulfuros (verduras crucíferas, como brócoli, coliflor, kale, etc.; ajo, cebollas y poros; carnes y huevos de libre pastoreo), tomar suplementos (metilsulfonilmetano, glutatión, ASEA) y tomar el sol. Los minerales húmicos con base ácida también ayudan.

La electrocontaminación y el campo electromagnético de tu cuerpo

Antes de que te saltes esta sección porque crees que no es tan importante *piensa en esto*: el aumento de peso y otras enfermedades de la era moderna están vinculadas con las alteraciones fisiológicas provocadas por los campos electromagnéticos hechos por el hombre (CEM), también llamados electrocontaminación. Es incolora, inodora e invisible… y probablemente te está rodeando ahora mismo. Los humanos estamos tan poco protegidos para esta clase de contaminación como para los químicos tóxicos.

Nuestro cuerpo evolucionó bajo una frecuencia electromagnética natural: la luz del sol. Sin embargo introducimos cuatro clases de CEM artificiales al mundo: magnética, luz artificial, eléctrica y microondas. Estamos rodeados de microondas de nuestros teléfonos celulares, de los ruteadores, de los medidores digitales, de los hornos de microondas y otras tecnologías. Hay una variedad muy pequeña de CEM a la que nuestras células cerebrales puedan responder favorablemente, casi parecida a las frecuencias que se ven en la naturaleza.

Tus membranas celulares tienen una capacidad limitada para bloquear estos campos electromagnéticos caóticos y antinaturales, los cuales interrumpen la comunicación aumentando la cantidad de receptores en las membranas. Luego se vuelve como una línea compartida de antes: demasiadas personas hablando al mismo tiempo, así que puede llegar el mensaje equivocado o mensajes desvirtuados. Dichas frecuencias elevan el estrés oxidativo de tu cuerpo, que a su vez rompe las membranas celulares y daña el ADN celular. Este ataque provoca una respuesta de estrés por parte de tu cuerpo, aumentando así la producción de las hormonas cortisol y adrenalina. El cortisol alto lleva a una elevación de la glucosa y la insulina, estados de ánimo inestables, antojos, pérdida de masa muscular y aumento de grasa abdominal.

¿Conclusión? Entre más CEM *te rodeen, más difícil será perder peso y mantenerte así.*

Los CEM hechos por el hombre también afectan tu capacidad de sanar al suprimir la producción natural de antioxidantes del cuerpo, incluyendo tres grandes: glutatión, superóxido dismutasa (SOD) y melatonina. Comienza un torrente de alteraciones fisiológicas y suma a tu riesgo de desarrollar enfermedades. Un estudio descubrió que las células cancerígenas humanas crecen 24 veces más rápido cuando están expuestas a CEM y muestran una resistencia mucho mayor a la destrucción del sistema de defensa del cuerpo.[23]

Un fenómeno similar sucede con el moho, el cual comentaremos en la siguiente sección. De acuerdo con el doctor Dietrich Klinghardt, un experimento con cultivos de moho mostró que éste aumenta hasta

600 veces la producción de biotoxinas cuando está expuesto a la radiación del teléfono celular. El moho percibe los CEM como un ataque y contraataca produciendo estas armas biológicas altamente tóxicas. A partir de su experiencia clínica, el doctor Klinghardt cree que otros patógenos humanos se comportan de manera similar ante la presencia de CEM.

Esto sólo está empeorando. Ahora tenemos el espectro ominoso del 5G, la siguiente generación. Ya está *aquí*, pero la bruma sólo se espesará más y más conforme las empresas de comunicaciones liberen más teléfonos, dispositivos, automóviles, aparatos médicos y cosas similares, compatibles con la tecnología 5G. El "internet de las cosas" nos tendrá viviendo, comiendo y respirando radiación como nunca antes. A diferencia del 4G, las plantas y hasta el agua de lluvia absorberán las frecuencias, así que los CEM literalmente nos lloverán encima para que hasta los alimentos los absorban.

El difunto doctor Martin Black, experto en CEM y profesor titular del Departamento de Fisiología y Biofísica Celular de la Universidad de Columbia, resumió adecuadamente los riesgos de una exposición a CEM:[24]

> Las células del cuerpo reaccionan a los CEM como si fueran potencialmente dañinos, lo mismo que otras toxinas ambientales, incluyendo los metales pesados y los químicos tóxicos. El ADN de las células vivas reconoce los campos electromagnéticos a niveles muy bajos de exposición y produce una respuesta bioquímica de estrés. La evidencia científica nos dice que nuestros estándares de seguridad son inadecuados y debemos protegernos de la exposición a los CEM de la electricidad, los teléfonos celulares y otros similares, o arriesgarnos a las consecuencias ya conocidas. La evidencia es sólida, y deberíamos enderezarnos y poner atención.

Obviamente no podemos eliminar toda la exposición a CEM, pero podemos reducirla. Éstas son algunas sugerencias:

- Mantén tu teléfono a distancia, no en tu cuerpo; habla con el altavoz, en lugar de sostenerlo cerca de tu cabeza.
- Apaga tu wifi de noche y saca los aparatos electrónicos de tu santuario de sueño.
- Reemplaza las luces fluorescentes de LED por focos tradicionales.
- Sustituye los medidores digitales por medidores análogos.
- Minimiza el uso de dispositivos que utilicen transformadores SMPS.
- Desconéctate y pasa más tiempo en la naturaleza.
- Usa productos de protección que te ayuden a aislarte de los CEM en tu espacio personal, como pintura protectora de CEM y dispositivos protectores para el celular.
- Rodéate de shungita, es el único mineral natural con un sustento científico por sus propiedades protectoras contra el CEM. Para más información ve el informe especial de 2018 "Shungita: la solución a la electrocontaminación".[25]

Para más información, consulta mi libro *Zapped*. Electromagnetichealth.org es otra fuente excelente y un acérrimo defensor de la ciencia del CEM y la educación. Powerwatch tiene una sección en su página web dedicada a estudios de CEM comentados por otros expertos.[26]

Amenazas biológicas: parásitos, moho y micotoxinas

Además de los químicos, los metales pesados y la electrocontaminación, también hay contaminantes biológicos que deberían preocuparnos. Obviamente existe una multitud de microorganismos patógenos en el mundo que podrían enfermarte potencialmente, pero hay dos malhechores que debemos resaltar por los efectos desastrosos que tienen en el metabolismo: los *parásitos* y el *moho*.

Los parásitos podrían estar saboteando en secreto tu salud y tu intento por perder peso. Desafortunadamente muchas personas los descartan como un problema tercermundista, pero la ciencia indica lo contrario. Un estudio en Estados Unidos encontró que 32% de las personas analizadas marcaba positivo para infecciones parasíticas, y por lo menos 48 estados habían combatido brotes cuantificables.[27]

Es momento de ver con atención esta epidemia, pues los parásitos son famosos por provocar aumento de peso, antojos de azúcar, ansiedad y problemas de sueño.[28] Los parásitos se encuentran entre los agentes más inmunosupresores del planeta: consumen tus preciadas reservas nutricionales, producen desechos tóxicos y eventualmente devoran tus células y tejidos.

Asimismo son particularmente tóxicos para tu hígado y tu vesícula, y se sabe que provocan cálculos biliares. Los factores de riesgo de la exposición a parásitos incluyen actividades comunes: beber agua de la llave, comer en restaurantes, comer alimentos crudos o poco cocidos (sobre todo cerdo o sushi), viajar, las guarderías y compartir tu hogar con tus queridos compañeros animales.

Una infección parasítica hará que tu sistema inmunológico se acelere, produciendo un torrente de citocinas que pueden disparar antojos de azúcar, aumento de peso, inflamación, constipación y sensibilidades alimentarias. Otros síntomas incluyen depresión, migrañas, convulsiones, alergias o erupciones. Las citocinas penetran la barrera hematoencefálica y afectan negativamente tus neurotransmisores, como la dopamina y la serotonina. Si tienes estos síntomas es importante que hagas una depuración intestinal de tus parásitos. Si quieres un diagnóstico definitivo considera un panel de análisis GI. Para más información consulta mi publicación de 1991 *Guess What Came to Dinner? Parasites and Your Health*.

Cuando se trata de un esfuerzo estancado por perder peso, los mohos suelen estar entre los culpables subestimados. Las biotoxinas son sustancias venenosas que producen los organismos vivos,[29] y una de las más comunes proviene del moho: micotoxinas. Los mohos y las micotoxinas pueden crear problemas en tu cuerpo por exposiciones pasadas y presentes, sumándose a tu sobrecarga inmunológica. Recuerda, *la toxicidad es acumulativa.* Cuando incrementas la carga tóxica de tu cuerpo tu sistema inmunológico utiliza recursos valiosos para desintoxicar y sanar. La gente con una resistencia a la pérdida de peso muchas veces tiene fuentes múltiples de toxicidad: moho y metales pesados, por ejemplo, porque su cuerpo simplemente no puede lidiar con la pesada carga tóxica.

Muchas micotoxinas atacan el ADN mitocondrial para provocar un daño genético, así como un daño al cerebro y otros órganos. Cuando tu mitocondria queda comprometida, tus niveles de energía bajan y pierdes esa maravillosa grasa parda y termogénica. Muchas micotoxinas también son carcinógenas.

Los alimentos y bebidas son dos fuentes de exposición al moho. Los culpables más comunes son las bebidas alcohólicas, el maíz y otros granos (trigo, cebada, centeno), cacahuates, fruta seca y quesos duros. El maíz es un terreno de cultivo para hasta 22 clases de hongos diferentes por como se almacena. Los quesos hechos con cultivos similares al yogurt (como *Lactobacillus*) en lugar de hongos son menos agresivos para quienes son sensibles al moho. Algunas de estas micotoxinas son disruptores endocrinos, la zearalenona (ZEA), por ejemplo. El hongo microscópico *Fusarium graminearum* produce la ZEA, y ésta puede viajar por toda la cadena alimenticia hacia carnes, huevos y lácteos de animales alimentados con granos, e incluso la cerveza. La ZEA se identificó en la orina de una población de Nueva Jersey de niñas entre 9 y 10 años que presentaban crecimiento y desarrollo anormales. Las micotoxinas de ZEA se han patentado como anticonceptivos orales porque su adherencia al estrógeno es muy fuerte, más elevada que otros QDE, como BPA y DDT, y el cuerpo las descompone con mayor dificultad.

También puedes estar expuesto al moho que crece en tu hogar o tu oficina. Al moho le encanta acomodarse en los edificios después de un daño de humedad, y sólo en Estados Unidos 50% de todos los edificios está dañado por humedad, ¡incluyendo nuevas estructuras! Al moho le encantan todos los materiales de construcción: celulosa, aglomerado, cartón yeso, etc. Prolifera en las hendiduras que no están a simple vista: en el interior de una pared, bajo el lavabo, detrás de tu lavadora. A veces nada más erradicar el moho puede resolver tus problemas de salud, así que es importante arreglarlo. El tratamiento número uno para eliminar el moho es quitar la exposición. No puedo insistir en esto lo suficiente: *si estás en una casa con moho, necesitas irte.* Si hay moho, es urgente consultar con un profesional para remediarlo.

Análisis de toxinas

Una gran variedad de análisis puede buscar toxinas en el cuerpo, sobre todo análisis de cabello y orina. Los análisis de minerales en tejidos (AMT), que utilizan cabello, son una forma conveniente de evaluar tus niveles minerales en el cuerpo, incluyendo metales tóxicos. El cabello es un barómetro particularmente bueno para los metales tóxicos porque abre una ventana de tres meses a tu bioquímica corporal. No sólo son significativos los niveles minerales del cabello en general, sino los índices de un mineral u otro que puedan ofrecer información valiosa sobre diversas condiciones de salud. Puedes leer más al respecto en mi blog.[30] Pronto habrá análisis vanguardistas para detectar metales pesados que usen saliva. (El análisis aún no estaba disponible en el momento de publicación de este libro.)

Puedes buscar bacterias patógenas, hongos y parásitos con muestras de saliva y excremento que tomes en casa y lleves a un laboratorio.

Para la toxicidad de moho hay varios caminos. Los análisis se llaman de distinta forma y los puedes solicitar en laboratorios grandes, pero muchos médicos generales no están familiarizados con ellos. Si no puedes encontrar un médico versado en moho cerca de ti, hay un análisis de visión en línea que se llama sensibilidad al contraste visual (SCV), el cual evalúa qué tanto distinguen tus ojos los contrastes, demostrado como un reflejo preciso de la toxicidad por moho. Las micotoxinas irritan el sistema nervioso central, incluyendo los nervios que controlan cómo tus ojos distinguen los matices de gris. El scv es un análisis disponible en la página web www.survivingmold.com, creado por el doctor Ritchie Shoemaker, pionero en toxicidad por moho.

Es crucial asegurarte de que no haya moho escondido en tu hogar. Si sospechas que sí, hay un análisis sencillo y de disponibilidad inmediata que puedes hacer tú mismo, llamado Índice Relativo de Moho en el Ambiente (ERMI, Environmental Relative Moldiness Index), el cual busca el ADN de docenas de especies de moho dañino en el polvo normal de la casa.

Formas sencillas de reducir tu exposición tóxica diaria

Una exposición completa sobre los protocolos de desintoxicación se desvía del tema de este libro, pero vale la pena mencionar algunas:

- **Beber agua.** Puede parecer obvio, pero es una estrategia muchas veces descartada: *toma suficiente agua fresca para permanecer hidratado.* Una regla general es beber 30 mililitros de agua por cada kilogramo de peso todos los días. Recomiendo ampliamente considerar un sistema de filtración de agua para toda la casa (ve la sección correspondiente en el capítulo 7).
- **Sudor.** Tu piel es otro órgano desintoxicante, así que sudar por medio del ejercicio o sesiones de sauna infrarroja ayudará a los esfuerzos de desintoxicación de tu cuerpo. Recomiendo el sauna infrarrojo una o dos veces a la semana por lo menos.
- **Mejora tu sueño.** Es elemental para el sistema de desintoxicación de tu cuerpo, el "sistema glinfático", el cual opera casi exclusivamente cuando estás dormido.
- **Limita tu consumo de pescado.** Desafortunadamente en el mundo tóxico de hoy debemos empezar a limitar la cantidad y el tipo de pescados que consumimos. La producción de carbón genera una

gran cantidad de mercurio, el cual sube a la atmósfera y luego llueve hacia nuestros océanos. Recomiendo limitar tu consumo a anchoas y sardinas, pues los peces pequeños tienen menos mercurio y otros contaminantes. Nunca consumas pescados de granja. Idealmente compra tu pescado y tu aceite de pescado de empresas que utilicen análisis de terceros para asegurar que tengan niveles bajos de mercurio.

- **Invierte en un purificador de aire.** Las nuevas tecnologías de estos sistemas de filtrado de aire para el hogar han revolucionado la purificación de aire. La tecnología de alta eficiencia de carbonos y partículas con un mejor intercambio de aire y luz ultravioleta germicida puede eliminar bacterias y virus. Los sistemas óptimos eliminan polen, vapores, olores, partículas, formaldehídos, gases y humo, además de bacterias, moho y virus.

- **Ventila los espacios.** Abre las ventanas diez minutos al día para crear una ventilación cruzada, y mucho más tiempo después de pintar o instalar nuevas alfombras.

- **Evita los desodorantes artificiales.** Tira tus desodorantes de alfombras, de aire y limpiadores químicos, y reemplázalos con variedades no tóxicas, como bicarbonato, vinagre y aceites esenciales puros.

- **Las plantas son tus amigas.** ¡Adopta un par de plantas! Reemplaza el pasto con jardines amigables para las abejas y el medio ambiente, y olvídate de los pesados productos químicos para césped y jardín.

- **Elige productos de cuidado personal y del hogar que sean más saludables.** Evita los desodorantes y los antitranspirantes, y asegúrate de que tus productos para la piel no contengan parabenos. Evita las fragancias (que no sean de aceites esenciales). Usa alternativas naturales para los detergentes convencionales, los suavizantes de ropa y las hojas de secado. Deja de usar unicel y evita los plásticos (si debes usar alguno, asegúrate de que esté etiquetado con los códigos 1, 2 o 5).

- **Lávate las manos.** Es particularmente importante después de manipular recibos de papel y dinero. Evita los "limpiadores anti-bacterianos", ya que pueden contener triclosán y otros químicos similares que contribuyen al problema masivo actual de la resistencia a los antibióticos. El jabón normal es igual de efectivo.
- **Elige alimentos saludables, orgánicos y sin procesar.** Evita la soya, el café o té no orgánicos, los alimentos y bebidas enlatados, y carne, aves, huevos y lácteos producidos convencionalmente. Busca alimentos reales, ¡con ingredientes que puedas pronunciar!
- **Consulta la página web del Environmental Working Group.** Es un recurso valioso para encontrar productos no tóxicos[31] y navegar el laberinto de los productos comerciales, con diversas guías para hallar productos sustentables, insumos de limpieza no tóxicos y productos de cuidado personal, como cosméticos y bloqueadores solares. Incluso ofrecen aplicaciones para tu teléfono que te da fácil acceso a la información mientras compras.

Una receta médica radical
para desintoxicarte

Para que tu cuerpo pueda estar a la altura de las circunstancias actuales necesita desintoxicarse diariamente. Incluso si haces todo lo posible por comer alimentos sanos y tener una vida prístina, es inevitable que haya exposiciones a tóxicos. La buena noticia es que todas las estrategias detalladas en este libro están diseñadas específicamente para mejorar tu salud a nivel celular... *¡y uno de los beneficios es una desintoxicación radical!* Comer de la forma necesaria para tener un metabolismo radical encenderá esas secuencias de desintoxicación tan importantes.

Además de renovar tu dieta y tus hábitos de estilo de vida puedes incrementar tu desintoxicación todavía más con algunos suplementos. Todos necesitamos cuanta ayuda podamos encontrar, ¿cierto? La siguiente selección es mi favorita para ayudar al cuerpo a limpiar las toxinas para mantenerse reluciente. Consulta los apéndices 2 y 3 para marcas y dosis sugeridas.

- ASEA. Es la única fuente reconocida de moléculas de señalización redox, que sirven como mensajeras y transportadoras en las células y los tejidos. En pocas palabras, ASEA les indica a las células que estén sanas. ASEA incrementa el glutatión en las células, aumentando la eficiencia antioxidante hasta en 500%. ASEA se unió recientemente con uno de los principales laboratorios de investigación genética para realizar un estudio placebo de doble ciego sobre los efectos de ASEA en los genes humanos. Descubrieron que después de ocho semanas, ASEA en realidad había encendido los genes deseables, incluyendo cinco genes importantes para regular las secuencias de señalización.
- Espárragos. Contienen glutatión y, por ende, apoyan tu desintoxicación general. También son altos en vitamina K y fibra, incluyendo inulina, un prebiótico que alimenta esas amigables bacterias intestinales. Los espárragos son, además, un diurético natural.
- Nueces de Brasil. Son ricas en selenio, un precursor del glutatión y antagonista del mercurio y el arsénico.
- Cilantro. Se adhiere a los metales pesados para que puedan salir del cuerpo.
- Clorela. Esta alga unicelular de agua dulce es capaz de adherirse a los metales pesados y otras toxinas. La pared celular de la clorela debe estar "rota" para que absorba efectivamente las toxinas. Asegúrate de que la clorela que consumas crezca en agua purificada y sin contaminantes, o en laboratorio.
- CoQ10. La coenzima Q10 incrementa la capacidad de tus mitocondrias de producir energía. El ubiquinol es la forma más biodisponible de CoQ10.
- Raíz de diente de león. Es una hierba muy suave que actúa sobre el hígado para incrementar la producción de bilis. Es fabulosa horneada, para tomarla como infusión.

- **Glutatión.** Es el "antioxidante maestro" del cuerpo, ya que abre las secuencias desintoxicantes, alivia el estrés oxidativo y renueva tus mitocondrias. El glutatión liposomado es una buena opción como suplemento.
- **Yodo.** Es multifuncional de forma radical, ayudando con tu función tiroidea, la desintoxicación y a combatir toda clase de infecciones.
- **Musgo irlandés.** Crece en las rocas, cerca de las costas del Atlántico y el mar Caribe. Al igual que otras plantas es rica en minerales traza, incluyendo el yogo. El musgo irlandés contiene algina, un fitonutriente que extrae de forma efectiva los metales pesados de tus tejidos. Cuando se remoja y se hierve puedes utilizarlo en recetas, para espesar. Su cualidad gelatinosa le permite adherirse a los metales pesados y escoltarlos fuera del cuerpo.
- **Extracto de alga parda Modifilan.** Se adhiere a las partículas radiactivas, los metales pesados y otros compuestos dañinos, acelerando su eliminación del cuerpo.
- **PQQ.** La quinona de pirroloquinolina es una enzima que no sólo protege tus mitocondrias del daño oxidativo, también se ha visto que estimula la formación de nuevas mitocondrias (biogénesis).[32]
- **Plata.** La plata coloide es un magnífico agente antibacteriano, antifúngico, antiviral y antiparasítico. Mi favorita es la plata Argentyn, una forma excelente de lidiar con el moho en el cuerpo.
- **Takesumi Supreme.** Takesumi es bambú carbonizado, efectivo para desintoxicarse de metales pesados, químicos y moho. Se adhiere a las toxinas para poder transportarlas fuera del cuerpo por medio de las evacuaciones.
- **Taurina.** Un aminoácido rico en sulfuro que utiliza el hígado para producir bilis. Como viste en el capítulo 4, se ha subestimado masivamente el papel de la bilis en la desintoxicación. La taurina es esencial para la conjugación y eliminación de metales pesados, cloro, aldehídos, solventes derivados del petróleo, alcohol y amoniaco.

- **Zeolita.** Se utiliza en la desintoxicación de metales pesados, químicos y moho. Los metales pesados se atraen magnéticamente a la estructura de carga negativa en forma de jaula que tiene la zeolita, extrayendo los agentes tóxicos de la sangre y atrapándolos para sacarlos del cuerpo. Mis favoritos son ZeoBind, de BioPure, y ACZ Nano, de Results RNA.

LAS EMOCIONES TÓXICAS Y LA OBESIDAD

Ya no cabe duda de que nuestra salud mental y física están vinculadas inextricablemente. ¡Piensa cómo tus ciclos hormonales naturales influyen en tu estado de ánimo! Cualquiera que haya sufrido de síndrome premenstrual o los altibajos emocionales del embarazo sin duda sabe de lo que hablo. Nuestras emociones afectan nuestro cuerpo a todos niveles, hasta el ADN.

Las emociones ocultas son parte de la condición humana. La mayoría de nosotros sabe cómo el estrés puede disparar antojos de comida y "comer por ansiedad". Sin embargo resulta que las emociones inconscientes que se quedan latentes con el tiempo pueden tener efectos desastrosos en nuestra salud.

No existe una ilustración más poderosa de esto que el estudio de experiencias negativas de la infancia (ACE, Adverse Childhood Experiences). Es el estudio de salud pública más grande que se haya realizado para examinar la conexión entre el estrés infantil y las enfermedades en otras etapas de la vida. Surgió en una clínica de obesidad en los años ochenta, y aún continúa. El estudio ha descubierto muchos vínculos significativos entre las experiencias estresantes comunes en la niñez (divorcio, pérdida de uno de los padres, abuso, abandono y otros) y *cada enfermedad crónica grave*, desde ataques cardiacos, hasta problemas autoinmunes y obesidad. Se han publicado más de 60 artículos científicos con los hallazgos.* **

La "supuración" emocional causa estrés, y entre otras cosas promueve que el cuerpo secrete grandes cantidades de cortisol, conocido por incrementar la resistencia a la insulina, el apetito, la grasa visceral y el peso corporal. Cuando se desarrolla resistencia a la insulina en el cerebro, el funcionamiento cognitivo —incluyendo el aprendizaje y la memoria— puede declinar.

El estrés emocional puede afectar cada órgano, incluyendo tu vesícula. En la medicina china se cree que los problemas de vesícula parten de la incapacidad personal para procesar las emociones, sobre todo para "clarificarlas". La conexión entre la mente y el cuerpo se refleja en la palabra *hiel*, que tiene significados tanto médicos como metafísicos. La hiel se refiere a la bilis, pero también puede implicar amargura emocional o rencor.

El punto es que nuestras "cosas" emocionales contribuyen a nuestras "cosas" físicas, y viceversa. Cualquier batalla cuesta arriba por la salud puede ser señal de que algunas emociones tóxicas subyacentes están estorbando.

¿Cómo nos deshacemos de ellas?

No existe una sola estrategia para todos, pero hay algunas prácticas probadas y comprobadas. Actividades como la meditación, el entrenamiento de mindfulness y el yoga pueden ser útiles, pero hay una herramienta que sobresale por encima del resto para purgar la vieja carga emocional. Se llama Técnicas de Liberación Emocional (EFT, Emotional Freedom Techniques) y puedes aprenderlas tú solo. Piensa en ellas como una "limpieza emocional" rápida que aprovecha el poder de la conexión mente-cuerpo. A veces se conoce como *tapping* (golpear con los dedos) porque implica hacer este movimiento sobre ciertas partes del cuerpo —algunos de los mismos puntos que se utilizan en acupuntura—. Conforme das golpecitos, te relajas y te enfocas en el problema que intentas resolver para que tu mente y tu cuerpo estén conectados simultáneamente.

Se ha demostrado científicamente que las EFT son un tratamiento seguro y efectivo para la ansiedad, la depresión, el trastorno por estrés postraumático (TEPT) y una miríada de condiciones. También es fácil manejar el estrés cotidiano, las frustraciones y los antojos de comida.***

Despeja los bloqueos energéticos que nos mantienen estancados, y todos sabemos cómo se siente estar *estancados* cuando se trata de perder peso.

Aunque muchas personas tienen éxito para aprender y aplicar las EFT por su cuenta, si tienes una historia de traumatismo o abuso recomiendo que busques la asistencia de un practicante certificado de EFT. Para más información consulta los siguientes recursos:

- EFT Universe (www.eftuniverse.com) tiene una amplia riqueza de buena información, un manual que puedes descargar gratis y videos de entrenamiento.

- *The Tapping Solution for Weight Loss and Body Confidence*, de Jessica Ortner.
- *The Genie in Your Genes: Epigenetic Medicine and the New Biology of Intention*, de Dawson Church.

---

* J. E. Stevens, "The Adverse Childhood Experiences Study–The Largest, Most Important Public Health Study You Never Heard of–Began in an Obesity Clinic", *ACES Too High*, 2 de junio de 2015. Consultado el 6 de noviembre de 2017, <https://acestoohigh.com/2012/10/03/the-adverse-childhood-experiences-study-the-largest-most-important-public-health-study-you-never-heard-of-began-in-an-obesity-clinic>.

** "Adverse Childhood Experiences (*ACES*)", 1° de abril de 2016. Consultado el 6 de noviembre de 2017, <https://www.cdc.gov/violenceprevention/acestudy/index.html>.

*** D. Church y A. Brooks, "The Effect of a Brief EFT (Emotional Freedom Techniques) Self-Intervention on Anxiety, Depression, Pain and Cravings in Healthcare Workers", Integrative Medicine: A Clinician's Journal, vol. 9, núm. 5, octubre-noviembre de 2010, pp. 40-43. Consultado el 12 de julio de 2017, <https://s3.amazonaws.com/eft-academic-articles/HealthCare.pdf>.

P. Stapleton *et al.*, "Depression Symptoms Improve after Successful Weight Loss with Emotional Freedom Techniques", *ISRN Psychiatry*, 2013. Consultado el 12 de julio de 2017.

P. Stapleton *et al.*, "A Randomized Clinical Trial of a Meridian-Based Intervention for Food Cravings with Six-Month Follow-Up", *Behaviour Change*, vol. 28, núm. 1, mayo de 2011, pp. 1-16. Consultado el 12 de julio de 2017.

SEGUNDA PARTE

Mejora radicalmente tu metabolismo en 25 días

7

Desintoxica tu cocina

*Prefiero tener la serpiente más venenosa
en la cocina que una sola olla o sartén de aluminio.*

DOCTORA HAZEL PARCELLS

En este capítulo aprenderás...

- Qué clase de baterías de cocina son las más saludables y apoyarán tus sistemas para adelgazar.
- Los peligros del papel y las ollas de aluminio, y con qué reemplazarlos.
- Cómo saber si tus ollas y sartenes tienen aluminio.
- ¿Hay plásticos seguros sin químicos que te hagan engordar?
- Por qué deberías olvidarte del microondas y con qué reemplazarlo.

Antes de entrar de lleno en el plan del metabolismo radical y las recetas debes saber que la forma en que preparas y conservas tu comida es tan importante como la calidad de los alimentos. Los metales pesados, los químicos plásticos, los efectos debilitantes del microondas y numerosas amenazas más en tu cocina envenenan tu salud y truncan tu esfuerzo de perder peso. Si ignoras la calidad del equipo en tu cocina estás elevando tu riesgo de padecer una contaminación considerable. Piénsalo… Decidiste utilizar tu preciado tiempo y tu energía en transformar tu salud a través de la nutrición. ¡Lo último que necesitas es contaminar inconscientemente tus alimentos preparados con cuidado y, ay, tan saludables!

Entonces, empecemos por el principio con una buena noticia: hoy en día hay muchas baterías de cocina no reactivas, inertes, en el mercado. El barro es mi favorito. Las cerámicas y el barro están libres de metales pesados y no contienen polímeros sintéticos que puedan afectar negativamente el sabor y la calidad de la comida. El barro irradia calor infrarrojo lejano, que en realidad es beneficioso para cocinar, de acuerdo con mi amiga Rebecca Wood, chef laureada y consultora de salud. Wood me contó de una línea completa de ollas, sartenes y moldes de cerámica que pueden ir del refrigerador al horno, de la compañía Xtrema. Esta línea de baterías saludables —y otras similares— permite tener una experiencia culinaria de sabores delicados y deliciosos.

Muchas otras clases de ollas y sartenes contienen metales pesados y químicos tóxicos que pueden pegarse a tu comida durante la cocción o el almacenamiento. Los principales culpables son las ollas, sartenes y contenedores de aluminio, pero también puede haber venenos acechando en lugares inesperados. Por eso decidí que la cocina merecía su propio capítulo. Algunas cocinas sólo necesitan una mejoría modesta, ¡pero otras piden a gritos un cambio radical!

Me sorprende que los utensilios de cocina sigan siendo un área muy descuidada en los mundos de la salud y la medicina funcional. Seguir mis cinco reglas radicales es un magnífico primer paso, pero si continúas cocinando o guardando tu comida en ollas y sartenes que no son sanas, o envolviéndolas en papel aluminio, puedes volverte a contaminar y mermar tus diligentes esfuerzos por desintoxicarte. ¿Recuerdas lo que sucede con tu cuerpo cuando se incrementa su carga tóxica? Esos compuestos nocivos eventualmente se quedan en tu bilis y sabotean tu labor para adelgazar y metabolizar las grasas.

Como leíste en el capítulo anterior, las toxinas se encuentran en todos los productos hoy en día. Muchas veces no puedes verlas, olerlas o siquiera probarlas, pero sí *puedes* eliminarlas si sabes dónde buscar. Empecemos con el tema más urgente en cuanto a las toxinas: el aluminio.

Protege tu cocina del aluminio... empezando por el papel

Puede parecer que vivimos en un ambiente ultracivilizado y totalmente sanitario, pero de hecho hay algunos contaminantes potencialmente peligrosos que son muy comunes en casi todas las cocinas. Uno muy *grande* es el aluminio. Aun si no haces ningún otro cambio, deshazte del aluminio. Es lo más importante que puedes extraer de este capítulo. Como leíste en el capítulo 6, el aluminio se acumula en tus riñones, tu cerebro y tu tracto gastrointestinal, donde puede provocar una multitud de problemas. El aluminio irrita la membrana mucosa, destruye la pepsina (una enzima digestiva clave) y entorpece el aprovechamiento del calcio, el magnesio, el fósforo y la vitamina A en el cuerpo. También está muy relacionado con los desórdenes neurodegenerativos, como la enfermedad de Alzheimer. *¡No lo quieres en tu cuerpo!* Un buen lugar donde empezar es desterrando el papel aluminio de tu cocina.

Ningún alimento ni bebida, en especial los alimentos ácidos, como productos a base de jitomate, deberían cocinarse, recalentarse o cubrirse con papel aluminio. Pero el riesgo no se limita a los alimentos ácidos. De acuerdo con un estudio de 2006 la carne roja cocinada en papel aluminio mostró un incremento de 89% a 378% de la presencia de aluminio, y las aves entre 76 y 214%. Entre más alta sea la temperatura de cocción y mayor el tiempo, más elevados serán los niveles de aluminio.[1]

Para sustituirlo puedes utilizar papel sin blanquear o papel pergamino. (Puedes cubrir las charolas para galletas y los moldes para panquecitos con capacillos de papel sin blanquear.) El pergamino, hecho a base de pulpa de madera, ahora está disponible en la mayoría de las tiendas y se puede usar para hornear, pochar y rostizar. Es ideal para verduras y pescados (como los cocineros de Nueva Orleans han sabido desde hace mucho), y es excelente para retener los sabores porque la comida se cocina en su propio jugo. Incluso se comercializan bolsas para cocinar de papel pergamino. Al desintoxicar tu cocina también podrías reemplazar los polvos para hornear que contengan aluminio, además de desodorantes y antitranspirantes, para reducir tu exposición en general.

¿Hay aluminio escondido en tu batería de cocina?

El aluminio puede estar en todas partes, desde ollas y sartenes, hasta teteras, tazas medidoras, charolas para galletas, moldes para pan, ralladores, coladores y moldes para pay. Incluso puede estar en el agua de la llave porque las sales de aluminio se utilizan en los sistemas municipales de purificación de agua. ¿Cómo saber si el metal de tu cocina tiene aluminio? Hay un truco: toma un imán y toca el objeto en cuestión. Si el imán se adhiere, básicamente tienes un hogar libre de aluminio (aunque todavía sería necesario considerar si ese elemento contiene níquel). Si el imán no se pega, lo más probable es que contenga aluminio. Utiliza esta técnica para examinar tus ollas y sartenes, y cualquier otro utensilio. Si tus instrumentos de acero inoxidable se pegan a un imán y no están picados por lavarlos con mucha fuerza o con una fibra de metal, entonces probablemente son "kosher" para el plan del metabolismo radical. Por otra parte, si no se pegan o están picados, es momento de reemplazarlos. ¿Con qué?

Reemplazos saludables: baterías de cocina nivel 1

Cuando se trata de reemplazar las baterías de cocina hay muchas opciones, y cada una con sus pros y contras. Entre más aprendemos, más debemos cambiar y tomar decisiones distintas basadas en la nueva información. La recomendación estándar solía ser usar acero inoxidable para todo, pero ahora sabemos que esos metales inoxidables se adhieren a los alimentos hasta cierto punto, así que podemos añadirlo a nuestra larga y siempre creciente lista de mitos.

Lo cierto es que no sabes qué hay dentro de tu batería de acero inoxidable. La mayoría se hacen con aleaciones de una gran variedad de metales, como hierro, cromo, molibdeno, níquel, titanio, cobre y vanadio. Es posible que las baterías de cocina de titanio presenten los menores riesgos para la salud por ser el menos reactivo, pero sí tiende a estar en el extremo más caro. Dicho lo cual, a pesar del factor adherente, ¡una olla de acero inoxidable de alto grado sí es preferible a cocinar en una de aluminio! El acero inoxidable grueso es el más estable.

> **Mito**
>
> Los metales pesados no se adhieren a tu comida cuando cocinas en acero inoxidable.

Considera recipientes de acero inoxidable gruesos, sin agua, porque retienen la mayor cantidad de enzimas, vitaminas y minerales de la comida. Los alimentos que se cocinan al vacío, sin agua, a 80 °C, quedan libres de gérmenes, bacterias y parásitos. Como mi mentor solía decir, "este método protege las energías curativas y electromagnéticas del alimento".

Hierro forjado y hierro esmaltado

Las baterías de cocina de hierro forjado duran mucho, pero el hierro se adhiere a tus alimentos, y no es un buen tipo de hierro, sino uno tóxico que tu cuerpo no puede utilizar, así que se queda en el hígado y los riñones. Una alternativa fácil para suplir el hierro forjado es usarlo esmaltado, como las marcas Le Creuset, Chasseur o Staub.

La verdad sobre las sartenes antiadherentes

¡Evita el teflón como la plaga! Teflón es el nombre comercial de Du-Pont para el politetrafluoroetileno, mejor conocido por su uso en recubrimientos antiadherentes en sartenes y otros recipientes. En un estudio publicado en el *Journal of Dental Research* los investigadores descubrieron que el agua hervida en una olla antiadherente de teflón contenía tres veces más flúor que el agua de la misma fuente hervida en recipientes de acero inoxidable, Pyrex o aluminio.[2] El teflón contiene un químico carcinógeno llamado PFOA, el cual se puede detectar en la sangre de casi cada persona, además de la sangre en el cordón umbilical de los recién nacidos.[3] Hay estudios que vinculan el PFOA con el cáncer, el colesterol alto, la enfermedad tiroidea y la infertilidad.

Si quieres una sartén antiadherente, por fortuna hay opciones sin teflón. Y cocina a temperaturas bajas porque la mayoría de los recubrimientos se empiezan a descomponer y a liberar gases entre dos y cinco minutos a temperaturas cercanas a los 240 °C.

Baterías de otros materiales

El vidrio, la cerámica (como Xtrema), Pyrex y los contenedores de estaño (un anticuado material para hornear) también son opciones para tus utensilios, sin embargo, algunas cerámicas, esmaltes, vidrio y Pyrex se fabrican con plomo. Lo que utilices para hornear debe ser estaño grueso o acero negro. Evita los contenedores de latón para almacenar alimentos porque suelen contener cobre. Evita las baterías de cocina de cobre (con recubrimiento o sin él) por el riesgo que existe de sobrecargarte con este metal, además de que los recubrimientos de cobre suelen contener níquel, y también es un poderoso alérgeno.

Herramientas modernas
para rebanar, picar, medir y mezclar

Ahora que ya renovaste tus ollas y sartenes es momento de pasar a la cubertería, los utensilios y los pequeños aparatos. Comienza tirando todos los platos rotos o astillados porque puede haber bacterias asquerosas entre esas fracturas. Las bacterias se mezclarán con las bebidas o los alimentos calientes y pueden provocar problemas digestivos. Las bacterias también viven en las hendiduras de las tablas de madera, así que usa tablas de acrílico Lucite para picar. Designa una tabla para carne, pescado y aves, y otra para todo lo demás.

Una de tus mayores ventajas en una cocina del metabolismo radical será un juego de cuchillos de alta calidad para picar, pelar, rebanar y cortar de todo, desde frutas y verduras, hasta asados y pavos. Por lo menos un cuchillo para pelar de alta calidad, de unos diez centímetros, y otro grande, de cocina, cubrirán todas tus necesidades. Busca cuchillos bien afilados, con mangos firmes y cómodos.

Además de los cuchillos, los termómetros instantáneos son muy útiles para medir la cocción de la carne, así nunca cocinarás de más o de menos un corte. Para machacar o macerar las hierbas, el ajo, las especias y demás, nada supera a un mortero. Aplasta las hierbas, lo que libera los aceites que contienen cualidades saludables. Los aromas de las hierbas o especias secas molidas son casi cuatro veces tan fuertes como las mismas hierbas y especias antes de moler. Para moler y aplastar semillas, como el anís, el hinojo o el coriandro, un pequeño molino de mano es muy útil.

El plan del metabolismo radical incluye muchos alimentos fermentados naturalmente ricos en probióticos valiosos, y los que preparas en tu propia cocina son un magnífico regalo para ti, además de que te ahorra mucho dinero. Preparar verduras fermentadas (chucrut) requiere un tazón extra e idealmente un procesador de alimentos. Puedes hacerlo con cuchillos y una mandolina, pero es mucho más laborioso rebanar y picar todas esas verduras. Puedes dejar las verduras fermentando en tazones de vidrio, ollas de cerámica para fermentación o frascos de vidrio. Si realmente te interesa puedes invertir en frascos anaeróbicos para fermentación, como los de Pickl-It, que funcionan de maravilla.

Almacenamiento de comida: piensa en vidrio, no en plásticos

La forma en que almacenas tu comida puede ser otro camino hacia la contaminación. Como lo mencioné, la forma más científica de proteger los nutrientes cuando guardas comida es sellar al vacío sin agua a 80 °C. Sin embargo la ciencia también sugiere que todos los plásticos tienen el potencial de pasar químicos a los alimentos, hasta cierto grado u otro, incluso la envoltura de plástico y las bolsas en la sección de frutas y verduras. Un estudio de 2011, publicado en *Environmental Health Perspectives*, descubrió que todas estas envolturas pueden liberar químicos que imitan el estrógeno, incluyendo los plásticos etiquetados como libres de BPA.[4]

No sabemos qué químicos demostrarán ser dañinos eventualmente, pero podemos asumir que ninguno es bueno para nosotros, así que sería prudente evitar los plásticos por completo o lo más posible. En lugar de contenedores y bolsas de plástico, es mejor elegir frascos de vidrio con tapa para guardar los alimentos. Yo prefiero que tengan la boca ancha. Son fabulosos para congelar caldos de huesos caseros, verduras fermentadas, sopas y guisados, aderezos, bebidas fermentadas y leches de nueces y semillas. Los frascos de vidrio se venden en todos los tamaños, desde pequeños de 120 mililitros, hasta monstruosidades de dos litros. Por cierto, si quieres llevar sopa o sobras contigo al trabajo, un termo de boca ancha funciona perfectamente.

Electrodomésticos radicalmente pequeños

Conforme ha evolucionado la tecnología también lo han hecho los electrodomésticos, y hay muchas opciones de dónde escoger que transformarán tu cocina de algo monótono a algo radical. Dicho lo cual, cocinar a altas temperaturas y mucha presión no se recomienda. Además de que el fuego alto destruye esos frágiles omega-6 que son el centro de la curación de nuestro cuerpo, se pierden el contenido mineral y vitamínico y las energías electromagnéticas de nuestros alimentos. El calor bajo y húmedo es la clave. Es preferible cocer al vapor, pochar, guisar y cocer a fuego lento, sobre todo en barro o cerámica no reactiva, que asar a la parrilla o al carbón.

Es tiempo de dejar el microondas

Si bien los expertos no concuerdan en una postura y la evidencia no es enteramente definitiva, creo que los hornos de microondas se deberían evitar siempre que sea posible. Simplemente no podemos confiar en ellos. Nuestros ancestros usaban fuego y ponían ollas encima. Si bien no espero que nadie encienda una hoguera para preparar la cena, sí creo que un horno convencional, una estufa y un horno eléctrico son mejores opciones ante las formas tradicionales de cocinar, y proveen una fuente más natural de calor que la radiación.

Éstos son los cinco argumentos básicos contra los hornos de microondas:

1. Comida que no se cuece bien
2. Merma de nutrientes
3. Deformación molecular
4. Químicos adheridos
5. Fuga de radiación

De acuerdo con la Organización Mundial de la Salud (OMS):[5]

> La energía del microondas no penetra bien en los trozos más gruesos de comida y puede producir una cocción desigual. Esto lleva a un riesgo de salud si esas partes del alimento no se calientan lo suficiente para matar microorganismos potencialmente peligrosos. Dada la distribución desigual de la cocción, la comida que se calienta en un microondas debería descansar durante varios minutos para permitir que el calor se distribuya por todas partes.

No está en duda la cocción irregular del microondas, pero lo que estos hornos le hacen al valor nutricional de nuestros alimentos ha sido tema de debate desde hace tiempo. De acuerdo con la OMS, los alimentos cocidos en microondas tienen el mismo valor nutricional que los alimentos preparados en un horno convencional; sin embargo muchos estudios no sustentan esta conclusión, así que la añadiré a nuestra lista de mitos.

En un estudio, calentar en horno de microondas demostró distorsionar las moléculas e inducir un "desdoblamiento de proteínas".[6, 7] Otro estudio encontró que cocinar los espárragos en el microondas resultó en una reducción significativa de vitaminas, y cocinar el brócoli de este modo dejó inservible 97% de los antioxidantes.[8] Un estudio descubrió que se daña más la leche materna calentándola en el microondas que con cualquier otro método.[9] Encima de la destrucción de nutrientes, las microondas pueden provocar toxinas que se adhieran o "migren" hacia tu comida desde los contenedores donde se preparan, incluyendo químicos como BPA, benceno, tolueno y xileno, por nombrar algunos.

¡Ni siquiera es enteramente seguro estar de pie junto a un microondas encendido! La organización independiente sin fines de lucro Powerwatch reporta que la radiación del microondas (radiofrecuencia, o RF) sale del sello alrededor de la puerta y a través del vidrio. Powerwatch dice que las emisiones cambian con el uso regular y recomienda que se revisen los hornos por lo menos una vez al año, ya que las regulaciones están "desactualizadas".[10] Dados los riesgos potenciales y la evidencia hasta ahora, no hay un motivo para usar un microondas cuando existen mejores opciones.

Los hornos eléctricos son multiusos

Los nuevos hornos eléctricos son un reemplazo fabuloso para el microondas. Algunas variedades hacen de todo: rostizar, tostar, cocción lenta, calentar, recalentar e incluso cocinar con convección. Estos guardianes de la energía eliminan la necesidad de calentar un horno enorme para hacer pequeñas labores. Si eliges uno cuya temperatura baje hasta 50 °C (la mayoría de los hornos no baja de 75 °C), entonces tendrás un aparato que también funcione como deshidratador para pequeñas cantidades de nueces o semillas.

Una olla de cocción lenta no necesita instructivo

Es una ventaja enorme para la cocina radical, pues hace que preparar caldos de huesos sea extremadamente fácil y conveniente, además de sopas, guisados y chilis. Si tienes que trabajar, tu olla de cocción lenta puede tener la cena lista y esperándote cuando llegues a casa, liberando tus preciadas noches para realizar otras actividades. ¿No te parece maravilloso? Asegúrate de elegir un modelo grande —de unos cinco litros— para que puedas tener suficiente espacio para preparar grandes porciones de sopa o caldo de huesos. Elige una olla con interface digital intuitiva y olla interna de cerámica removible para que sólo la metas al lavavajillas. Mi favorita es KitchenAid de cinco litros, de acero inoxidable, con la tapa de vidrio y la olla interna aparte.

Extractores de jugos y licuadoras

Los cuatro días de limpieza radical intensiva incluyen dos jugos frescos al día, los cuales puedes incorporar a tu reinicio radical de 21 días si quieres. De tal manera que necesitarás un extractor de jugos o una licuadora de alta potencia. Para tomar jugos frescos un extractor es tu mejor opción porque filtrar la fibra optimiza la absorción de flavonoides, los cuales han demostrado acelerar la pérdida de peso. Sin embargo, una licuadora de alta potencia es extremadamente versátil para preparar jugos enteros, leches de nueces y semillas, licuados, aderezos y otras recetas. En un mundo perfecto tendríamos ambos, pero, por supuesto, compra lo que esté dentro de tus posibilidades. Las dos marcas principales de licuadoras son Vitamix y Blendtec, y ambas son excelentes. No hay margen de error con ninguna, así que es cuestión de gustos.

Picadora eléctrica de semillas

Toda cocina radical se beneficiaría de una picadora eléctrica, que realmente es un molino de café. ¡Muele la linaza en un instante! La linaza molida es una fuente potente para obtener omega-3 y lignanos ricos en fibra, los cuales funcionan como mediadores hormonales naturales.

Licuadora de inmersión

Para aligerar las sopas, una licuadora de inmersión es una herramienta necesaria en la cocina. Emeril Lagasse y Alton Brown, leyendas de Food Network, la etiquetaron como "motor de bote". ¡Una vez que la utilices te preguntarás por qué no compraste una antes! Sólo sumérgela en tu olla de sopa y hazla puré, así tendrás sopas suaves sin ensuciar la licuadora ni tener que transferir la sopa caliente de un contenedor a otro. Las licuadoras de inmersión también son grandiosas para preparaciones cremosas, como hummus, aderezos de ensalada y dips.

Cómo asar a la parrilla con seguridad

¡Nada se relaciona más con diversión al aire libre que cocinar! Sin embargo, en cuanto a la salud, la reacción oxidativa de cocinar en asador (una combinación de dorar y quemar) es un tanto tóxica. Los alimentos también pueden absorber químicos añadidos de los carbones. Por tanto, si eres fanático del carbón, por favor asegúrate de quitar cualquier porción quemada, calcinada o negra de tu comida. Las parrillas de gas son otra opción, en particular si no tienes sensibilidad a los hidrocarburos, los subproductos de la combustión de gas.

La forma más segura de proteger tus alimentos de las sustancias dañinas que se forman durante el proceso de cocción en asadores es marinar, marinar... ¡y luego marinar un poco más! Las investigaciones demuestran que las marinadas pueden reducir la producción de carcinógenos hasta en 99%. ¡La cerveza oscura sin OMG y sin gluten sirve como una de las mejores marinadas! O mezcla alrededor de una taza de aceite de aguacate con media taza de jugo de limón verde o amarillo recién exprimido y un cuarto de taza de vinagre de manzana sazonado con algunas de tus hierbas favoritas, como romero, orégano y tomillo. Para una marinada más dulce, puedes añadir un poco de stevia o endulzante de fruta del monje.

Recuerda tener más cuidado todavía con la carne molida, ya que se oxida más fácilmente que la carne entera, así que cocínala lo antes posible.

Sistema de filtración de agua para la casa

El agua pura y limpia es nuestra necesidad biológica más fundamental. Con el agua pura de la llave a punto de extinguirse y el agua embotellada que no siempre es confiable y claramente no es buena para la ecología, un filtro de agua para el hogar ya no es un lujo, sino una necesidad. El agua de la llave puede contener una gran cantidad de contaminantes: flúor, plomo, cobre, aluminio, moho, parásitos, pesticidas, retardantes de llama, combustible de cohetes, fármacos y una mezcla infinita de otros agentes nocivos que logran sobrevivir los tratamientos de agua. Para resolver este problema necesitas un sistema completo de filtración que elimine los patógenos, el óxido, la tierra, el cloro, los metales pesados (incluyendo el plomo y el cobre), los fármacos, los pesticidas y otros químicos, como cloraminas y trihalometanos (THM). Esto requiere un sistema de filtración de varias etapas.

Cuando vayas de campamento no bebas el agua de ríos ni lagos porque puede estar contaminada con microorganismos, como *Giardia lamblia* y *Cryptosporidum*, los cuales se alojan en tu tracto gastrointestinal y tu vesícula. Estos animalitos unicelulares, parecidos a las amibas, pueden provocar diarrea y toda una horda de problemas de salud, incluyendo fatiga crónica, intestino irritable, alergias y mala absorción. Hierve toda el agua que te parezca dudosa hasta el punto de ebullición, y déjala por lo menos 20 minutos.

Elegir la batería de cocina más sana para tu estilo de vida radical es una ciencia y un arte a la vez. Piensa en ti como un alquimista y en la cocina como tu laboratorio… un laboratorio para la vida. ¡Este espacio requiere el equipo correcto si va a forjar los componentes de un metabolismo radical!

Lista de elementos para tener una cocina radical

Cocinar y hornear		
Ollas y sartenes sin aluminio y sin teflón	Vaporera	Horno holandés
Charolas para horno sin aluminio	Refractarios y cacerolas para horno	Moldes
Piedra para pizza	Papel pergamino	Guantes para horno
Herramientas para rebanar, picar, medir, mezclar, fermentar y almacenar		
Cuchillos de alta calidad (cuchillo para	Afilador de cerámica	Mandolina

pelar, cuchillos de cocina, cuchillos de sierra)		
Espiralizador para cortar verduras	Charolas para picar (una para carnes y otra para verduras)	Cuchillo multiusos
Tijeras	Cucharas medidoras	Tazas medidoras
Cucharas de madera	Cuchara ranurada	Batidores de globo (metal y silicona)
Brocha para untar	Machacador	Rallador
Pinzas	Espátulas (metal y hule, o silicona)	Tazones para mezclar (de varios tamaños)
Ollas de fermentación	Mortero	Prensa para ajo
Abrelatas	Termómetro instantáneo	Moldes para paletas sin BPA
Charolas para hielos sin BPA	Contenedores herméticos para el congelador (frascos de vidrio de boca ancha)	Accesorios para asar (pinzas grandes de cabeza ancha y pinzas para voltear con espátula de un lado)
Rallador fino		

Pequeños aparatos

Procesador de alimentos	Licuadora de alta velocidad (Blendtec o Vitamix)	Extractor de jugos
Exprimidor de jugos (es más fácil que sacar el *enorme* extractor sólo para unos cuantos limones)	Horno eléctrico/ horno inteligente	Olla de cocción lenta

Licuadora de inmersión	Picadora/molino de semillas (de mano)	Molino de café/ especias (eléctrico)
Termo para comida	Deshidratador de alimentos	Pesa de cocina
Olla de cocción lenta VitaClay		
Otros		
Sistema de filtración de agua para la casa		

8

Cuatro días de limpieza radical intensiva

La verdadera reforma a los servicios de salud comienza en tu cocina, no en Washington.

Anónimo

En este capítulo aprenderás...

- Cómo desintoxicar tu bilis, eliminar toxinas, revertir las alergias alimentarias y preparar tu bomba metabólica en sólo cuatro días.
- Cómo darles un descanso a tu hígado y tu vesícula, y cómo empezar a sanar de lleno tu tracto digestivo.
- Cómo los jugos canalizan el poder de los polifenoles para limpiar los radicales libres, estimular tus mitocondrias y encender tu interruptor para adelgazar.
- Todo sobre el olvidado dinamo nutricional llamado berros.

> *Subí alrededor de siete kilogramos mientras estuve cuidando a mi padre anciano el año pasado. Perdí varios kilos, pero me quedé estancada un par de meses antes de comenzar los cuatro días intensivos del plan radical. Me encantaron porque fue muy sencillo, no tomaba mucho tiempo preparar mis comidas. Hay suficientes líquidos para quedar satisfecha y nunca tuve un dolor de cabeza por cambios en mi glucosa ni me dio hambre. Perdí dos kilogramos en cuatro días, ¡algo maravilloso porque fue el impulso que necesitaba!*
>
> —Caroline C., 63 años

Puedes considerar estos cuatro días de limpieza radical intensiva como precursores del plan, los cuales prepararán a tu cuerpo para sacar todo el provecho de ese reinicio radical de 21 días. Este sencillo plan de desintoxicación con jugos y sopas pretende que tu hígado y tu vesícula descansen, además de limpiar la bilis, mientras apagamos los radicales libres que sabotean tu salud. Esto deja tu cuerpo listo para un cambio metabólico.

Al final de los cuatro días tu cuerpo quedará libre de una gran cantidad de toxinas, y esos síntomas relacionados con sensibilidades alimentarias desaparecerán lo suficiente para que te sientas mejor. ¡Éste es sólo el principio! Cada vez te sentirás más sano y lleno de energía conforme transcurran las semanas en lo que resta del programa porque tu cuerpo estará sanando y fortaleciéndose progresivamente.

Dado que se trata de una depuración, algunas personas se sienten peor durante un día o dos antes de mejorar. Esto se debe a la desintoxicación, ¡lo que quiere decir que está funcionando! Si experimentas síntomas como fatiga, malestar, dolor de cabeza, pensamiento confuso, etc., asegúrate de permanecer bien hidratado y aguantar un poco… Pasará. Quédate tranquilo y no te excedas en tus actividades durante los días de depuración.

Como aprendiste de la regla radical 2, la bilis espesa y congestionada (mejor conocida como bilis tóxica) es un impedimento metabólico muy serio. Cuando la bilis se vuelve tóxica afecta tu hígado, vesícula, digestión y metabolismo, por ende, un enfoque central de esta depuración radical es limpiar la bilis y darles un descanso al hígado y la vesícula. Más adelante, los siguientes 21 días aligerarán la bilis para que fluya de nuevo y estimularán su producción, ¡para que tu cuerpo pueda usar fácilmente las grasas saludables que vas a comer!

Como un breve recordatorio, la bilis realiza las siguientes funciones:

- Digerir y asimilar grasas para que tu cuerpo las pueda usar, en lugar de guardarlas como grasa corporal.
- Descomponer hormonas y desperdicios metabólicos, y escoltarlos después fuera del cuerpo.
- Ayudarte a absorber vitaminas solubles en grasa (A, D, E y K).
- Reducir la inflamación.
- Mantener bajos los niveles de colesterol.
- Tiene un papel importante en el funcionamiento de la tiroides (y por tanto de la energía), previene la constipación, estabiliza los estados de ánimo y más.

Además de tu renovación de bilis y vesícula, ¡estos cuatro días serán tu introducción al maravilloso mundo de los jugos y las sopas! Los jugos y la sopa especial de berros tienen una poderosa carga de polifenoles.

¿Poli... qué?

El poder de los polifenoles

Son micronutrientes importantes con una gran actividad antioxidante, presentes de manera natural en alimentos vegetales, como verduras frescas, frutas, té, hierbas, especias, nueces, café, frijoles y cacao. ¡Hasta ahora se han identificado más de 8 000 polifenoles distintos! Los antioxidantes limpian los radicales libres de tu cuerpo, protegiendo a tus células del daño al ADN, capaz de provocar enfermedades y envejecimiento prematuro.

¡Los polifenoles también ofrecen otros beneficios! Las últimas investigaciones han revelado que tienen efectos profundos en los procesos mitocondriales en las células, además de reducir la inflamación, estabilizar la glucosa, proteger al corazón y evitar que se extiendan las células cancerígenas.[1] Los polifenoles trabajan juntos, ninguno es mejor que los demás. La mejor manera de anclar su poder es incluir una gran variedad de alimentos frescos y enteros a tu dieta todos los días.

Tomar jugos para depurar y bajar de peso

Los jugos frescos son parte del programa del metabolismo radical por una buena razón. De acuerdo con un estudio el jugo fresco amplifica la pérdida de peso hasta en 500%.[2] ¿Por qué? ¡Son los polifenoles!

Ciertos polifenoles llamados flavonoides se alimentan de las "bacterias flacas" de tu intestino (ve la regla radical 4), con lo que aceleran la pérdida de peso y ayudan a que no lo recuperes. Inundar tu cuerpo de flavonoides cambia tu microbioma de tal manera que los antojos desaparecerán y será menos probable tener una recaída. En un estudio, los animales que consumieron una cantidad considerable de flavonoides aumentaron su quema de grasa 26% y no volvieron a subir de peso… *ni siquiera con una dieta más alta en calorías.*[3]

No se necesita una gran cantidad de productos frescos —sólo 900 gramos al día— para extraer los beneficios. Para producir alrededor de 240 mililitros de jugo se necesitan 450 gramos de alimentos frescos. El truco es que debe ser *jugo*, en lugar de todo el alimento porque la fibra retrasa la absorción de flavonoides. Idealmente los jugos deben ser 90% verdura y 10% fruta. Añadir limón verde o amarillo ayuda a que el jugo esté fresco durante más tiempo.

Los estudios muestran que ciertas verduras son particularmente buenas para alimentar tus microbios quemagrasa: las que tienen los dos flavonoides, *apigenina* y *naringenina*. La primera tiene propiedades antioxidantes, antiinflamatorias y antitumorales. Entre los alimentos ricos en apigenina se encuentran el perejil, el apio, la hierbabuena, la albahaca, la manzanilla, el romero, el tomillo, el cilantro y el clavo. La naringenina ayuda a evitar el daño al ADN, regula los niveles de glucosa y bloquea la producción de glucosa en el hígado. Los alimentos ricos en naringenina son toronja, naranja, limón verde, orégano y menta, entre otros.

El mejor momento para consumir un jugo es temprano en la mañana y a media tarde, cuando sientes un bajón. Es mejor prepararlos frescos cada vez, pero si no es posible, añadir jugo de limón verde o amarillo ayudará a que permanezca fresco durante más tiempo. Si no tienes extractor de jugos, tu mejor opción es un jugo hecho en tu licuadora de alta velocidad (como Vitamix o Blendtec), aunque no es ideal porque la fibra interfiere con la absorción de los flavonoides.

La maravilla de los berros

¿Qué pasa con los berros? Son los hijastros olvidados de la familia de las crucíferas, un primo de la col, la arúgula y las hojas de mostaza, con sabor a pimienta. Estudios recientes han regresado los berros al menú gracias a sus poderosos beneficios para estimular la salud, razón de que merezcan un papel protagónico en el plan del metabolismo radical.

Además de ser un alimento amargo que estimula la bilis, en un estudio dirigido por la nutricionista Sarah Schenker un pequeño grupo de mujeres perdió ocho kilogramos en promedio en seis semanas con una dieta a base de sopa de berros. Los excepcionales antioxidantes de los berros te llenan de energía mientras haces ejercicio y a la vez te protegen del daño al ADN provocado por el cansancio, como lo muestran investigadores de la Universidad Napier de Edimburgo.[4] De acuerdo con el investigador líder, el doctor Mark Fogarty, los berros contienen diez veces más químicos beneficiosos que cualquier otra fruta o verdura.

Esta hoja verde cargada de energía contiene cantidades impresionantes de vitaminas A y C, manganeso, calcio, potasio, clorofila y los carotenoides luteína y zeaxantina, que brindan un torrente de beneficios para tus ojos y tu corazón. Una taza de berros te da la dosis diaria de vitamina K. También contiene ácido alfalipoico, el cual disminuye los niveles de glucosa, aumenta la sensibilidad a la insulina y previene el estrés oxidativo... beneficios maravillosos para quienes padecen diabetes o síndrome metabólico. El manganeso es un cofactor fundamental para el superóxido dismutasa (SOD), una importante enzima antioxidante de tu cuerpo. Sería bueno que acompañaras tu carne a la parrilla con berros; su clorofila puede ayudar a bloquear los efectos carcinógenos de los aminos heterocíclicos (AHC) que se forman cuando se asan los alimentos a altas temperaturas.

Y tienen un bono: también son poderosos para combatir el cáncer. Ciertos fitonutrientes en los berros poseen propiedades anticancerígenas muy fuertes. Los berros son una fuente excepcionalmente rica de gluconasturtina, el precursor de un químico llamado PEITC que incrementa la excreción de carcinógenos en el cuerpo, por lo que estas hojas son prometedoras para lidiar con varias formas de cáncer, incluyendo seno, próstata y colon.[5] Los químicos anticancerígenos son más potentes cuando los berros se comen crudos.

Se trata de una planta perenne que crece de forma natural alrededor de fuentes de agua lenta, y se le ha dado un uso medicinal durante siglos. De hecho, alrededor del año 400 a. C. Hipócrates instaló el primer hospital en la isla de Cos, ¡cerca de un arroyo para que pudiera tener acceso constante a berros frescos y tratar a sus pacientes!

Hay una advertencia relevante. Ya que los berros crecen en agua pueden tener el parásito *Giardia*, así que recomiendo darles un sencillo tratamiento antiséptico antes de consumirlos. Después de cortar los tallos enjuaga las hojas y remójalas 30 minutos en agua fría con un poco de agua oxigenada (aproximadamente una cucharada por cada medio litro). Luego enjuaga las hojas en agua fría y sécalas con una toalla de papel o una centrífuga. Si no los vas a consumir de inmediato, puedes guardar los berros en el refrigerador dentro de un contenedor cerrado hasta por cuatro días.

Puede ser un poco difícil encontrar berros orgánicos, aunque algunos supermercados sí los venden. ¡También puedes cultivar los tuyos!

Lo básico para cuatro días

Durante este periodo intensivo eliminarás los granos que promueven la grasa, el exceso de azúcar y los alimentos procesados, y los reemplazarás con alimentos líquidos densos en nutrientes que empiecen a trabajar en ti de inmediato, sanando y sellando tu intestino, inundando tus células de nutrientes. El plan es muy sencillo. Los cuatro días incluyen los siguientes elementos:

1. **Berros:** es una verdura quemagrasa llena de nutrientes, sobre todo polifenoles, vitaminas y minerales para recargar tus células, adelgazar tu bilis, alimentar tu flora intestinal y sanar tu tracto digestivo.

2. **Jugo y cáscara de limón:** su amargura y acidez mejoran el flujo de bilis y proveen ciertos beneficios antisépticos.

3. **Caldo de huesos:** contiene minerales, colágeno y glutamina para sanar el intestino, además de algunas grasas saludables para saciar tu hambre. Asegúrate de usar productos comerciales orgánicos de alta calidad, como Kettle & Fire. Los veganos y vegetarianos pueden sustituirlo con caldo de verduras.

4. **Hierbas y especias:** elevan la producción de calor, calman la inflamación y estimulan la depuración y la desintoxicación.

5. **Jugos frescos crudos:** jugos ricos en polifenoles y con un bajo índice glucémico que ayuda a tu cuerpo a liberar toxinas, crear reservas de vitaminas, desactivar los radicales libres y reanimar ese fuego quemagrasa.

6. **Miso:** es un producto fermentado de soya, también una fuente de microorganismos amigables (probióticos) para "repoblar" tu tracto digestivo, los cuales empiezan a trabajar de inmediato en incrementar tu energía y tu inmunidad. Asegúrate de que tu miso sea orgánico. Se hace tradicionalmente de frijoles de soya, sin embargo han aparecido en el mercado muchas variedades que no son de soya, incluyendo miso de frijol rojo, de frijoles adzuki, garbanzos, frijoles blancos ¡y hasta farro! Sólo añade un poco de miso a tu sopa al momento de servir. (No lo cocines o matarás a esos preciados ayudantes digestivos.)

7. **Tés herbales y oolong:** es como añadir fertilizante a tu jardín. Aceleran tus procesos metabólicos y desintoxicantes un poco más, mientras te ayudan a permanecer bien hidratado. El té oolong ha demostrado quemar grasa y ser un buen estímulo para el metabolismo.

Menú y recetas
para los cuatro días de limpieza intensiva

¿Estás listo para empezar? Aquí encontrarás tu menú diario y recetas. Asegúrate de tomar ocho tazas de 30 mililitros de agua y té herbal entre las comidas, como flor de Jamaica, raíz seca de diente de león y oolong. Si bebes oolong, que sean sólo dos tazas al día. Si experimentas problemas digestivos, por favor añade los suplementos adecuados (revisa la tabla en el apéndice 2). Diviértete… ¡estás listo para sentirte increíble!

Temprano en la mañana	Jugo de los buenos días (página 221)
Desayuno	Sopa cremosa de berros (2 tazas) (página 222)
Almuerzo	Sopa cremosa de berros (2 tazas) (página 222)

A media tarde	Jugo de las 5:00 p.m. (página 222)
Cena	Sopa cremosa de berros (2 tazas) (página 222)

Jugo de los buenos días

Rinde 1 porción de 240 mililitros, aproximadamente

½ toronja pelada (ve las notas)

1 zanahoria

1 pepino

¼ de cabeza de lechuga romana o mantequilla

1 manojo grande de menta fresca, hojas y tallos

1 trozo (2.5 centímetros) de jengibre fresco (ve las notas)

1 trozo (5 centímetros) de cúrcuma fresca, o 1 cucharadita
    de cúrcuma en polvo (ve las notas)

1 cubo radical de limón (página 239), descongelado, o ½ limón
    con cáscara

Limpia las frutas y las verduras. Procesa todos los ingredientes con el extractor de jugos o la licuadora de alta potencia (ve las notas). Bébelo de inmediato para obtener el máximo de beneficios nutricionales.

Notas: Si estás tomando medicamentos contraindicados con el consumo de toronja, sustitúyela con una naranja entera, pelada.

Si vas a usar una licuadora de alta potencia, añade suficiente agua para obtener una consistencia que puedas licuar.

Si utilizas cúrcuma en polvo, agrégala al final.

Jugo de las 5:00 p.m.

Rinde 1 porción de 240 mililitros, aproximadamente

¾ de taza de jícama pelada y picada

½ pepino

½ manzana sin semillas, sin corazón, con la cáscara

3 tallos de apio

1 trozo (5 centímetros) de jengibre fresco

1 cubo radical de limón (página 309), descongelado, o ½ limón con cáscara

Limpia las frutas y las verduras. Procesa todos los ingredientes con el extractor de jugos o la licuadora de alta potencia (ve las notas). Bébelo de inmediato para obtener el máximo de beneficios nutricionales.

Nota: Si vas a usar una licuadora de alta potencia, añade suficiente agua para obtener una consistencia que puedas licuar.

> *El jugo de los buenos días es maravilloso cuando me levanto y quiero empezar mis actividades con energía. ¡El de las cinco es una explosión maravillosa de sabores en mi boca! Nunca pensé tomar jugos en mi vida, pero esta combinación es increíble.*
>
> —SUZANNE K., 61 años

Sopa cremosa de berros

Esta sopa no sólo te ayuda a quemar grasa, es suculenta y te mantendrá saciado. La receta rinde alrededor de una porción diaria de sopa para el plan de cuatro días. La puedes preparar cada día o cocinar las cuatro porciones por adelantado, lo que sea mejor para tu agenda. Si no puedes encontrar berros, usa arúgula. Búscalos en el supermercado. Si no puedes encontrar apio nabo, coliflor está bien.

Rinde 6 tazas

4 tazas de caldo de huesos, ya sea casero (página 328) o de Kettle & Fire (ve las notas)

½ bulbo grande de apio nabo (raíz de nabo) (bulbo de 12 centímetros, aproximadamente), sin la capa café del exterior (no quites demasiado)

1 poro limpio y rebanado

1 rábano daikon troceado

1 trozo (2.5 centímetros) de jengibre fresco, pelado y picado

1-2 cucharaditas de sal de mar, al gusto

1 cubo radical de limón (página 309)

1 manojo de berros grande, picado

Opcional: añade ½ o 1 cucharadita de miso a cada tazón de sopa caliente

En una olla pequeña calienta el caldo hasta que empiece a evaporar. Añade el apio nabo, el poro, el daikon y el jengibre. Agrega suficiente agua a la olla para cubrir las verduras. Hiérvelo a fuego bajo 20 minutos, o hasta que las verduras estén suaves.

Usa una licuadora de inmersión para darle una consistencia cremosa. Si queda muy espesa, siempre puedes añadir un poco más de agua. Revuelve con la sal y el cubo de limón, e incorpora los berros. Espera que hierva 5 minutos más y muele de nuevo con la licuadora de inmersión.

Sirve en una taza o un tazón, con o sin el miso.

Nota: Si eres vegano o vegetariano sustituye el caldo de huesos con caldo de verduras.

¡Me encantó cómo saben los jugos y la sopa! Me sorprendí porque no suelo "beber para nutrirme". Bajé 1.5 kilogramos que se me habían quedado pegados como cemento, ¡así que estoy muy emocionada de seguir adelante!

BERNICE Z., 55 años

¿Qué sigue?

Ahora que ya completaste los cuatro días, tu cuerpo está listo para la siguiente fase: el reinicio radical de 21 días, detallado en el siguiente capítulo.

Estás a punto de retomar todas esas grasas esenciales para tu cuerpo. Le vas a dar a tu cuerpo esas increíbles grasas omega-6, equilibradas, por supuesto, con el índice perfecto de omega-3. También comerás proteína de alta calidad con cada comida.

Después de terminar los 21 días, con unos cuantos retoques tendrás un plan de "mantenimiento" muy sencillo que puedes seguir el resto de tu vida. Tu lista de alimentos se extenderá para incluir otras grasas amigables, como el aceite de coco. Así que continúa a la siguiente página ¡y empieza a forjar un metabolismo radical para toda la vida!

9

Veintiún días para un reinicio radical...
y más allá

Lo que comas hoy caminará contigo mañana.

Doctora Hazel Parcells

En este capítulo aprenderás...

- De qué manera comer para despertar tu metabolismo y crear un cuerpo sano y delgado que permanezca así.
- Cómo evitar los alimentos que sabotean tu adelgazamiento y descomponen tus motores quemagrasa.
- Las grasas y las proteínas que reconstruyen, rejuvenecen y protegen esas membranas celulares tan importantes.
- Los elíxires perfectos para tu intestino, que dejarán tu metabolismo en las nubes.
- Veinte consejos para tener un metabolismo radical de por vida.

Mañana termina mi primera semana. En estos días fui testigo de algunos cambios dramáticos en la forma como me veo y me siento. En primer lugar, bajé poco menos de cinco kilogramos en seis días. Mi ropa me queda más cómoda de la cintura. El hambre ya no es un problema. Me siento satisfecha después de cada comida y sigo disfrutando los jugos… ¡Qué rico!

SUZANNE K., 61 años

Mi esposo y yo nos sentimos muy bien […], podemos dormir mejor, ¡y otros notan que estamos bajando de peso!

KIMBERLY L., 40 AÑOS

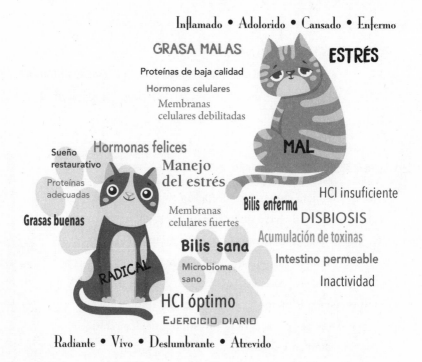

Inflamado • Adolorido • Cansado • Enfermo

GRASA MALAS
Proteínas de baja calidad
Hormonas celulares
Membranas celulares debilitadas

ESTRÉS

MAL

Sueño restaurativo
Hormonas felices
Manejo del estrés
Proteínas adecuadas
Grasas buenas
Membranas celulares fuertes
Bilis enferma
HCI insuficiente
DISBIOSIS
Acumulación de toxinas
Bilis sana
Intestino permeable
Microbioma sano
Inactividad
RADICAL
HCI óptimo
EJERCICIO DIARIO

Radiante • Vivo • Deslumbrante • Atrevido

¡Excelente trabajo! Ya terminaste los cuatro días de limpieza radical intensiva. Ahora tu cuerpo está depurado, en buenas condiciones y listo para empezar a reconstruir sus membranas celulares y amplificar ese metabolismo.

En este capítulo tomaremos todo lo que has aprendido de las reglas radicales y lo traspasaremos a un plan de alimentación integral y práctico para optimizar tu digestión, revitalizar tus células y eliminar el exceso de grasa y de toxinas para siempre. Ya sabes que los alimentos te pueden ayudar o te pueden hundir... o mejor dicho, *hundir tu metabolismo*. Con la nutrición adecuada puedes darle un giro a tu cuerpo.

El plan restante se divide en dos fases:

Fase 1: 21 días de reinicio radical. En ellos aprenderás cómo comer para entrenar tu metabolismo de nuevo.

Fase 2: mantenimiento. Con unos cuantos retoques, convertirás tu reinicio radical de 21 días en un plan de alimentación para toda tu vida.

Te sorprenderá la poca privación que sentirás en el reinicio de 21 días. La depuración ya terminó y ahora podrás disfrutar del café, el chocolate, la mantequilla y la crema... o sea, ¿qué tan radical es eso? Dejarás satisfecho tu cuerpo con omega-6 y omega-3 puros, no adulterados, que es donde comienza la curación y el reinicio metabólico. Sin embargo, es un acercamiento mucho más radical porque enfatizaremos las grasas omega-6 en lugar de las omega-3 para restaurar y reforzar esas membranas celulares y las mitocondrias.

Casi todas las demás dietas de grasa que hay te saturan con aceite de coco, grasas de TCM y aceite de oliva, y aunque estas grasas tienen sus beneficios, están casi desprovistas de las grasas bioactivas esenciales (funcionales). En cambio, nuestro enfoque será saturar tu cuerpo con ácidos grasos esenciales en un índice ideal de 4:1. Una vez que tus reservas de AGE estén al tope, entonces pasarás a la fase de mantenimiento donde podrás reintegrar algunas de las grasas amigables que amas, como el aceite de coco.

En la siguiente tabla puedes ver estas dos fases del plan del metabolismo radical lado a lado. Consérvala como referencia cada vez que necesites consultar algo. En lo que resta de este capítulo entraremos en las listas detalladas de alimentos, otros consejos y recomendaciones sobre productos. En la última sección del libro encontrarás un menú y 50 recetas radicales que te ayudarán a traducir estos principios de alimentación en comidas y colaciones deliciosas y suculentas para cada día de la semana.

Si tanta información te parece abrumadora, no tengas miedo. ¡Sí puedes! *No tienes que cambiar todo al mismo tiempo... haz lo que puedas*. Un día a la vez. Aun los pequeños cambios harán una gran diferencia, incluso radical, en tu salud y cómo te sientes. Recuerda, esto no es más que un mapa. Escucha a tu cuerpo, pues *siempre* será tu mejor guía.

Plan del metabolismo radical

Fase 1 21 días de reinicio radical	Fase 2 Plan de mantenimiento
Grasas radicales	
1-4 porciones por cada comida y colación, con la meta de comer cuatro veces más omega-6 que omega-3. Dales prioridad a los ácidos grasos progenitores de omega-6 y omega-3 (puros, con un procesamiento mínimo, sin refinar, sin calentar), y evita las grasas neutrales en esta fase.	1-4 porciones por cada comida y colación, con la meta de comer cuatro veces más omega-6 que omega-3. Además de los omegas, añade grasas neutrales saludables, como aceite de coco, grasa TMC, aceite de oliva, aceite de aguacate, etcétera.
Suplementos en apoyo de la bilis	
Obligatorios: Si no tienes vesícula, debes añadirlos a cada comida que contenga grasa. **Recomendados:** Si no tienes vesícula, pero tienes resistencia a perder peso, problemas digestivos, hipotiroidismo, etcétera. Colina, taurina, lipasa, bilis de buey o una fórmula combinada para la bilis.	

Consejo: Puedes tomar vinagre de manzana o la salmuera de verduras fermentadas naturalmente 30 minutos antes de la comida para estimular la producción de ácido estomacal.

Alimentos amargos

Alimentos amargos: Incorpora alimentos amargos en cada comida.
Metaboelixir: Uno al día (se sugiere a media tarde o a última hora de la tarde).
Amargos digestivos: Úsalos tanto como gustes; 30 minutos antes de las comidas es óptimo, o después de las comidas según tus síntomas digestivos. Los amargos digestivos y los metaboelíxires se pueden usar indistintamente para potencializar tu digestión, además de tratar los brotes ocasionales de indigestión.

Proteínas radicales

• 120-180 gramos de proteína orgánica pura en cada comida • 1-2 porciones de suero no desnaturalizado o proteína vegana cada día • Pescados y mariscos salvajes, bajos en mercurio, hasta dos veces a la semana, de preferencia no en el mismo día • Proteínas animales puras (orgánicas, de libre pastoreo, sin hormonas ni antibióticos), caldos de huesos orgánicos • No huevos ni cerdo	• 120-180 gramos de proteína orgánica pura en cada comida • 1-2 porciones de suero no desnaturalizado o proteína vegana cada día • Pescados y mariscos salvajes, bajos en mercurio, hasta dos veces a la semana, de preferencia no en el mismo día • Proteínas animales puras (orgánicas, de libre pastoreo, sin hormonas ni antibióticos), caldos de huesos orgánicos • No cerdo • Puedes añadir huevos si los toleras

Verduras

Por lo menos 5-8 porciones al día • Verduras frescas, bajas en almidones, altas en fibras, orgánicas, de fuentes locales, sin pesticidas, sin OMG	Por lo menos 5-8 porciones al día • Verduras frescas, bajas en almidones, altas en fibras, orgánicas, de fuentes locales, sin pesticidas, sin OMG

• No cebollas • Ten cuidado de no excederte en el consumo de hojas verdes por sus altos niveles de oxalatos	• Ten cuidado de no excederte en el consumo de hojas verdes por sus altos niveles de oxalatos

Frutas

1 porción al día Son mejores las variedades bajas en fructosa para evitar los picos de glucosa	1-3 porciones al día Son mejores las variedades bajas en fructosa para evitar los picos de glucosa

Carbohidratos radicales (verduras almidonadas, leguminosas y granos)

1 porción al día • Verduras almidonadas, leguminosas, granos bajos en lecitina (mijo, arroz basmati blanco o sorgo) • (Si eres vegano o vegetariano, hasta 2 porciones de leguminosas al día para consumir proteína)	1-2 porciones al día (si lo permite el peso) • Verduras almidonadas, leguminosas, granos bajos en lecitina (mijo, arroz basmati blanco o sorgo) • (Si eres vegano o vegetariano, hasta 3 porciones de leguminosas al día para consumir proteína)

Lácteos

1-2 porciones al día
• Crudos, orgánicos, de libre pastoreo, enteros, de preferencia fermentados
• Yogurt, kéfir, lassi, crema agria, queso cottage, requesón, queso duro, mantequilla, ghee
• Muchas personas son intolerantes a la caseína y a la lactosa; si tú eres así, evita los lácteos.
• Los productos hechos con leche de cabra pueden sustituir los de leche de vaca.

Consejo: Muchos quesos sin lácteos (a base de almendra, arroz y soya) contienen caseína, así que asegúrate de revisar la etiqueta.

Probióticos y prebióticos

1-5 porciones de probióticos al día (empieza poco a poco y aumenta la cantidad conforme los toleres)
Si tomas un suplemento de probiótico, cuenta como 1 porción.
Incorpora alimentos prebióticos a tus comidas tanto como sea posible.
Verduras fermentadas (chucrut, kimchi), salmuera de las verduras fermentadas, lácteos crudos fermentados si los toleras, miso, alimentos prebióticos diversos

Azúcar, especias y todo lo bueno de tu alacena

- Endulzantes suaves para el intestino y de bajo índice glucémico: stevia Nutramedix, Just Like Sugar (endulzante de achicoria), jarabe de yacón y fruta del monje
- Hierbas y especias que estimulan el metabolismo (pimienta cayena, canela, comino, jengibre, etc.) y sal de mar
- Condimentos que promueven la salud (vinagre de manzana, vinagre de ciruela umeboshi, aminoácidos de coco, etcétera)

Consejo: Disminuye tu dependencia a los sabores dulces poco a poco, mientras incrementas tu tolerancia a los sabores amargos... ¡hasta disfrutarlos eventualmente!

Bebidas

Bebe 30 mililitros de agua por cada kilogramo de tu peso al día (más los tés herbales):
- Agua filtrada
- Tés de flor de Jamaica y raíz de diente de león para hidratar y estimular la pérdida de peso
- Café orgánico, incluyendo Citrus Blaster (1 taza al día)
- Té oolong orgánico para estimular tu metabolismo (opcional, hasta 2 tazas al día)

Consejo: Evita beber durante las comidas para evitar que se diluyan los jugos gástricos.

¿Listo para obtener tus omegas?

Una de las principales metas durante el reinicio radical de 21 días es reforzar tus reservas de omega-6 y omega-3. Hay sólo cuatro diferencias básicas entre la fase de 21 días y la de mantenimiento (consulta la tabla anterior):

1. **Alimentos alergénicos:** en esta fase eliminarás granos altos en lectina, huevos, cebollas y cerdo. En el plan de mantenimiento puedes reincorporar los huevos y las cebollas, según los toleres. Te recomiendo evitar el cerdo permanentemente por sus efectos adversos en los glóbulos rojos. Los granos con gluten (que también son altos en lectina) salen para siempre, pero algunas personas pueden tolerar ciertos granos sin gluten, bajos en lectina con moderación, lo que discutiremos más adelante.

2. **Grasas:** en el reinicio te enfocarás en las grasas omega-6 y omega-3 de los alimentos, como aceite de semillas de cáñamo, aceite de piñón, nueces y semillas, linaza, pescado, lácteos de libre pastoreo y ghee. Más adelante, en el mantenimiento, añadirás aceites neutrales saludables (coco, TCM, aguacate, oliva, etcétera).

3. **Carbohidratos radicales:** en el reinicio te limitarás a un carbohidrato radical (verduras almidonadas, leguminosas o granos bajos en lectina) al día, pero puedes aumentarlo a dos en la fase de mantenimiento.

4. **Frutas:** en el reinicio estarás limitado a una fruta al día, pero puedes incluir hasta tres en el mantenimiento.

Alimentos que debes evitar

Como hiciste en los cuatro días de limpieza intensiva, seguirás evitando alimentos que choquen con tu motor metabólico, desaceleren tu tiroides, provoquen alergias e inflamación, detengan la desintoxicación y hagan que tu cuerpo se aferre a la grasa extra. Necesitas eliminar los siguientes alimentos de tu cocina si deseas tener un metabolismo radical:

- **Grasas tóxicas:** eliminar las grasas hidrogenadas y parcialmente hidrogenadas y los aceites sobrecalentados permitirá que tus membranas celulares y tus mitocondrias se fortalezcan y se reconstruyan con los componentes nutricionales adecuados.
- **Proteínas tóxicas:** descartar las proteínas tóxicas, como carnes, aves y pescados de granjas industriales, reducirá tu riesgo de infecciones, parásitos y otros similares, y minimizará tu exposición a metales pesados y químicos, reduciendo así la carga tóxica de tu cuerpo en general.
- **Alérgenos relacionados con la vesícula:** eliminar los tres alimentos principales que afectan la vesícula (huevos, cerdo y cebollas) durante 21 días reduce la inflamación, depura la bilis e incrementa su producción, y sana la vesícula. Si te extirparon la vesícula, elimínalos de todas formas.
- **Granos con gluten y altos en lectinas:** evitar el gluten y las lectinas mejorará tu sensibilidad a la insulina, calmará las reacciones alérgicas y la inflamación, reducirá tu carga inmunológica y ayudará a la integridad de tu pared intestinal.
- **OMG:** los alimentos modificados genéticamente suelen estar cubiertos de residuos de pesticidas, además de ser precursores de una multitud de problemas de salud. Los OMG contienen lectinas que no son naturales para el cuerpo humano. Solamente consume alimentos que sean libres de OMG. (Los productos con el sello de "orgánico certificado" no contienen OMG por definición.)
- **Alimentos contaminados con moho:** evitar los cacahuates, la cerveza, el vino, la fruta seca y la mayoría de los granos reducirá tu exposición al moho, quitándole un peso de encima a tu sistema inmunológico.

- **Tés:** la mayoría de los tés de la planta *Camellia sinesis* están contaminados con metales pesados de los suelos, como el plomo y el flúor. Comprar orgánicos no es una garantía porque todas las plantas del té son hiperacumuladoras naturales. Hacemos una excepción con el oolong orgánico porque ya son conocidos sus beneficios para el metabolismo (máximo dos tazas al día).

- **Alimentos procesados, comida rápida, comidas preparadas y azúcares refinados:** come fuera de casa lo menos posible para reducir tu exposición a grasas malas, químicos, endulzantes artificiales y alimentos de mala calidad en general. Reduce o elimina todos los azúcares procesados/refinados en sus múltiples formas (sacarosa, fructosa, jarabe de maíz, jarabe de maíz de alta fructosa [JMAF], endulzantes de maíz, azúcar de caña, fructosa cristalina, jarabe de arroz integral y todos los demás). Incluso muchos néctares de agave se procesan a temperaturas tan altas que todo lo que queda es un jarabe superconcentrado de fructosa. Comprar en el perímetro de los supermercados hará que evites la mayoría de los alimentos empacados.

Llegamos al meollo del asunto

Ahora que ya tienes todo el panorama, veamos más de cerca los alimentos específicos de cada categoría capaz de encender la quema de grasa y sanar célula en los 30 billones que tiene tu cuerpo. Sin importar el grupo alimentario, siempre busca alimentos orgánicos y libres de OMG, de fuentes locales con prácticas sustentables y ecológicas. Muchas granjas producen sus alimentos de esta manera, pero no pueden costear una certificación orgánica, así que conocer a tus granjeros locales y sus prácticas es una buena media. Las granjas biodinámicas son todavía mejores que las orgánicas.

En cada lista de alimentos los amargos se señalan con un asterisco (*). Se indican las porciones de cada uno. Si no está especificado el tamaño de una porción, asume que no tiene límite. Cada categoría de alimentos incluye la cantidad de porciones al día, así como cualquier recomendación especial sobre el producto. ¡Empecemos con esas grasas radicales!

LAS 4 C DE LA PÉRDIDA RADICAL DE PESO

Si quieres que tu pérdida de peso sea *realmente* radical, prepara tu café con cítricos y un poco de colina y carnitina. Aprendiste un poco sobre los efectos metabólicos de la carnitina en el capítulo 4, pero resulta que combinar la cafeína o el café con carnitina y colina crea una mezcla supersinérgica de poder metabólico radical. Los atletas de alto desempeño utilizan este truco para bajar unos cuantos kilos antes de pesarse, sin tener efectos adversos.

Todo empezó con un estudio publicado en el *Journal of Nutrition*, el cual descubrió que una combinación de cafeína, carnitina y colina producía una rápida pérdida de grasa y chocaban con la leptina como una sesión de ejercicio moderado, sin ningún efecto adverso.[1]

¿Cómo funciona? La cafeína incrementa la cantidad de grasa que se transporta a tus mitocondrias para su oxidación y la colina hace que la grasa se utilice más. Los ácidos grasos de cadena larga se oxidan de forma incompleta y luego se excretan a través de la orina, así que estás purgando el exceso de grasa cada vez que orinas. ¡El resultado final es que la grasa prácticamente se derrite de tus caderas, trasero y muslos! No tiene efectos adversos, mientras no te sobrepases con la cafeína. Es posible que notes algunos cambios en tu orina como resultado de la eliminación de ácidos grasos, pero no hay nada de qué preocuparse.

Las 4 C de la pérdida de peso radical se limitan a una bebida de café más un suplemento:

1. **Bomba de cítricos:** el café y el cacao proveen la dosis necesaria de cafeína, polifenoles y otros compuestos naturales, como vitamina C.
2. **L-carnitina y colina.** Toma un suplemento de ambas como indica el empaque, y divídelo en tres dosis al día. La medida total de todos los suplementos de colina no debe exceder 500 miligramos por comida.

Bomba de cítricos

Rinde 1 porción

240 mililitros de café orgánico percolado,* o té de raíz seca de diente de león, o té oolong

1 medida de proteína de suero (vainilla o chocolate)

2 cucharadas de cacao en polvo

2 cucharadas de leche de coco

⅛ de cucharadita de jengibre en polvo

¼ de cucharadita de canela en polvo (de Ceilán)

½ cucharadita de cáscara de cítricos en polvo (ve la nota)

1 pizca de sal de mar

Opcional: ½ cucharadita de Just Like Sugar o unas gotas de stevia

Revuelve todos los ingredientes en un tazón pequeño o agítalo en un frasco con tapa. ¡Viértelo en tu taza favorita y disfruta!

*Si no toleras el café, puedes usar té de raíz seca de diente de león o té oolong, pero considera que el café es lo mejor para acelerar la pérdida de peso. El oolong contiene entre 50 y 75 miligramos de cafeína por taza, mientras que el café tiene un promedio de 180 miligramos. El té de diente de león no contiene cafeína. Los tés podrían funcionar de todas formas, pero es mejor usar café.

Nota: Cortesía de Doc Shillington, puedes preparar tu propio complejo de vitamina C con rutina, hesperidina y bioflavonoides, de la siguiente manera: guarda tus cáscaras de naranja y limón orgánicos, y córtalas en tiras. Acomódalas en un plato durante algunos días hasta que se sequen y se endurezcan (o usa un deshidratador de alimentos). Con el molino de café, muele las cáscaras hasta obtener un polvo fino.

Grasas radicales

Recuerda la regla radical 1: ¡No tengas miedo de comer muchas grasas saludables! Entre más consumas (y digieras adecuadamente), más rápido vas a detener ese acechante aumento de peso, restaurar tus membranas celulares, reparar tus hormonas y crear una piel suave y tersa. Las grasas radicales simplemente están destinadas a convertirse en el elemento más útil en las cocinas de todos. Sellan los sabores delicados de la comida, la mantienen caliente y contribuyen a su jugosidad, color y textura, además de dejarnos más satisfechos durante más tiempo.

Uno de nuestros jugadores básicos serán las semillas de cáñamo, los corazones de cáñamo y el aceite de semillas de cáñamo, por su índice casi perfecto de 3:1 de omega-6 a omega-3. El cáñamo es rico en AGL, AL y ALA.

ACEITE DE PIÑÓN SIBERIANO

Uno de mis más grandes hallazgos curativos y metabólicos es el aceite de piñón. No debes confundirlo con el aceite de pino. El aceite de piñón proviene de las semillas comestibles de distintas especies de pinos. Además de ser totalmente delicioso, el aceite de piñón siberiano (de *Pinus sibírica*) merece reverencia por una gran cantidad de propiedades medicinales. El aceite es alrededor de 49% ácido linoleico y entre 17 y 27% ácido pinoleico. Este último es un tipo de AGL, ¡lo que puede explicar sus propiedades fenomenales para suprimir el apetito! *El aceite de piñón limita hasta 60% del apetito durante cuatro horas completas por su efecto incremental en la producción de colecistoquinina.*[2]

Debido a su perfil estelar de ácidos grasos omega-6 y un alto contenido de antioxidantes, el aceite de piñón siberiano tiene propiedades mágicas para la salud del intestino, ofrece alivio a quienes padecen úlceras, gastritis, enfermedad de reflujo gastroesofágico (ERGE), enfermedad de intestino inflamado (EII) y otros problemas gastrointestinales. La dosis sugerida para tratar los malestares gastrointestinales es 1 cucharadita tres veces al día, 30 a 60 minutos antes de las comidas, además de 1 cucharadita opcional antes de acostarte. El aceite de piñón siberiano también ha demostrado beneficiar el perfil de lípidos, la agregación plaquetaria, la presión arterial, el estrés oxidativo y la salud cardiovascular en general, además de beneficiar tu piel y aliviar las condiciones dérmicas.[3] Dadas sus maravillosas propiedades para sanar y estimular el metabolismo, usamos aceite de piñón libremente dentro del plan del metabolismo radical, desde el reinicio de 21 días.

Las nueces y semillas orgánicas crudas, y sus aceites extraídos en frío, también son superestrellas por su contenido de omega-6, además de ofrecer algunos omega-3. Es mejor comprar la variedad germinada porque desdobla las lectinas que expanden tu cintura, y las nueces y semillas están cargadas de lectinas. En cuanto a las almendras, a menos de que las obtengas de España, suelen estar gaseadas o sobrecalentadas, eliminando cualquier beneficio nutricional posible, así que cuida tus fuentes. Incluí la espirulina en la sección de grasas por su rico contenido de omega-6.

La linaza, las semillas de chía, el aceite de semillas de salvia esclarea y el pescado son excelentes fuentes de omega-3. Las fuentes vegetales proveen el especial "ácido graso progenitor" omega-3, ALA. El aceite de semillas de salvia esclarea bien podría ser la fuente más rica de ALA en el mundo. Otra opción son las semillas Savi Seed, de Vega. Estas semillas ricas en proteína y omega-3, conocidas como semillas sacha inchi o cacahuates incas (aun cuando no son una leguminosa), son un antiguo alimento saludable de la selva peruana. La marca Savi Seed está disponible en algunas tiendas naturistas o a través de Amazon. Son un gusto adquirido, pero me parece que las bolsas de 30 gramos son perfectas como colación fuera de casa, y cada paquete ofrece la impresionante cantidad de 9 gramos de proteína y 6 gramos de grasa omega-3.

Cocinar con aceites: Muchos aceites son inestables y rápidamente se convierten en grasas tóxicas cuando se calientan. Como regla general, las grasas saturadas y monoinsaturadas son más estables para cocinar que las poliinsaturadas, pero para estar seguro debes considerar el punto de quema de cada uno y *mantener la temperatura por debajo.*

Claro que los aceites de canola, maíz y soya deben quedar fuera de tu alacena para siempre, sean para cocinar o cualquier otra cosa.

Recomiendo los siguientes aceites y líquidos para cocinar. Los puntos de quema se mencionan junto a las grasas al final de esta sección. Considera que la mayoría de los aceites omega-6 tienen puntos de quema bajos y, por ende, no son adecuados para cocinar. La mayoría de los chefs recomienda calentar un aceite a 160 °C para saltear.

Aceites y líquidos preferibles para cocinar

- Caldos de huesos
- Ghee (250 °C)
- Aceite de alga

Aceites aceptables para cocinar a altas temperaturas

- Aceite de palma rojo (235 °C)
- Aceite de coyol (240 °C)
- Aceite de avellana (215 °C)
- Aceite de nuez de macadamia (210 °C)
- Aceite de aguacate (190-245 °C)
- Aceite de coco (175 °C)
- Aceite de ajonjolí (160 °C)
- Aceite de nuez de Castilla (160 °C)

CONSEJO RADICAL

Congela el caldo de huesos en charolas para hielos y guarda los cubos en el congelador para cuando los necesites en la cocina.

Remojar y hornear nueces y semillas: Remojar las nueces y semillas activa las enzimas vivas y neutraliza algunos de los factores en contra de los nutrientes, como las lectinas y el ácido fítico, mejorando su biodisponibilidad, es decir que los nutrientes se absorben con mayor facilidad para que tu cuerpo los utilice. El remojo elimina alrededor de 50% de las lectinas, pero germinarlas casi las elimina todas. Las lectinas pueden perturbar el metabolismo, irritar la pared intestinal y provocar inflamación y otros síntomas digestivos, contribuyendo a desarrollar intestino permeable con el tiempo.

Después de remojarlas, deshidrata las nueces a baja temperatura (tan baja como lo permita tu horno, 65 o 75 °C, o más baja) en tu horno convencional o deshidratador de alimentos. Rostizarlas a temperatura alta puede dañar las grasas beneficiosas y crear compuestos problemáticos. Por ejemplo, las almendras y las avellanas contienen el aminoácido asparagina, y hornearlas provoca que se convierta en una sustancia conocida como acrilamida, que es bastante tóxica.

Ésta es una forma sencilla de preparar nueces y semillas: en la noche mezcla nueces, agua filtrada y sal de mar en un tazón de vidrio grande (1 cucharada de sal por 4 tazas de agua, aproximadamente). Revuelve y déjalo reposar en un lugar cálido durante la noche (entre 7 y 12 horas). Cubre el tazón con la tapa de una olla. ¡Añade un poco de pimienta cayena al agua si quieres que tengan más sabor! En la mañana precalienta el horno a 65 °C (o utiliza un deshidratador de alimentos). Enjuaga las nueces y semillas en un colador y extiéndelas en una charola para horno, en una sola capa. Déjalas en el horno entre 6 y 24 horas, moviéndolas ocasionalmente. Permite que se enfríen por completo antes de guardarlas.

Almacenaje: mantén tus aceites, nueces y semillas en el refrigerador o congelador. Consejo: para tener una mayor seguridad de que tus aceites seguirán frescos, ¡añade una gota de aceite de una cápsula de vitamina E directamente a la botella de aceite!

Porciones diarias en el reinicio y el mantenimiento: entre una y cuatro porciones al día, con cuatro veces más omega-6 que omega-3 (lo más cerca que puedas llegar del índice 4:1).

Grasas radicales

Las grasas se listan por categoría. El término *neutral* hace referencia a las grasas que no afectan tu índice de omega-6 a omega-3. Las temperaturas entre paréntesis son los puntos de quema.

Grasas omega-6

- Almendras y aceite de almendras (215 °C), 1 cucharada de aceite o 7 almendras
- Avellanas y aceite de avellanas (215 °C), 1 cucharada o 6 avellanas
- *Semillas de cáñamo, corazones de cáñamo y aceite de cáñamo (160 °C), 1 cucharada
- *Semillas de ajonjolí, aceite de ajonjolí y tahini (160 °C), 1 cucharada
- Nueces de Castilla, aceite de nuez de Castilla, crema de nuez de Castilla (160 °C), 1 cucharada o 4 mitades de nuez
- Semillas de girasol, aceite y crema (110 °C), 1 cucharada
- Aceite de cártamo con alto contenido linoleico (110 °C), 1 cucharada
- Piñones y aceite de piñón (marca Siberian Tiger Naturals), 1 cucharada de aceite o 2 cucharadas de piñones
- *Huesos de chabacano y aceite de hueso de chabacano, 1 cucharada de aceite o 3 huesos
- *Aceite de semilla negra, 1 cucharada
- Pepitas de calabaza y aceite, crema de pepitas de calabaza, 1 cucharada
- Nueces pecanas y crema de nueces pecanas, 1 cucharada
- Nueces de la India y crema de nuez de la India, 1 cucharada de crema o 6 nueces
- Pistaches, 15 piezas
- Nueces de Brasil, 2 de tamaño mediano

- Mantequilla pasteurizada (165 °C), 1 cucharada
- Ghee (250 °C), 1 cucharada
- Crema pasteurizada, 1 cucharada
- Espirulina, 2 cucharadas (30 gramos, aproximadamente)

Grasas omega-3

- Linaza y aceite de linaza con un alto contenido de lignanos (110 °C), 1 cucharada de aceite o 3 cucharadas de linaza tostada y molida
- Semillas de chía, 1 cucharada
- Aceite de semillas de perilla, 1 cucharadita
- Aceite de semillas de salvia esclarea, 1 cucharadita
- Sacha inchi o cacahuates incas (Savi Seed, de Vega), 1 bolsita de 30 gramos
- Pescado o aceite de pescado, 1 cucharada

Grasas neutrales

- Aceite de coyol (240 °C), 1 cucharada
- Aceite de palma (235 °C), 1 cucharada (sólo productos certificados por el Consejo sobre el Aceite de Palma Sustentable, una organización que apoya a los productores que utilizan un mínimo de pesticidas y no talan árboles)
- Nueces de macadamia y aceite (210 °C), 3 nueces o 1 cucharada de aceite
- Aceite de alga, 1 cucharadita
- Sebo de res (205 °C), 1 cucharada
- Aceite de aguacate (virgen) (190 a 245 °C), 1 cucharada
- Grasa de pollo (190 °C), 1 cucharada
- Grasa de pato o ganso (190 °C), 1 cucharada
- Manteca (185 °C), 1 cucharada

- Coco, crema de coco, aceite de coco (175 °C para el aceite), 1 cucharada de crema de coco o 2 cucharadas de coco rallado
- Aceite de oliva extra virgen (105 a 160 °C), 1 cucharada
- Leche de coco, 90 mililitros
- Aceite de TCM, 1 cucharada
- *Aceitunas crudas, 8 piezas

Alimentos amargos

Como leíste en el capítulo de la vesícula, los alimentos amargos hacen que tus jugos digestivos fluyan al estimular la liberación de saliva, ácido clorhídrico (HCl), bilis, pepsina, gastrina y enzimas pancreáticas, además de estimular el esfínter esofágico inferior (EEI).

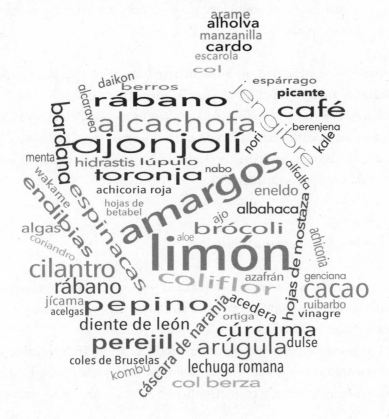

Hay tres maneras de obtener tu dosis de amargos:

1. **Alimentos amargos:** introduce más alimentos amargos directamente a tu dieta todos los días.

2. **Amargos digestivos:** tinturas concentradas, amargas, a base de plantas, para tomarse antes de una comida, después de una comida o en cualquier momento que experimentes síntomas digestivos. Hay varios amargos excelentes en el mercado. Una de mis fórmulas favoritas es Dr. Shade's Bitters No. 9, de Quicksilver Scientific.

3. **Metaboelíxires:** desarrollé tres aperitivos amargos llamados "metaboelíxires". Suben un poco el nivel de los amargos, ya que los amargos digestivos son uno de sus ingredientes, pero reencienden tu digestión y tu metabolismo todavía más con algunos elementos clave, como vinagre de manzana y hierbas y especias termogénicas.

Durante el reinicio radical de 21 días retomarás tu relación con los alimentos amargos, incluyendo por lo menos uno en cada comida y colación. Pero no será todo: les darás otro toque añadiendo un metaboelixir en la tarde. Hacen lo que todos los amargos digestivos, *y un poco más.* Los metaboelíxires no reemplazan los alimentos amargos de tus comidas, los acompañan.

Los maravillosos metaboelíxires

El metaboelixir de la tarde reemplaza el jugo que estabas tomando a media tarde en la limpieza intensiva de cuatro días, sin embargo, si no quieres dejar tu jugo, ¡está bien que tomes los dos!

Los metaboelíxires estimulan la producción de ácido estomacal, incrementan los jugos gástricos, estimulan el flujo de bilis y ayudan a aliviar la indigestión o ERGE. ¡Contienen hierbas adicionales para encender tus calderas metabólicas! Si vas a salir o tienes prisa, no te preocupes, sólo toma un chorrito de un amargo simple. Quiero que tengas suficientes opciones.

Hay tres recetas de metaboelíxires (páginas 306-307). Siéntete libre de modificarlas y personalizarlas a tu gusto; mezcla y escoge a placer. Por ejemplo, puedes tomar unos 30 minutos antes de cada comida y entre comidas, y también al terminar de comer si experimentas indigestión. Los metaboelíxires son una gran manera de consumir amargos y vinagre de manzana en un solo trago.

Porciones: incorpora alimentos amargos en todas tus comidas y colaciones; *además*, añade un metaboelixir a media tarde o a última hora de la tarde (reemplaza el segundo jugo que tomabas en la limpieza intensiva); también puedes agregar una dosis de amargos digestivos tanto como desees (aunque lo óptimo es tomarlos 30 minutos antes de las comidas, también pueden ser útiles después de comer si padeces indigestión).

Para una lista completa de alimentos amargos, consulta la tabla de la página 245, en el capítulo 3.

CONSEJOS RADICALES: AMARGOS

- Un caballito o un medidor de licores es útil para mezclar los metaboelíxires, en particular uno que tenga señalados los mililitros.
- La salmuera del chucrut es una alternativa como digestivo.
- Mountain Rose Herbs tiene una receta sencilla para preparar tu propio amargo digestivo a partir de raíz de diente de león, semillas de hinojo, jengibre y cáscara de naranja.[4]

Proteínas radicales

Son una fuente de aminoácidos necesarios para activar el tejido muscular y encender tus mitocondrias. Asegúrate de que tu carne sea orgánica, de libre pastoreo. Las carnes de animales criados convencionalmente

pueden estar cargadas de químicos, hormonas de crecimiento, antibióticos, OMG y lectinas vegetales nocivas, por el maíz y la soya con que los
alimentan.

Mito

Todos los productos
de soya son malos
para ti.

Intenta consumir alrededor de
120 o 180 gramos de proteína con
cada comida, de carne de res o aves.
Añade una o dos porciones del suero de proteína diario. Si eres vegano,
sustituye las proteínas animales con
tempeh, y el suero con proteína de
arroz o chícharo. ¿Por qué tempeh? ¡Porque el tempeh es un producto
saludable de soya!

Adiós tofu, ¡ya te reemplazaron! A diferencia del tofu, el tempeh
es un producto *fermentado* de soya, así que no comparte ninguno
de los problemas del tofu. Aunado a eso, cuenta con algunos beneficios impresionantes también. En primer lugar, ya que es fermentado, el tempeh es un alimento probiótico. También ha demostrado
reducir el colesterol y los niveles de LDL. Las isoflavonas en él tienen
beneficios para los síntomas de la menopausia, incluyendo aliviar los
bochornos. Disminuye los niveles de estrógeno circulante y actúa
como adaptógeno, sin mencionar sus beneficios anticancerígenos y
antiinflamatorios.

Durante el reinicio eliminarás los principales alérgenos asociados
con los problemas de vesícula, incluyendo el cerdo y los huevos (estos
últimos son los principales). Aunque puedes retomar el consumo de
huevo en tu dieta de mantenimiento, recomiendo evitar el cerdo permanentemente porque tiende a ocasionar una acumulación extrema
de glóbulos rojos (hipercoagulación).[5] Los amargos y los reemplazos de
HCl, como el vinagre de manzana, te ayudarán a extraer esos valiosos
aminoácidos de tus proteínas. También puedes acompañar tu consumo de proteína con el suplemento MAP.

Porciones por día en el reinicio: entre 120 y 180 gramos de proteína
con cada comida (no cerdo ni huevo), más 1 o 2 porciones de suero

no desnaturalizado o proteína vegana, diario. Limita el consumo de pescado y mariscos a dos veces por semana, y de preferencia no en el mismo día.

Porciones por día en el mantenimiento: entre 120 y 180 gramos de proteína con cada comida (no cerdo; huevo sólo si lo toleras), más 1 o 2 porciones de suero no desnaturalizado o proteína vegana, diario.

Proteínas radicales

- Res de libre pastoreo
- Bisonte de libre pastoreo
- Cordero de libre pastoreo
- Aves de libre pastoreo
- Caldo de huesos orgánico
- Tocino de pavo
- Atún bajo en mercurio
- Bonito bajo en mercurio
- Salmón salvaje
- Sardinas
- Mariscos, por ejemplo, camarones, callos de hacha, langosta, ostiones, mejillones, cangrejo

- Anchoas
- Almejas
- Caballa
- Tofu de cáñamo
- Tempeh
- Proteína de suero, no desnaturalizada ni calentada, de ganado A2 de libre pastoreo
- Proteína vegana en polvo, de arroz o chícharo
- Semillas de cáñamo en polvo
- Espirulina

Verduras

Son el sostén de la vida, *¡no los granos!* Las verduras deben ser parte de cada comida y colación, además de representar la mayoría de los ingredientes de tus jugos frescos. Sólo hay unas cuantas advertencias en lo referente a las verduras.

Debes evitar las cebollas en tu reinicio porque están asociadas con problemas de la vesícula. Puedes reintroducirlas gradualmente en el mantenimiento, siempre y cuando observes cuidadosamente cómo te sientes. A pesar de sus beneficios nutricionales, es mejor evitar los hongos por completo porque las sensibilidades a las micotoxinas son muy comunes.

Se deben evitar las solanáceas (jitomate, papas blancas, berenjena, pimientos y chiles, tomate verde, etcétera) por su asociación con dolores articulatorios, inflamación y problemas autoinmunes, como artritis reumatoide, probablemente debido a su contenido alcaloide y de lectinas. La gente con un intestino comprometido suele tener problemas con las solanáceas, así que es mejor no consumirlas para optimizar la curación del intestino, al menos durante un tiempo. La excepción son las especies derivadas de las solanáceas (pimienta cayena, páprika y hojuelas de chile de árbol), las cuales rara vez causan problemas. Si eres sensible a las solanáceas, tómalo en cuenta.

> **─ Mito ─**
> Nunca puedes comer demasiadas verduras de hoja verde.

Algunas personas son sensibles a los compuestos naturales llamados oxalatos, encontrados en una gran variedad de verduras y otros alimentos. A veces no se metabolizan adecuadamente, sobre todo cuando consumes más de lo que tu sistema puede tolerar. La acumulación de oxalatos puede interferir con el funcionamiento de la vesícula, la digestión, la desintoxicación y algunos procesos metabólicos importantes.[6] Los niveles de oxalatos varían según el tipo y la fuente, pero son más altos en el ruibarbo, las espinacas, las hojas de betabel, las acelgas y otras verduras de hoja verde; el cacao; las moras; las nueces de la India; los cacahuates y otras leguminosas, y los granos. Los oxalatos también se encuentran comúnmente en alimentos procesados. Si bien también están presentes en muchos alimentos del metabolismo radical, es imposible eliminarlos todos, pero si sabes que eres sensible, sería prudente tomar precauciones. Las hojas verdes, como las espinacas, están entre las más altas en oxalatos, por lo que las personas que toman muchos jugos verdes o licuados podrían estar consumiendo demasiados oxalatos si las añaden constantemente. Ay, vaya... parece que acabamos de erradicar otro mito.

¡Ahora ya sabes que sí puedes estar comiendo demasiadas hojas verdes! No me malinterpretes, las hojas verdes son buenas, pero si tu esfuerzo por mejorar tu salud te ha transformado en un adicto a las hojas, da un paso atrás y come menos espinacas y acelgas. El kale es una excepción, ya que es relativamente bajo en oxalatos. Consume otras verduras fabulosas, más bajas en oxalatos, en lugar de hojas verdes: apio, pepino, ejotes, calabacita y jícama. ¡La variedad es el sabor de la vida!

CONSEJOS RADICALES: VERDURAS

- **Pelar y quitar las semillas:** Pela y quítales las semillas a verduras como berenjena, pimientos, jitomates, pepinos, calabacitas y calabazas, para eliminar las lectinas. Una forma sencilla de pelar los jitomates es sumergirlos en agua hirviendo durante 60 segundos, o rostizarlos bajo la salamandra durante 15 minutos. Cuando se enfríen, la piel se desprende fácilmente. También puedes rostizar y pelar los pimientos, o usar un pelador. Para quitarles las semillas a los jitomates, rebánalos a la mitad por su ecuador y saca las semillas de cada una de las cavidades.
- **Verduras en el refrigerador:** Si ya tienes verduras listas y accesibles en tu refrigerador, es menos probable que te desvíes de tu plan. Guarda jícama, zanahoria y apio frescos en frascos de vidrio con un poco de agua, y tápalos. ¡Déjalos a la mano!
- **Verduras en el congelador:** Guarda porciones de verduras en un congelador. Los mejores candidatos son espárragos, kale, espinacas, col berza, calabaza, corazones de alcachofa y okra.
- **Verduras en la alacena:** Llena tu alacena con verduras básicas que puedes conservar enlatadas o en frascos: corazones de alcachofa, brotes de bambú, palmitos, castañas de agua.

Porciones: Por lo menos entre 5 y 8 porciones al día (sin incluir el jugo).

Recordatorio: ¡Busca las que sean amargas! Las verduras amargas están marcadas con un asterisco (*). Hay muchas de dónde escoger.

Verduras

- *Acelgas
- *Achicoria roja
- *Alcachofas
- *Alcachofas Jerusalén
- Apio
- *Arúgula
- *Bardana
- *Berros
- *Brócoli
- Brotes de bambú
- *Calabaza de Castilla
- Calabazas (espagueti, mantequilla, calabacín)
- *Cardo
- Castañas de agua
- Cebollín
- Cebollitas de cambray
- Chalotes
- *Chiles
- *Col
- *Col berza
- *Coles de Bruselas
- *Coliflor
- Ejotes
- *Endibias
- *Escarola
- *Espárragos
- *Espinacas
- *Germen de alfalfa
- *Hojas de betabel
- *Hojas de diente de león
- *Hojas de mostaza
- *Hojas de nabo
- Hojas verdes
- *Jícama
- *Kale
- *Lechuga morada
- *Lechuga romana
- *Lechuga silvestre
- *Ortiga
- Palmitos
- *Pepino
- Poro
- *Rábano
- *Rábano daikon
- *Rapini
- *Ruibarbo
- Té limón

Frutas

Las frutas están cargadas con vitaminas, minerales, antioxidantes, fibras y otros nutrientes esenciales, pero también pueden ser altas en azúcar natural (fructosa), así que puedes excederte en su consumo. Las frutas con menos fructosa son las moras, los kiwis, los limones y los aguacates (mantenimiento), los cuales, por supuesto, están llenos de grasas beneficiosas. Estas frutas bajas en azúcar contienen nutrientes magníficos. ¿Sabías que un solo kiwi tiene *el doble de vitamina C* que una naranja? No deberías comer frutas solas, a menos de que estén en un licuado. Las frutas secas son problemáticas por la contaminación con moho, además de que puedes comer en exceso fácilmente.

CONSEJOS RADICALES: FRUTAS

- Madura tus aguacates en poco tiempo guardándolos en una bolsa de papel con media manzana.
- Comer plátanos que no estén tan maduros ayuda a reducir su contenido de azúcar y los vuelve un alimento prebiótico para alimentar los microbios de tu intestino.
- **Frutas en el congelador:** Guarda provisiones de moras silvestres orgánicas en tu congelador (moras azules, frambuesas, zarzamoras, fresas), duraznos, mango o piña para preparar licuados y varias recetas. Congélalas cuando las frutas estén en temporada.

Porciones en el reinicio: 1 porción al día (no incluye jugos).
Porciones en el mantenimiento: 1 a 3 porciones al día (no incluye jugos).

*Recordatorio: ¡No olvides incluir los alimentos amargos!

Frutas

- Aguacate (½ pequeño)
- *Cáscara/piel de mandarina
- *Cáscara/piel de naranja
- Cerezas (10)

- Chabacanos (2 medianos)
- Ciruela (2 medianas)
- Durazno (1 mediano)
- Kiwi (1 mediano)
- *Limón amarillo (incluyendo la cáscara/piel)
- *Limón verde (incluyendo la cáscara/piel)
- Mandarina (1 grande)
- Mango (½ taza)
- Manzana (1 pequeña)
- Melón (cantalupo, verde, sandía, otros) (¹/₈; 1 taza de sandía)
- *Melón amargo
- Moras (de temporada) (½ taza)
- Naranja (1 pequeña)
- Nectarina (1 pequeña)
- Papaya (½)
- Pera (1 pequeña)
- Piña (½ taza)
- Plátano (½ pequeño)
- *Toronja (½)
- Uvas (12)

Carbohidratos radicales (verduras almidonadas, leguminosas y granos)

Los almidones son "antojos" que te puedes dar con moderación. También proveen fibra y sacian el hambre. Las verduras almidonadas y las leguminosas son las fuentes más confiables. Los granos pueden ser problemáticos por varias razones, incluyendo problemas con el gluten, las lectinas, los residuos de pesticidas y la contaminación de moho. No hay nutrientes en los granos que no obtengas de otros alimentos. Estados Unidos, por ejemplo, tiene el peor problema de contaminación por moho, y los granos son particularmente notorios. También son famosos por provocar resistencia a la insulina y detener la pérdida de peso. Sugiero evitar *todos* los granos con gluten y, dependiendo de tu sensibilidad, puedes decidir si dejarlos de por vida, ¡lo que en particular recomiendo!

Durante las fases de reinicio y mantenimiento eliminamos todos los granos excepto tres que son muy bajos en lectinas: mijo, sorgo y arroz basmati blanco. Si bien puedes considerar alejarte de *todos* los granos, algunas personas pueden tolerar granos bajos en lectinas, por lo que éstas son las mejores opciones. ¿Por qué la quinoa no? Aunque la quinoa no contiene gluten y es relativamente alta en proteína, también tiene una buena dosis de lectinas para estancar tu pérdida de peso.

Sólo ten en mente que, si no obtienes los resultados que quieres del plan o si continúas experimentando problemas digestivos, los granos deben ser los primeros en irse.

Gluten: además de ser un gran problema para las personas con enfermedad celiaca, el gluten puede provocar inflamación, resistencia a la insulina y daño intestinal incluso si no eres celiaco, y por lo menos para quienes son sensibles... *y parece que la mayoría lo somos*. Muchas personas tienen una intolerancia al gluten y no lo saben.

Lectinas: abundan en muchos granos y leguminosas (además de otros alimentos), y son una pedrada para tus operaciones metabólicas, así que es mejor consumirlas lo menos posible. Las lectinas pueden detener la quema de grasa, ocasionando un caos en la comunicación celular y estimulando el apetito y la reserva de grasa. Las lectinas también pueden irritar la pared del tracto digestivo, lo que provoca gases e inflamación.

Ácido fítico: los granos producen ácido fítico como defensa contra los animales recolectores. Cuando lo consumimos, el ácido fítico se adhiere a los minerales y evita su absorción. Se pueden desarrollar deficiencias de minerales si se consumen muy seguido.

Cacahuates: no son parte del plan por una sola razón: son altamente susceptibles al moho... incluso las variedades orgánicas. Soy la primera persona en protestar por esta omisión; sé cómo te sientes. ¡A mí me encantan los cacahuates! Sin embargo las sensibilidades al moho son un problema tan grande que no puedo permitirlos en el plan ni en mi cocina.

CONSEJOS RADICALES: CARBOHIDRATOS

Remójalos: Algunos de los efectos problemáticos de los granos, las leguminosas, las nueces y las semillas se pueden aminorar si los remojamos o germinamos.

Para los frijoles, considera un "ciclo de prerremojo": déjalos en agua por lo menos doce horas antes de cocerlos y añade vinagre de manzana al agua. Se dice que añadir bicarbonato de sodio activa la neutralización de las lectinas. Después de remojarlos, enjuágalos bien y cambia el agua para la cocción. Parece que cocerlos al menos 15 minutos a fuego alto reduce la toxicidad de lectinas en 500%. Alternativamente, tanto las lectinas como los ácidos fíticos se pueden destruir si los frijoles se cuecen en olla exprés. Las ollas de cocción lenta *incrementan* el contenido de lectinas. Otra solución es preparar los frijoles en tu olla de cocción lenta y terminar con una explosión de calor durante 15 minutos en la estufa.

¿Extrañas los fideos? Los "fideos milagrosos" (shirataki, o fideos cascada blanca) no contienen calorías ni almidones, pero sí mucha fibra, y se hacen con glucomanano de konjac, de la familia asiática de la yuca. El glucomanano también es un prebiótico. Puedes añadir estos fideos a tus sopas, sofritos y otros platillos con libertad porque, esencialmente, no tienen calorías.

Porciones en el reinicio: 1 porción de carbohidratos complejos al día; los veganos o vegetarianos pueden comer hasta 2 porciones de leguminosas al día porque les sirve como proteína.

Porciones en el mantenimiento: 2 porciones de carbohidratos complejos al día (si lo permite el peso); los veganos o vegetarianos pueden comer hasta 3 porciones de leguminosas al día porque les sirve como proteína.

Carbohidratos radicales (verduras almidonadas, leguminosas y granos)

- Betabel (½ taza)
- Zanahoria (cocida) (½ taza)
- Nabo blanco (½ taza)
- Chícharos (½ taza)
- *Colinabo (½ taza)
- Calabaza (½ taza)
- Camote (1 pequeño)
- *Nabo (½ taza)

- Yuca (1 pequeña)
- Coyol, harina de coyol, horchata (1 puñado de coyoles o 1 taza de horchata)
- Mijo (½ taza cocido)
- Arroz basmati blanco (½ taza cocido)
- Sorgo (½ taza cocido)
- Frijoles adzuki (½ taza cocidos)

- Frijoles negros (½ taza cocidos)
- Frijoles cannellini (½ taza cocidos)
- Garbanzos (½ taza cocidos)
- Alubias (½ taza cocidas)
- Lentejas (½ taza cocidas)
- Frijoles blancos (½ taza cocidos)

Lácteos (si los toleras)

Entra en el mundo de los lácteos con cautela. Muchas personas son intolerantes a la caseína y la lactosa, así que el queso y la leche quedan prohibidos. La caseína es una proteína de la leche, y la sensibilidad a ella suele estar acompañada de una sensibilidad al gluten. Muchos quesos de almendra, arroz y soya también contienen caseína, así que revisa las etiquetas. Incluso quienes son sensibles a los lácteos pueden comer yogurt porque la lactosa queda predigerida en el proceso de fermentación, pero la caseína permanece. La mantequilla, la crema y el ghee, por otra parte, se digieren como grasas. Los mejores productos lácteos son de libre pastoreo, orgánicos, crudos y fermentados por sus beneficios probióticos (ve la siguiente sección, prebióticos y probióticos). Busca quesos artesanales, añejados adecuadamente por lo menos durante seis meses.

En lo que respecta a los lácteos fermentados (cultivos), no puedes asumir que el yogurt, la crema agria, el queso crema y otros más contienen cultivos vivos. La mayoría de las tiendas naturistas sí tiene cultivos vivos, y eso es lo que buscas. Muchas variedades comerciales están pasteurizadas y matan todo en el proceso, lo que no te ayuda en nada. Siempre elige cultivos activos, vivos... ¡o prepara los tuyos!

CONSEJOS RADICALES: LÁCTEOS

- La crema o el yogurt griego, enteros, mezclados con fruta crean un postre refrescante. Si no puedes comer lácteos, sustitúyelos por yogurt de coco sin endulzar o crema de coco, ¡y ahora también hay yogurt de nuez de la India! De cualquier manera acompaña tu yogurt con linaza, corazones de cáñamo, semillas de chía o coco rallado sin endulzar para un extra crujiente de fibra y omega.
- Un maravilloso producto nuevo en el mercado es el queso de coco, preparado a base de aceite de coco, de una empresa llamada Follow Your Heart. Puede sonar extraño, pero su sabor sí es parecido al del queso, ¡no al coco! Me gusta el queso mozzarella y el Monterrey Jack con hojuelas de chile de árbol.

Porciones: si los toleras, 1 o 2 porciones al día.

Lácteos

- Crema (1 cucharada)
- Crema agria (2 cucharadas)
- Ghee (1 cucharada)
- Kéfir (1 taza)
- Lassi (1 taza)
- Leche (cruda) (1 taza)
- Mantequilla (1 cucharada)
- Queso cheddar (30 gramos)
- Queso cottage (120 gramos)
- Queso crema (2 cucharadas)
- Queso de cabra (chèvre)
- Queso de coco
- Queso edam (30 gramos)
- Queso feta (30 gramos)
- Queso gouda (30 gramos)
- Queso mozzarella (30 gramos)
- Queso parmesano (30 gramos)
- Queso suizo (30 gramos)
- Requesón (30 gramos)
- Suero de leche (1 taza)
- Yogurt (240 gramos)
- Yogurt de nuez de la India o yogurt de coco (si eres intolerante a los lácteos) (240 gramos)

Prebióticos y probióticos

Los probióticos son alimentos específicamente fermentados con bacterias beneficiosas para el intestino. Si tomas probióticos, pero no nutres esos organismos, estás perdiendo el tiempo. Es como adoptar una mascota y no darle de comer. *Tu microbioma no va a florecer sin prebióticos*, una fibra especial derivada de los alimentos que nutre a esas bacterias beneficiosas. Juntos trabajan para optimizar el equilibro y la diversidad de tu microbioma. Es la razón de que muchos probióticos también contengan prebióticos. Es necesario un buen consumo de ambos para tener un peso corporal sano, buena digestión, riesgo cardiovascular bajo y mínima inflamación.

Puedes tomar un suplemento probiótico, pero es mucho mejor comer alimentos fermentados tradicionalmente con cultivos vivos, como el chucrut. Estos alimentos ayudan a tu cuerpo a producir acetilcolina, un neurotransmisor. Dentro del contexto de la digestión, la acetilcolina previene la constipación al estimular el movimiento del intestino y aumentar la liberación de enzimas digestivas en tu estómago, páncreas y vesícula. Cuando se consumen con regularidad, el chucrut y su jugo (salmuera) mejora la producción de bilis.

Si toleras los lácteos, comer lácteos fermentados es otra gran fuente de probióticos. Asegúrate de preparar los tuyos o elegir productos comerciales hechos con cultivos de leche cruda, orgánica, de libre pastoreo, y que no estén cargados de azúcar. Los lácteos fermentados de alta calidad también proveen proteína invaluable, calcio, vitaminas B y hasta ácido linoleico conjugado (ALC), una gran herramienta para combatir el cáncer.

CONSEJOS RADICALES: PROBIÓTICOS Y PREBIÓTICOS

- Si quieres saber si algunos yogurts comerciales son saludables o no, revisa la guía del Instituto Cornucopia.[7] Esta investigación descubrió que muchos productos vendidos como yogurt ni siquiera cumplen con los estándares más elementales.

- Vierte tu yogurt sobre unos cuantos bastones de jícama, o úntalo sobre un plátano verde.
- Algunas marcas ofrecen una variedad de cultivos lácticos, además del yogurt, incluyendo crema agria, kéfir, queso cottage y queso crema. El mejor lugar para encontrarlos es en la sección de refrigeradores de tus supermercados favoritos o tiendas naturistas.
- Preparar tus propias verduras fermentadas y cultivos lácticos es sencillo, barato ¡y divertido![8] Valerie Burke tiene instrucciones sencillas para preparar pepinillos fermentados y chucrut en su blog.[9]
- La salmuera del chucrut es un tónico digestivo y puede servir como sustituto de los amargos digestivos. Comienza tomando muy poco, una cucharadita, y aumenta la cantidad hasta tomar unas cuantas cucharadas, varias veces al día.
- El vinagre de ciruela umeboshi es increíblemente delicioso y tiene beneficios prebióticos.
- Intenta incluir un poco de probióticos en cada comida. Por ejemplo, añade una cucharadita de miso a tu tazón de sopa justo antes de servir, o agrega un par de cucharadas de chucrut a tu ensalada o tus verduras cocidas. En lugar del vinagre o el jugo de limón, intenta preparar tu aderezo con la salmuera del chucrut. Una cucharada de yogurt o crema agria es un buen complemento para las verduras cocidas. ¡Incorpora unas cuantas cucharadas de verduras fermentadas en tu guacamole!

Porciones de probióticos: 1 a 5 porciones al día. Empieza poco a poco y aumenta la cantidad conforme los toleres (un suplemento de probiótico cuenta como 1 porción).

Porciones de alimentos prebióticos: incorpora alimentos prebióticos a tus comidas, tanto como sea posible.

Alimentos probióticos

- Cultivos lácticos (crema agria, yogurt, queso cottage, kéfir, lassi, etc., con cultivos vivos)
- Miso
- Salmuera de verduras fermentadas (de 1 cucharadita a 60 mililitros)

- Verduras fermentadas (chucrut, pepinillos fermentados naturalmente, kimchi, kvas)
- Yogurt de nuez de la India

Alimentos prebióticos

*Muchos alimentos prebióticos son también amargos... ¡mira todos los as-
teriscos en la lista de abajo!*

- *Ajo
- *Alcachofa Jerusalén, cruda
- *Algas
- *Cacao
- Ciruela umeboshi y su
vinagre
- Coyol y horchata (bebida
hecha con coyol)
- *Espárragos, crudos
- Glucomanano (raíz de
konjac, utilizada para hacer

fideos shirataki [los fideos
milagrosos])
- *Hojas de diente de león
- *Jícama
- Linaza
- Miso
- Plátanos, verdes
- *Poro, crudo
- *Raíz de achicoria, cruda
- Yacón

Azúcar, especias y todo lo bueno de tu alacena

Las hierbas y las especias transforman hasta la comida más sencilla
al añadirle vida. Sin embargo, los sazonadores recomendados para el
metabolismo radical no sólo dan sabor, son grandes estimulantes para
el metabolismo. Los antioxidantes que abundan en estos sazonadores
son sinónimo de buena salud y una cintura delgada, neutralizan los
radicales libres que dañan el cuerpo, asisten en el proceso digestivo,
apoyan tu hígado y te protegen de enfermedades.

Las especias pueden ofrecer sorprendentes beneficios para la salud.
Por ejemplo, ciertas especias ayudan a prevenir o reparar el daño de

los peroxinitritos, iones inestables producidos por la exposición a la radiación del celular o el wifi, los cuales crean radicales libres que entorpecen tu función mitocondrial. Está demostrado científicamente que especias como clavo, romero, cúrcuma, canela y jengibre protegen contra el daño inducido por los peroxinitritos.[10]

Veamos algunas de las hierbas y especias más poderosas para tener un metabolismo radical.

*Rábano picante

Me quito el sombrero con el rábano… ¡es un amargo! Esto significa que es bueno para tu bilis y tu vesícula. El aroma de este superalimento no sólo te deja boquiabierto, sino que tiene diez veces la capacidad anticancerígena del brócoli, gracias a los glucosinolatos, compuestos quimoprotectores capaces de encender los genes de tu cuerpo que combaten el cáncer.[11] El rábano picante también tiene beneficios para tu sistema respiratorio (congestión en el pecho, infecciones de senos nasales, amigdalitis, resfriados y gripa), combate infecciones del tracto urinario, alivia el dolor de cabeza, muscular y de articulaciones, y asiste en la desintoxicación. Es muy fácil cultivarlo en tu jardín, ¡pero no plantes más de uno porque se extenderá por todo el lugar! Los productos de rábano picante comerciales son una opción, pero ten en mente que siempre es preferible consumir orgánico.

Pimienta cayena

El calor de la pimienta cayena proviene del *Capsicum*, el cual incrementa el índice metabólico del cuerpo y saca la grasa de las arterias. ¡Un estudio de Oxford descubrió que la pimienta cayena produce un incremento de 20% del metabolismo! Las propiedades de la cayena van más allá de su capacidad de hacer hormiguear la lengua: está cargada de vitaminas B y vitaminas A, D y E, además de calcio, fósforo y hierro. Es alta en betacarotenos que estimulan la inmunología y se utiliza como analgésico, antiséptico y auxiliar digestivo. Les da un gran toque a todas tus verduras, salsas, dips y sopas. Yo incluso añado una pizca a mis licuados. La cayena es una solanácea, así que si eres sensible, mejor no la consumas. La incluyo por sus admirables cualidades nutricionales.

Canela

Es la mejor amiga de tu glucosa y puede reducir el impacto glucémico de una comida hasta en 30%. Recomiendo solamente la canela de Ceilán porque la mayoría de las canelas comerciales contienen un ingrediente que daña el hígado, cumarina, perjudicial para la salud cuando se consume en exceso. Agrégala a tus postres, licuados, tés, cafés, e incluso al cordero.

Comino

Esta especia bíblica y perfumada es maravillosa para añadir sabor, y sirve de catalizador para la pérdida de peso. Las últimas investigaciones en el Medio Oriente, donde se consume popularmente, muestran que una cucharadita puede estimular la pérdida de peso hasta en 50%, debido más que nada a sus efectos termogénicos. Es una superespecia para el hummus, los frijoles, el chili y cualquier platillo mexicano.

*Jengibre

Incrementa el efecto térmico de la comida, alimentando tus motores metabólicos para que quemes más calorías. De acuerdo con un estudio australiano, el jengibre puede aumentar el metabolismo hasta en 20%. Un compuesto del jengibre llamado gingerol tiene propiedades naturales para suprimir el apetito, elevando tu nivel de leptinas. El jengibre también suprime la producción de cortisol, conocido por promover las reservas de grasa. Revoluciona tu circulación y promueve la sudoración sana, estimulando la desintoxicación. También apoya la función hepática, despeja las arterias y reduce los niveles de colesterol en suero. Es efectivo para calmar el mareo y las náuseas por movimiento. El jengibre sabe muy bien con salmón y se presta para preparar galletas, budines y natillas. Prueba tomar té de jengibre: sólo ½ o ¾ de cucharadita de jengibre en polvo en agua caliente, con o sin unas gotas de limón.

Mostaza

La mostaza es elemental en mi cocina. Seca, en polvo o preparada para untar, da una explosión de picor agrio mientras acelera tu metabolismo al máximo. Información de un estudio del Instituto Politécnico de Oxford muestra que la mostaza aumenta los índices metabólicos hasta en 25%. Al añadir mostaza a una comida, los participantes quemaron por lo menos 45 calorías más en las siguientes tres horas. Prueba añadir una pizca de mostaza seca a tus aderezos caseros para ensalada, a la mayonesa, a los pepinillos e incluso a la sopa.

Sal de mar real

¡Que no te dé miedo echarle sal a la comida! Muchos estudios han refutado el mito de que las dietas altas en sal incrementan tu riesgo de enfermedad cardiaca y suben la presión arterial. Además, ¡la sal de mar puede llevar tu metabolismo a otro nivel! Un estudio reciente en animales mostró que una dieta alta en sal en realidad *estimula el metabolismo*, haciendo que los animales comieran 25% más calorías sólo para conservar su peso.[12] Nada más asegúrate de usar

> **Mito**
>
> La sal aumenta la presión arterial y el riesgo de ataque cardiaco.

sal de mar genuina, no la clase de cloruro de sodio que se fabrica en un laboratorio.

Cúrcuma

Hoy en día no puedes ir a ningún lado sin ver algo sobre la cúrcuma, la superestrella del popular curry. Esta especia amarilla y exótica le debe su contenido antioxidante a la curcumina, su compuesto más activo. Quizá lo que no has escuchado es que esta especia tan única puede ayudarte a aligerar y descongestionar la bilis para que tu cuerpo metabolice las grasas con mayor eficiencia. Puedes añadir cúrcuma al curry, los frijoles, los guisados de carne, platillos de pescado y sopas. Es la mejor especia para la carne asada porque agregar cúrcuma a la carne antes de cocinarla reduce los compuestos tóxicos hasta en 40 por ciento.

CONSEJOS RADICALES: ESPECIAS

- ¡Esparce algún sazonador del metabolismo radical encima de tus comidas para encender esa quema de grasa! Algunas sugerencias: albahaca, alcaravea, pimienta cayena, cilantro, mostaza, cúrcuma, jengibre, canela de Ceilán, eneldo, ajo, perejil, coriandro y comino.
- Añade un toque de rábano picante a la crema agria fermentada para preparar una deliciosa salsa para carne de res o bisonte.

Hierbas, especias, sazonadores y otros ingredientes esenciales

- Agar-agar
- *Ajo
- *Albahaca
- Alcaparras
- *Alga troceada (dulse, arame, nori, kombu, wakame, etcétera)
- Aminoácidos de coco
- Anís
- Arruruz
- *Azafrán
- Bolsas para hervir
- *Canela (de Ceilán)
- Cardamomo
- Chile chipotle en polvo (solanácea)

- *Chocolate amargo y cacao (que sea entre 65 y 85% cacao)
- *Cilantro
- Clavo
- Comino
- *Coriandro
- *Cúrcuma
- Curry
- *Eneldo
- Estragón
- Extractos (vainilla, almendra, limón, hierbabuena)
- Hinojo
- Hojas de laurel
- *Jengibre
- *Menta
- Miso
- Mostaza Dijon
- Mostaza, seca
- Nuez moscada
- Orégano
- Páprika, normal y ahumada (solanácea)
- *Perejil
- Pimienta cayena (solanácea)
- Pimienta negra
- Polvo para hornear sin aluminio
- *Rábano picante
- Romero
- Sal de mar
- Salsa de pescado (recomiendo la marca Red Boat)
- Salsa Sriracha (solanácea)
- *Semillas de ajonjolí
- *Semillas de alcaravea
- *Semillas de alholva
- Tamari (sin gluten)
- Tomillo
- Vinagre balsámico (sólo de Módena, Italia)
- Vinagre de ciruela umeboshi
- Vinagre de manzana

Endulzantes

Las investigaciones se acumulan culpando al azúcar de enfermedades como la diabetes, la obesidad y la demencia, de acuerdo con el doctor Robert Lustig, autor de *Fat Chance: Beating the Odds Against Sugar, Processed Food, Obesity, and Disease*. La más reciente y larga lista de estudios sobre el vínculo entre el azúcar y el síndrome metabólico muestra *causa*, no sólo asociación.[13] Si el azúcar es una bomba, ¡entonces el jarabe de maíz de alta fructosa es su versión atómica! La fructosa concentrada eleva la presión arterial, daña los riñones, promueve la inflamación y es literalmente el alimento favorito del cáncer.

Por malos que sean los azúcares refinados, los endulzantes artificiales, como el aspartame y la sucralosa, ¡son *todavía peores!* Necesitamos endulzantes que no eleven nuestros niveles de esa insulina empacadora de grasa... y no hay muchos que no tengan efectos negativos en la salud de una forma u otra. A continuación verás los cuatro endulzantes principales que recomiendo. Sólo ten en mente que parte de este plan incluye *reentrenar a tu paladar* para que ame los sabores amargos tanto como los dulces, de tal manera que entre menos endulzantes utilices con el tiempo, mejor.

Stevia, la hierba maravilla

La stevia es una hierba versátil que se puede utilizar en lugar del azúcar para hornear y preparar licuados y bebidas sin elevar tu glucosa. Este endulzante de bajo índice glucémico ofrece un toque dulce sin calorías y sin carbohidratos. Es 30 veces más dulce que el azúcar, así que la suple muy bien. Cuando una receta indique una cucharadita de azúcar, usa en cambio $1/3$ de cucharadita de stevia. Nutramedix es mi producto favorito de stevia.

Jarabe de yacón

El jarabe de yacón se hace a partir de la raíz de yacón, un tubérculo naturalmente alto en prebióticos, incluyendo inulina y fructooligosacáridos (FOS). A diferencia de la mayoría de las raíces, que son bastante almidonadas, el yacón guarda sus azúcares en la forma de FOS, en lugar de almidones, por lo que sabe más dulce. De hecho se cree que el yacón es la fuente más rica de FOS en el mundo natural. Y por suerte su índice glucémico es igual que el del eritritol y la inulina. (La stevia y la fruta del monje tienen un índice de cero.)[14]

Los fructooligosacáridos resisten la descomposición de las enzimas digestivas, así que pueden llegar intactos a tu colon y actuar como prebióticos para tu flora intestinal. El yacón también agranda las heces, mejora el vaciado gástrico, disminuye los antojos y reduce la acumulación de grasa en el hígado. Los estudios muestran cómo el yacón mejora el índice de masa corporal (IMC) y los niveles de insulina y LDL.[15] Puedes encontrar jarabe de yacón (a veces llamado néctar de yacón) en muchas tiendas naturistas o en línea. Asegúrate de comprar yacón orgánico, puro, crudo, libre de aditivos. Cuando el jarabe se procesa térmicamente gran parte de sus FOS se convierte en azúcar, así que pierde mucho de su valor nutricional. Para calificar como "crudo", la temperatura del procesamiento no debe exceder los 40 °C.

El jarabe de yacón es delicioso en bebidas y aderezos para ensalada. Su perfil de sabor se mezcla particularmente bien con el vinagre de manzana.

Raíz de achicoria

Se utiliza para preparar un endulzante natural de buen sabor, cuyos carbohidratos no son digeribles, así que atraviesan el tracto digestivo sin ningún impacto calórico. Lo mejor de todo es que la raíz de achicoria es un prebiótico: ¡alimenta tus microbios beneficiosos! Los productos de Just Like Sugar están disponibles en línea como sustitutos del azúcar que no ensanchan tu cintura.

Fruta del monje

Otra opción saludable es la fruta del monje (*luo han guo*, proveniente de China y miembro de la familia de las calabazas). Ya que tu cuerpo metaboliza la fruta del monje de forma diferente, no eleva tu insulina y es perfectamente segura para los diabéticos, maravillosa en tés y licuados. Lo único malo es su precio, debido a las restricciones de exportación y el costo de su complicado proceso de extracción.

La fruta del monje es intensamente dulce, diez veces más que la stevia (300 veces más que el azúcar), pero su sabor no procede de azúcares naturales. Contiene poderosos antioxidantes, llamados mogrósidos, los cuales saben dulce, pero se metabolizan de otra manera. La fruta del monje tiene una larga historia de beneficios para la diabetes, desde efectos positivos en las células pancreáticas, hasta mejorar la sensibilidad a la insulina. La fruta del monje es conocida como la fruta de la longevidad por sus amplios beneficios para la salud, pues combate los radicales libres y las infecciones, disminuye la inflamación, alivia la fatiga y, posiblemente, previene el cáncer. También es un antihistamínico natural. Asegúrate de no combinar este endulzante con otros agentes, como alcoholes de azúcar. Siempre lee las etiquetas.

¿Qué pasa con los alcoholes de azúcar?

Los alcoholes de azúcar, como xilitol, sorbitol y eritritol, son carbohidratos con características de azúcar y de alcohol. Se han vuelto muy populares por su bajo índice glucémico, pero ¿son seguros? Las últimas investigaciones no son muy alentadoras.

Se ha acumulado evidencia de que *todos* los alcoholes de azúcar son agresivos para el microbioma, desde tu boca hasta el intestino. Por tanto ya no los puedo recomendar, ni siquiera el eritritol. Éste se fabrica comercialmente al fermentar el almidón de maíz con levadura, y por lo general levadura manipulada genéticamente.[16]

— Mito —

Los alcoholes de azúcar, como el xilitol y el eritritol, son completamente seguros.

Endulzantes

- Fruta del monje (*luo han guo*)
- Jarabe de yacón crudo (o néctar de yacón)
- Raíz de achicoria (marca Just Like Sugar)
- Stevia

Bebidas

Agua

Todo comienza con el agua. Como el agente desintoxicante y dilu-yente más puro de todos, el agua puede quitarte el apetito, asegurar un funcionamiento normal del intestino y los riñones, sacar dese-chos de tu cuerpo y aliviar la retención de líquidos. Beber 30 milili-tros de agua por cada kilogramo de tu peso al día ayudará a que tu hígado metabolice la grasa acumulada y la transforme en energía. Beber agua fría estimula el metabolismo, mientras que la deshidrata-ción dispara el cortisol y deja como resultado más grasa abdominal. Es mejor beber antes de comer y entre comidas para evitar diluir los jugos gástricos.

Porciones: bebe 30 mililitros de agua por cada kilogramo de tu peso al día (agua y tés herbales), y no junto con la comida para no diluir los jugos gástricos.

*Café

Hace mucho que el café dejó de ser el culpable de la enfermedad car-diaca, las úlceras y los trastornos del sistema nervioso. Además de que el café no ocasiona esos problemas, estudios recientes muestran que los granos de café mejoran la sensibilidad a la insulina y el índice me-tabólico, y sus compuestos antioxidantes bajan los marcadores de LDL e inflamación. El café disminuye tu riesgo de desarrollar enfermedad cardiaca y cáncer colorrectal, te protege de condiciones neurodegenerativas, incluyendo Parkinson y Alzheimer, y reduce el dolor, junto con muchos otros beneficios para la salud. Incluso se están usando enemas de café (recto, vagina, pene y boca) para tratar tumores fibrosos, quistes en ovarios, infecciones, adherencias y más. *Lo mejor de todo es que también es un amargo.* ¡Sí! Para citar al doctor Mark Circus, "nada menos que una extinción masiva cambiaría nuestro amor por el café".[17] La única advertencia es que te asegures de que sea orgánico y no cultivado bajo un torrente de pesticidas; asimismo, ten cuidado con el café si tienes alguna condición suprarrenal.

El café tiene varios polifenoles y otros compuestos que son increíblemente beneficiosos para el metabolismo. Un estudio con ratas en 2017 demostró los beneficios positivos del café para el síndrome metabólico. Las ratas que se alimentaron con una mezcla de compuestos de café (ácido cafeico, trigonelina y cafestol) experimentaron una mejor sensibilidad a la insulina y redujeron sus niveles de grasa en hígado.[18] Los granos de café tienen otra arma secreta: el ácido clorogénico, o ACG, el polifenol más abundante del café, que es termogénico, así que les dice a las células adiposas de tu cuerpo que quemen sus ácidos grasos para tener combustible. Una investigación publicada en el *American Journal of Clinical Nutrition* descubrió que el ACG reduce 50% de las fluctuaciones de glucosa después de sólo cinco días.[19]

El ACG puede estimular la pérdida de peso, darte energía y acabar con tu riesgo de diabetes y enfermedad cardiaca. Este poderoso polifenol incluso ayuda a las personas a dormir más rápido, algo sorprendente para un componente del café (no pretendo sugerir que la cafeína no eliminará este efecto). El ACG también acelera la quema de grasa mientras duermes. Un estudio noruego indicó que las mujeres que bebían café alto en ACG bajaron tres veces más de peso que las mujeres que tomaron infusiones con menos ACG. Una taza promedio de café contiene alrededor de 130 miligramos de ACG, pero necesitas *ocho veces eso* para extraer sus beneficios. ¿Cómo puedes incrementar tu ACG?

Los niveles de ácido clorogénico dependen del lugar de origen de los granos y de cómo se tuestan. Los cafetos que crecen a una altitud elevada en condiciones climáticas extremas (fluctuaciones de temperatura, viento, etc.) producen más polifenoles para protegerse a sí mismos. Busca granos de Etiopía, Kenia, México, Colombia y Brasil, y particularmente de lugares elevados.

Si te gusta un tostado oscuro, sería mejor que lo bajaras a medio, incluso claro. Una vez que los granos pasan de un tostado medio, pierden 75% de esos polifenoles capaces de hacerte quemar grasa y reducir tu talla. Disfruta tu café sin lácteos porque hace que los polifenoles estén 28% menos biodisponibles. ¿Y qué pasa con el descafeinado? Incluso los mejores tienen 25% menos polifenoles. La marca Purity Coffee es orgánica y está libre de contaminantes, incluyendo moho.

Porciones: una taza de café al día.

Té oolong

La ciencia ya determinó hace mucho los beneficios para perder peso que tiene el té oolong. Si tienes problemas de tiroides, sería mejor que lo evitaras por una posible contaminación de flúor.

Porciones: dos tazas al día.

Té de raíz seca de diente de león

Es un té herbal con notas de tierra y una buena alternativa descafeinada para sustituir el café. Es especialmente efectivo como tónico para el hígado, puede ayudar a elevar las enzimas hepáticas para quienes han consumido en exceso alcohol, azúcar, grasas trans y medicamentos. Intenta agregar una cucharada de aceite de coco para empezar tu día con una bebida perfecta, con grasas saludables que estimulan el metabolismo.

Té de flor de Jamaica

Caliente o frío, el té de Jamaica te mantendrá hidratado y eliminará toxinas y el exceso de líquido en tu cuerpo gracias a sus propiedades diuréticas. También ha demostrado reducir la presión arterial por sus efectos antiinflamatorios y bajar el colesterol por su contenido de antioxidantes. Tómalo para mantenerte sano durante la temporada de resfriados y gripas, ya que su alto contenido de ácido ascórbico ayuda a fortalecer tu sistema inmunológico. El té de flor de Jamaica también ayuda a aliviar el dolor menstrual y te levanta el ánimo.

Té rooibos

Es un té herbal sudafricano, rico en polifenoles antioxidantes que promueven la salud. Ya que se hace con hojas jóvenes, tiene un bajo contenido de flúor. El rooibos es la única fuente conocida de un antioxidante raro y beneficioso llamado aspalatina. También es conocido por estimular significativamente el superóxido dismutasa (SOD), una de las enzimas antioxidantes más poderosas del cuerpo, dentro y fuera de las membranas celulares,[20] la cual combate los radicales libres y reduce la inflamación. El rooibos sin fermentar (verde) tiene niveles más altos de antioxidantes que el tradicional fermentado. Este té herbal también es libre de cafeína, oxalatos y taninos, ¡un té perfecto para el metabolismo radical!

Caldos orgánicos de huesos

Los caldos de huesos son una maravillosa bebida caliente, sobre todo en invierno. Son más que una bebida, pero menos que una comida. Puedes añadir tus aceites favoritos, ricos en omegas (semillas de cáñamo, ajonjolí, piñón, etc.), y especias termogénicas para estimular sus efectos promotores de la salud. ¡Prueba tomar una taza con unas gotas de limón! Durante la fase de mantenimiento sería divino con un chorrito de leche de coco.

Bebidas alcohólicas

Es mejor evitarlas. El alcohol no sólo implica una carga extra para tu hígado, sino que por mi experiencia clínica estoy convencida de que incluso el consumo moderado de alcohol tiene una influencia profunda en la incapacidad de perder peso, particularmente en las mujeres. Se debe en gran medida a sus efectos en los niveles de estrógeno, elevaciones bien documentadas por la ciencia. Esto es importante porque muchas mujeres que intentan perder peso ya tienen un estrógeno dominante, lo que sólo suma al problema. El alcohol también puede estar vinculado con una disminución en los niveles de progesterona en las mujeres premenopáusicas.[21] La única excepción a la regla del alcohol es el uso de cerveza oscura sin OMG para marinar carnes, y por supuesto el alcohol se elimina totalmente en la cocción.

Bebidas

- Agua
- *Amargo de Angostura
- *Café
- Café limitado a una taza al día, y té oolong a dos tazas
- Caldos de huesos
- Cerveza oscura orgánica, sin OMG
- Jugo de arándano sin endulzar
- Té de flor de Jamaica
- *Té de hierbabuena
- *Té de jengibre
- Té de pau d-arco
- Té de raíz de achicoria
- *Té de raíz seca de diente de león
- Té de romero
- Té herbal de reina de los prados

Un éxito radical en 20 consejos

1. **Comienza con una limpieza radical a tu alacena.** Cuando estés sacando esas ollas y sartenes tóxicas tira los alimentos que también lo sean. Reabastece tu refrigerador, congelador y alacena con alimentos totalmente radicales. Diles adiós a los alimentos procesados, sobrecalentados y empaquetados.

2. **Empieza despacio.** Cuando empieces a consumir un nuevo alimento o suplemento hazlo despacio para ver cómo reaccionas. Sólo introduce un nuevo alimento a la vez para que, si tienes una reacción, sepas qué la provocó.

3. **Planea con anticipación.** Tiene mucha razón el viejo dicho de que "fallar en planear es planear para fallar". Planea tus comidas con una o dos semanas de anticipación. Si trabajas, pasa un día o dos cocinando para toda la semana. Por ejemplo, junta algunos ingredientes que se cocinen en la olla de cocción lenta para que lo único que necesites hacer en la mañana sea meterlos y encenderla. Asegúrate de preparar también algunos "alimentos sanos que puedas tener a la mano" para solamente tomarlos e irte si tienes prisa.

Equivalencias e intercambios saludables

Alimentos a eliminar	Alimentos a utilizar 1
1 cucharada de azúcar	1 cucharada de Just Like Sugar o unas gotas de stevia
30 gramos de chocolate para cobertura, sin endulzar	3 cucharadas de cacao crudo o algarrobo en polvo, más 1 cucharada de agua, más 1 cucharada de aceite de ajonjolí
Pan molido	Linaza molida, harina Guiltless, nueces molidas

Salsa y espesantes de sopa	Arrurruz, harina Guiltless
1 cucharada de margarina o aceite para cocinar	*1 cucharada de mantequilla pasteurizada o 3 cucharadas de linaza molida

*Los alimentos horneados con linaza se dorarán más rápido, así que acorta el tiempo y disminuye la temperatura del horno unos 4 grados.

Equivalencias generales

Si no tienes esto:	Usa esto:
Ajo, 1 diente, fresco	$1/8$ de cucharadita de ajo en polvo
Jengibre, 1 cucharadita, fresco, rallado	$1/4$ de cucharadita de jengibre en polvo
Hierbas, 1 cucharada, frescas	½ o 1 cucharadita de hierbas secas molidas
Hierbas, 1 cucharadita, frescas	½ cucharadita de hierbas secas molidas
Cebolla, 1 pequeña ($1/3$ de taza)	1 cucharadita de cebolla en polvo o 1 cucharada de cebolla seca picada finamente

Equivalencias saludables de grasa

Cada una de las siguientes es el equivalente de una cucharada de grasas o aceites saludables. Para recomendaciones de marcas, ve el apéndice 3.

1 cucharada de mayonesa casera

2 cucharadas de crema de nueces o semillas (almendra, nuez de la India, pepita de calabaza, ajonjolí)

Nueces: 7 almendras, 2 nueces de Brasil medianas, 4 mitades de nuez de Castilla, 6 nueces de la India, 4 mitades de nuez pecana, 3 nueces de macadamia, 15 pistaches, 2 cucharadas de piñones

1 cucharada de mantequilla o ghee (mantequilla clarificada)

1 cucharada de semillas (pepitas de calabaza, chía, ajonjolí, girasol, cáñamo)
3 cucharadas de linaza tostada molida
2 cucharaditas de crema agria o 1 cucharada de crema espesa
Coco: 2 cucharadas de coco rallado o 90 mililitros de leche de coco o 1 cucharada de crema o maná de coco
¼ de aguacate pequeño
8 aceitunas grandes
30 gramos de semillas sacha inchi (Savi Seed, de Vega)
3 filetes de anchoas
Todos los productos deben ser orgánicos, enteros y provenir de animales de libre pastoreo.

4. **Incluye a toda tu familia.** Aun si no estén haciendo estrictamente el programa (aunque espero que sí), es una gran oportunidad para ayudarlos a depurar un poco su dieta.

5. **Conviértete en un científico loco.** Recuerda, *tú eres el alquimista.* ¡Diviértete experimentando en tu cocina!

6. **Ve a los mercados.** Adopta el hábito de frecuentar los mercados orgánicos de tu zona. Compra frutas y verduras orgánicas, enfocándote en lo que esté de temporada. Las granjas locales y los mercados de comida tienen productos maravillosos, desde quesos artesanales, hasta chucrut y kimchi, carne seca hecha en casa, bebidas probióticas y muchas cosas más.

7. **Recuerda los omega-6.** ¡No les tengas miedo! Los ácidos grasos progenitores de omega-6 (fuentes no adulteradas de ácido linoleico) en la forma de semillas germinadas, nueces, aceite de semillas de cáñamo y otros son necesarios para restaurar las membranas celulares y reiniciar tu hoguera metabólica.

8. **El cáñamo es divino.** Experimenta utilizando en tus ensaladas aceite de semillas de cáñamo, rico en omegas y equilibrado, o

agregando una o dos cucharadas de corazones de cáñamo. Contiene un índice casi ideal de omega-6 a omega-3. Sólo trata tus corazones de cáñamo con cuidado: siempre guárdalos en el refrigerador y úsalos pronto.

9. **Cambia tus aceites para cocinar.** El ghee es una grasa excelente para cocinar porque tiene un punto de quema mayor que el de la mantequilla y algunos omega-6 tolerantes al calor. El caldo de hueso también es muy bueno para cocinar a altas temperaturas. En el reinicio de 21 días utiliza nada más esos dos. Más adelante, cuando entres a la fase de mantenimiento, incluye también aceites neutrales, como nuez de macadamia, aguacate, coco, etc., con puntos de quema adecuados para lo que quieras hacer. Por *neutral* me refiero a que no desequilibran tu índice de omegas o compiten por un espacio en las membranas celulares.

10. **La mantequilla ha vuelto.** Agrega mantequilla orgánica, de libre pastoreo, a esas verduras cocidas. La mantequilla de vacas de libre pastoreo es rica en omega-6 y omega-3.

11. **Come nueces.** Son una fuente rica de omega-6 y, en menor grado, de omega-3. Puedes usar nueces pecanas, nueces de Castilla y nueces de la India en lugar de pan molido y otros aglutinantes en tus recetas. Come de colación crema de nueces (pepita de calabaza, almendra, ajonjolí, nuez de la India, nuez de Castilla) con apio, zanahoria o jícama, o úntala en una manzana Granny Smith. Los piñones son deliciosos en cualquier receta de salsa de tomate, y los pistaches tostados molidos sirven para empanizar pollo o pescado. Recuerda que no recomiendo ningún producto estadounidense de almendra, orgánico o no, porque todas están gaseadas o sobrecalentadas, lo que elimina sus beneficios nutricionales. La "reina de las nueces" se cayó tristemente de su trono. Busca almendras españolas si es posible.

12. **Sugerencias para el desayuno.** ¿Qué te parece un licuado con kéfir o yogurt, o un budín de semillas de chía con leche de semillas de cáñamo y moras?

13. **Amargos y metaboelíxires.** ¡No olvides tomar tus amargos diariamente! Estimula tu digestión y revoluciona tu metabolismo con los amargos y los metaboelíxires. Puedes añadir estos últimos a tu dieta *después* del reinicio de 21 días.

14. **Un excelente sustituto para el huevo.** Es mejor evitar el huevo si tienes sensible la vesícula, así que necesitarás un sustituto para tus recetas. ¡Hay uno muy sencillo que realmente funciona! Revuelve una cucharada de linaza molida con 3 cucharadas de agua, y déjala reposar 3 minutos antes de añadirlo a la receta.

15. **Diviértete con el coco.** Una vez que termines el reinicio de 21 días y pases a la fase de mantenimiento, ¡te reencontrarás con tu viejo amigo el coco! El aceite de coco es una grasa "neutral" metabólicamente favorable que no competirá con los omegas, así que puedes reincorporarlo a tu dieta sin problemas. Agrega un poco a tu café o tu jugo en la mañana para tener un poco más de energía. Media taza de leche o crema de coco en tus sopas o currys les dará mucho sabor y una textura maravillosamente suave. El "maná" de coco, una combinación de aceite y crema de coco, ya tiene una gran disponibilidad hoy en día. Es exquisito solo o acompañado de alguna crema de nueces.

16. **Consejos para un sueño radical.** Dormir en una habitación más fría tiene beneficios significativos para quemar grasa porque incrementa tu grasa parda, la cual revoluciona el metabolismo. La temperatura óptima de tu habitación debe variar entre 15 y 20 °C.[22] También es importante tener la cantidad correcta de horas de sueño. Quienes duermen 8.5 horas cada noche queman 400 calorías más diarias que las personas que sólo tienen 5.5 horas de sueño.

17. **Dale una oportunidad al ayuno.** El ayuno intermitente ha demostrado tener beneficios metabólicos al estimular la producción de la hormona de crecimiento y reentrenar tu cuerpo para quemar grasa como combustible. Si te preocupa que te dé hambre los estudios sugieren que en general no se experimenta. El

hambre pasa rápido porque la grelina, hormona del hambre, alcanza su máximo en cuestión de dos días y luego declina. Hay muchos tipos de ayuno intermitente, ¡así que experimenta libremente! Por ejemplo, limita tu alimentación entre las 10:00 a.m. y las 6:00 p.m., o entre el mediodía y las 8:00 p.m., lo que sea mejor para tu agenda y tu estilo de vida.

18. **La desintoxicación no es agradable, pero pasa.** Debes estar consciente de que *quizá* te sientas peor antes de sentirte mejor. Tu cuerpo puede estar haciendo algo que hace mucho no hacía: limpiándose. *Es una buena señal, ¡y pasará!* (Para suplementos que apoyen la desintoxicación, ve el apéndice 2).

19. **Recuerda por qué.** Si vuelves a tus viejos hábitos, detente ¡y vuelve a empezar! No te des por vencido. Simplemente haz algunos ajustes.

20. **¡No es una dieta!** ¡Piensa en este plan como un mapa que te llevará hacia la persona increíblemente delgada, saludable y joven que mereces ser!

Preguntas frecuentes sobre el reinicio radical

Éstas son algunas preguntas que la gente suele hacer mientras se prepara para su reinicio radical de 21 días.

P. ¿Tengo que dejar los suplementos que tomo actualmente en mi reinicio radical?

R. Tus suplementos básicos probablemente serán muy parecidos a los del programa del metabolismo radical (consulta el apéndice 2). Sigue tomando tus multivitamínicos, minerales, vitamina D, probióticos y demás. Si tomas ALC o AGL por favor no dejes de hacerlo porque son extraordinarios omega-6.

P. ¿Qué pasa si no puedo comer lácteos?

R. Si eres intolerante a los lácteos asegúrate de incluir algunas verduras fermentadas, como chucrut, kimchi, pepinillos fermentados naturalmente y otros, para obtener sus valiosos probióticos. Considera añadir también un suplemento de probiótico. Una nueva alternativa es el yogurt de nuez de la India, así como el yogurt de coco, el cual puedes tomar una vez que estés en mantenimiento. Si toleras los lácteos, reemplaza los productos lácteos comunes por cultivos crudos de animales criados en libre pastoreo, como yogurt, kéfir, queso crudo, mantequilla con cultivos y crema agria, así tendrás omegas y probióticos naturales al mismo tiempo. Sea cual sea tu elección, acompáñala con semillas crujientes, nueces molidas o coco rallado (sólo en la fase de mantenimiento).

P. ¿Y si he estado siguiendo el plan de Fat Flush?

R. Los dos programas son completamente compatibles. Puedes usar los cuatro días de limpieza radical para depurar entre las fases 1-2 y 2-3 de Fat Flush. Puedes implementar el reinicio radical de 21 días en la fase 2 o la fase 3. Simplemente utiliza el reinicio para añadir variedad a tu régimen de la fase 3 con nuevas grasas, carbohidratos radicales y prebióticos deliciosos. Yo seguiría la fase 3 de Fat Flush durante una semana, luego cambiaría a metabolismo radical por una semana y repetiría el ciclo. No más aburrimiento ni dependencia de los mismos alimentos.

P. ¿Hay alguna adaptación en particular para los hombres?

R. El único ajuste que yo haría para un hombre es aumentar las porciones de proteína y añadir un almidón más (una verdura almidonada, un grano o una leguminosa), dependiendo del peso corporal, el nivel de actividad y las variables metabólicas. Si un hombre tiene una cantidad significativa de peso que perder, es mejor reducir los almidones e incrementar la proteína.

10

Menús

> *Estoy muy contenta de haber encontrado este programa. He seguido tus recetas casi al pie de la letra, pero he estado experimentando con verduras de la lista de alimentos amargos. Compré un extractor de jugos desde el principio y tomo mis dos vasos al día. ¡Me encanta! Implica un poco de trabajo hacer el jugo, pero no tanto como para que no me den ganas. Creo que es una manera genial de desviar mi deseo por algo dulce.*
>
> MARIANNE F., 50 AÑOS

> *Cuando terminé el protocolo de 21 días tenía la mente despejada y estaba muy atenta. Me encantan las recetas, ¡y a mi esposo también!*
>
> SUZANNE K., 61 AÑOS

¡Ahora ya estás listo para transformarte en tu nueva versión! Comer de la forma que necesita tu metabolismo radical promete revolucionarte aun cuando disfrutes tus alimentos favoritos. El plan que presento a continuación es una muestra sencilla, aunque suculenta, de un menú de 28 días para ayudarte a empezar. Con este acercamiento radical bajarás de peso mientras reabasteces tus reservas de grasa de omegas, adelgazas tu bilis, mejoras el funcionamiento de tu vesícula, reparas tu intestino y rejuveneces tus mitocondrias. Todo lo que vas a comer y beber te dará vitalidad y fuerza, ¡y te hará quemar grasa!

Acabas de terminar tu depuración de cuatro días y queremos sobrecargar tu tracto digestivo; por lo tanto notarás que en las siguientes tres semanas tus desayunos incluirán alimentos líquidos ligeros, fácilmente digeribles y densos en nutrientes. Comenzarás cada día con la bomba de cítricos que mencionamos en el capítulo 9. Te darán una megainfusión de bondades nutricionales para quemar grasa. Y para los amantes del café… ¡de nada!

Ten en mente que estos menús no son inmutables. Puedes intercambiar el desayuno, el almuerzo y la cena. Altéralos a tu gusto de acuerdo con tu estilo de vida y tus preferencias personales. La única excepción es la bomba de cítricos, que podría mantenerte despierto si la bebes muy tarde en el día. Sólo sigue los principios radicales básicos en términos de porciones y grupos de alimentos pra que conserves el control de tus niveles de insulina. Siempre puedes consultar el capítulo 9 como referencia para todos los deliciosos detalles.

Algunos principios básicos

- **Bebidas.** Toma por lo menos 2 litros de agua y té herbal, como flor de Jamaica y diente de león seco, entre comidas todos los días. Si bebes té oolong recuerda limitarlo a dos tazas al día, y el café a una taza (incluyendo la bomba de cítricos).
- **Lácteos.** Si no toleras los lácteos siéntete libre de eliminarlos. Dicho lo cual, los alimentos probióticos son extremadamente importantes, así que si no puedes comer lácteos fermentados consume algunas de esas fabulosas verduras fermentadas, como pepinillos con eneldo o chucrut, o añade una cucharadita de miso a tu sopa.

- **Opciones veganas.** Si eres vegano o vegetariano simplemente sustituye la proteína animal por tempeh o media taza de frijoles u otra leguminosa cada día.
  - **Omegas.** No olvides incluir los importantes omega-6 y omega-3 en cada comida, lo que puedes lograr simplemente rociando un poco de aceite de semillas de cáñamo o linaza molida sobre tus platillos.
  - **Nuevos alimentos, extraños, pero maravillosamente radicales.** Incluí algunos alimentos radicales nuevos por sus brillantes beneficios para la salud, incluyendo vinagre de ciruela umeboshi y aceite de piñones siberianos. El vinagre de ciruela umeboshi sabe bien y tiene beneficios probióticos, pero si lo prefieres puedes cambiarlo por vinagre de manzana. El aceite de piñón es un omega-6 exquisito que ha demostrado resolver efectivamente problemas digestivos comunes, así que recomiendo fuertemente que inviertas en una botella para probarla en los siguientes 28 días.

Ahora, ¡el menú! Las siguientes páginas te ofrecen sugerencias para tus comidas de cuatro semanas. Las primeras tres son el reinicio de 21 días, y la cuarta semana representa el plan de mantenimiento. En esta fase añadirás las grasas y aceites neutrales saludables, como aguacate, coco y aceite de oliva, además de huevo y cebolla, según los toleres. En el mantenimiento también añadirás una o dos porciones extra de carbohidratos radicales y frutas cada día. Los elementos en el menú señalados con un asterisco (*) aparecen en el capítulo de las recetas radicales. Sigue leyendo para descubrir las estrategias para darle forma a tu cuerpo y un giro a tu vida en sólo 28 días.

Semana 1: reinicio radical de 21 días

Domingo

Desayuno
- Bomba de cítricos

Colación
- 7 nueces de Castilla
- 1 manzana pequeña

Comida
- 120 gramos de pechuga de pollo asada, espolvoreada con 1 cucharadita de linaza
- Ensalada tricolor (arúgula, achicoria roja y endibia), con 1 cucharada de aceite de semillas de cáñamo y jugo de limón

A media tarde
- Metaboelixir*

Cena
- 1 hamburguesa (120 gramos) radical de pavo con tocino*
- ½ taza de col berza al vapor, con 1 cucharada de mantequilla o ghee
- 1 camote pequeño con canela, machacado

Postre
- 2 cuadritos de chocolate amargo

Lunes

Desayuno
- Bomba de cítricos

Colación
- Bastones de apio y zanahoria con 1 cucharada de eneldo fresco picado y 1 cucharada de jugo de limón

Comida

- ½ taza de queso cottage sobre una cama de lechuga mantequilla, rebanadas de pepino y pimiento rojo, con 1 cucharada de aderezo de ajonjolí* y 1 cucharada de semillas de chía
- ½ taza de piña

A media tarde

- Metaboelixir*

Cena

- 120 gramos de salmón salvaje asado, servido con un poco de aceite de semillas de cáñamo y jugo de limón
- ½ taza de chícharos con menta
- Sopa cremosa de berros*

Postre

- 15 pistaches

Martes

Desayuno

- Bomba de cítricos

Colación

- 7 nueces de Castilla

Comida

- 1 tortita (120 gramos) de carne de res a la parrilla, con mostaza y comino
- Ensalada de col y toronja* con 1 cucharada de linaza tostada molida

A media tarde

- Metaboelixir*

Cena

- Pollo empanizado con ensalada de pepino*
- ½ taza de brócoli al vapor, con un toque de vinagre de ciruela umeboshi y 1 cucharada de aceite de piñón

Postre
- 1 taza de horchata de Val*

Miércoles

Desayuno
- Bomba de cítricos

Colación
- 1 pera pequeña con 2 cucharadas de crema de almendra

Comida
- 120 gramos de atún enlatado o salmón, con unas gotas de limón y 1 cucharada de aceite de cáñamo sobre una cama de hojas verdes, apio picado y 1 cucharada de linaza tostada molida

A media tarde
- Metaboelixir*

Cena
- 1 bistec (120 gramos) asado con ajo y romero
- Alcachofa al vapor con 1 cucharada de vinagreta de rábano picante*
- ½ taza de tubérculos rostizados con 1 cucharada de mantequilla o ghee

Postre
- 2 cuadritos de chocolate amargo

Jueves

Desayuno
- Bomba de cítricos

Colación
- Tallos de apio con 1 cucharada de crema de nuez de la India y 1 cucharada de linaza tostada molida

Comida
- 1 hamburguesa (120 gramos) de carne de res o bisonte, con pepinillos al eneldo y mostaza, sobre una cama de lechuga morada, zanahoria rallada y rábano, con 1 cucharada de vinagreta de ciruela umeboshi*

A media tarde
- Metaboelixir*

Cena
- 1 tortita de salchicha de pavo de Melissa*
- ½ taza de arroz basmati, servido con 1 cucharada de aceite de semillas de cáñamo
- Ejotes salteados con caldo de huesos,* espolvoreados con 1 cucharada de nueces de Castilla picadas

Postre
- 3 nueces de macadamia
- 1 mandarina

Viernes

Desayuno
- Bomba de cítricos

Colación
- 6 nueces de la India

Comida
- 120 gramos de tempeh, ajo, castañas de agua, col china, brotes de bambú y chícharos dulces, sofritos con 2 cucharadas de caldo de huesos,* 1 cucharada de aminoácidos de coco y ¼ de cucharadita de jengibre en polvo, decorado con 1 cucharada de aceite de linaza

A media tarde
- Metaboelixir*

Cena
- Pollo marroquí*
- ½ taza de calabaza mantequilla horneada con jengibre, servida con 1 cucharada de aceite de piñón encima
- 2 chabacanos medianos

Postre
- 15 pistaches

Sábado

Desayuno
- Bomba de cítricos

Colación
- ¾ de taza de jícama pelada y picada, con jugo de limón verde, comino y 1 cucharada de semillas de chía
- ½ taza de mango

Comida
- Pechuga de pollo asada con estragón y perejil, sobre ejotes cocidos, decorado con 1 cucharada de aceite de linaza

A media tarde
- Metaboelixir*

Cena
- 120 gramos de chuleta de cordero asada, marinada con ajo, mostaza seca, romero y jugo de limón
- Calabaza espagueti con 1 cucharada de mantequilla o ghee

Postre
- 1 bola mágica de cáñamo y cacao*

Semana 2: reinicio radical de 21 días

Domingo

Desayuno
- Bomba de cítricos

Colación
- 2 cucharadas de semillas de girasol
- ⅛ de melón cantalupo

Comida
- 120 gramos de sardinas, apio picado y perejil picado, revuelto con 1 cucharada de vinagreta de rábano picante* y decorado con 1 cucharada de linaza tostada molida
- Sopa cremosa de berros*

A media tarde
- Metaboelixir*

Cena
- 120 gramos de pollo rostizado con ajo y limón*
- Espárragos rostizados con cáscara de limón y semillas de ajonjolí
- ½ taza de mijo cocido, servido con 1 cucharada de aceite de piñón

Postre
- 1 galleta radical con chispas de chocolate*

Lunes

Desayuno
- Bomba de cítricos

Colación
- 1 bolsita (equivalente a una porción) de algas tostadas
- 2 ciruelas medianas

Comida

- Tazón de pollo preparado con 120 gramos de pollo picado a la parrilla, rábanos en rodajas, berros, apio, perejil y 1 cucharada de vinagreta de rábano picante,* espolvoreado con 1 cucharada de corazones de cáñamo

A media tarde

- Metaboelixir*

Cena

- 1 taza de sopa cremosa de berros*
- Tempeh teriyaki*
- ½ taza de zanahorias rostizadas con 1 cucharada de mantequilla o ghee, y eneldo

Postre

- 4 nueces de Castilla
- 2 cuadritos de chocolate amargo

Martes

Desayuno

- Bomba de cítricos

Colación

- ¾ de taza de jícama pelada y picada, en 1 taza de yogurt griego, decorada con 1 cucharada de corazones de cáñamo
- ½ taza de moras frescas de temporada

Comida

- Sofrito de pavo preparado con 120 gramos de pechuga de pavo, castañas de agua, col china, chícharos dulces y perejil, servido con 1 cucharada de aceite de linaza

A media tarde

- Metaboelixir*

Cena

- 120 gramos de pollo dorado en 1 cucharada de ghee con jengibre, poro y brócoli
- ½ taza de arroz basmati, servido con 1 cucharada de aceite de piñón

Postre

- 1 galleta radical con chispas de chocolate*

Miércoles

Desayuno

- Bomba de cítricos

Colación

- 3 nueces de macadamia
- 10 cerezas

Comida

- 120 gramos de pollo rostizado con ajo y limón*
- ½ taza de mijo cocido, servido con 1 cucharada de aceite de cáñamo
- Ensalada de berros y pepino, servida con 1 cucharada de vinagreta de rábano picante* y 1 cucharada de linaza tostada molida

A media tarde

- Metaboelixir*

Cena

- 1 hamburguesa (120 gramos) de cordero con menta, decorada con 1 cucharada de aceite de cáñamo
- 1 taza de sopa cremosa de berros*

Postre

- 2 cuadritos de chocolate amargo
- 7 almendras

Jueves

Desayuno
- Bomba de cítricos

Colación
- 1 bolsita (equivalente a una porción) de algas tostadas
- 12 uvas

Comida
- 1 hamburguesa radical de pavo con tocino*
- Ensalada de col blanca y morada, jícama y zanahoria ralladas, con 1 cucharada de aderezo de ajonjolí* y espolvoreada con 1 cucharada de semillas de chía
- ½ taza de chícharos con 1 cucharada de mantequilla o ghee

A media tarde
- Metaboelixir*

Cena
- 120 gramos de chuleta de cordero asada con romero, ajo y una pizca de canela
- Coliflor cocida, machacada con hinojo, espolvoreada con 1 cucharada de linaza tostada molida

Postre
- 1 bola mágica de cáñamo y cacao*

Viernes

Desayuno
- Bomba de cítricos

Colación
- Bastones de verduras con dip de "queso" y girasol*

Comida
- 1 tortita (120 gramos) de carne de res, decorada con 1 cucharada de aceite de linaza
- Ensalada de col y toronja*

A media tarde
- Metaboelixir*

Cena
- Pollo rostizado con ajonjolí y nuez*
- ½ taza de betabel rostizado con crema agria y eneldo*

Postre
- 7 almendras

Sábado

Desayuno
- Bomba de cítricos

Colación
- ½ taza de queso cottage con ½ taza de piña

Comida
- 120 gramos de pavo molido, cocinado con 1 cucharada de ghee con ajo, envuelto en hojas de lechuga
- Brócoli al vapor con jugo de limón y 1 cucharada de corazones de cáñamo
- Ensalada de pepino y endibias con 1 cucharada de vinagreta de rábano picante*

A media tarde
- Metaboelixir*

Cena
- 120 gramos de camarones salteados con 1 cucharada de ghee, jengibre y ajo, acompañados de brócoli al vapor
- ½ taza de arroz basmati, servido con 1 cucharada de aceite de piñón

Postre
- 2 cuadritos de chocolate amargo

Semana 3: reinicio radical de 21 días

Domingo

Desayuno
- Bomba de cítricos

Colación
- 7 almendras
- ½ papaya pequeña con jugo de limón

Comida
- 90 gramos de cangrejo deshebrado, servido con bastones de apio y jugo de limón
- 1 taza de sopa cremosa de berros*

A media tarde
- Metaboelixir*

Cena
- Bistec con jengibre y ensalada de arúgula y pepino,* espolvoreado con 1 cucharada de corazones de cáñamo
- ½ taza de calabaza mantequilla horneada con cilantro molido, servida con 1 cucharada de aceite de linaza

Postre
- 2 cucharadas de piñones

Lunes

Desayuno
- Bomba de cítricos

Colación
- 1 bolsita (equivalente a una porción) de algas tostadas
- 1 naranja pequeña o 1 mandarina

Comida

- Hamburguesa radical de pavo con tocino*
- Ensalada rallada de col blanca y morada, jícama y zanahoria, con 1 cucharada de aderezo de ajonjolí*
- ½ taza de chícharos con 1 cucharada de mantequilla

A media tarde

- Metaboelixir*

Cena

- Chuletas de cordero con romero y limón*
- Mezcla de lechugas con hojas amargas, 1 cucharada de corazones de cáñamo y 1 cucharada de vinagreta de cáñamo
- ½ taza de brócoli y coliflor al vapor

Postre

- 6 nueces de la India con curry*

Martes

Desayuno

- Bomba de cítricos

Colación

- Bastones de pepino con jugo de limón
- 1 kiwi

Comida

- 1 hamburguesa (120 gramos) de carne de res con mostaza, entre hojas de lechuga romana
- ½ taza de bastones de camote fritos
- Calabacitas al vapor, servidas con 1 cucharada de mantequilla o ghee, y 1 cucharada de linaza tostada molida

A media tarde

- Metaboelixir*

Cena

- Pollo rostizado con ajonjolí y nuez*

- Coles de Bruselas rostizadas con ralladura de limón, servidas con 1 cucharada de aceite de piñón

Postre
- 7 almendras

Miércoles

Desayuno
- Bomba de cítricos

Colación
- 2 cucharadas de pepitas de calabaza
- ½ plátano pequeño

Comida
- 120 gramos de pollo a la parrilla con alcaparras, servido sobre una cama de hojas verdes, rábano daikon rallado y 8 aceitunas, decorado con 1 cucharada de aderezo de ajonjolí* y 1 cucharada de linaza tostada molida

A media tarde
- Metaboelixir*

Cena
- 1 hamburguesa (120 gramos) de cordero con menta fresca y eneldo
- Arúgula y escarola con 1 cucharada de vinagreta de cáñamo*
- ½ taza de arroz basmati con 1 cucharada de mantequilla o ghee

Postre
- 2 cuadritos de chocolate amargo

Jueves

Desayuno
- Bomba de cítricos
- ½ taza de moras frescas de temporada

Colación
- Bastones de pepinillos
- 3 nueces de macadamia

Comida
- 1 taza de sopa radical de lentejas*
- Ensalada de hojas verdes, zanahoria rallada y rábano daikon, servida con 1 cucharada de aderezo de ajonjolí*

A media tarde
- Metaboelixir*

Cena
- 120 gramos de salmón salvaje a la parrilla, aderezado con 1 cucharada de aceite de semillas de cáñamo, aminoácidos de coco, jugo de limón y jengibre
- Ensalada de col y toronja*
- Brócoli baby al vapor, servido con 1 cucharada de aceite de linaza

Postre
- 4 nueces de Castilla
- 2 cuadritos de chocolate amargo

Viernes

Desayuno
- Bomba de cítricos

Colación
- Tallos de apio con 2 cucharadas de crema de nuez de la India y 1 cucharada de semillas de chía
- 1 durazno mediano

Comida
- 120 gramos de pechuga de pollo asado con estragón, servido sobre una cama de endibias, 8 aceitunas, rábano daikon y 1 cucharada de vinagreta de ciruela umeboshi*
- ½ taza de mijo cocido con 1 cucharada de mantequilla o ghee

A media tarde
- Metaboelixir*

Cena
- Filete de pavo a la parrilla, con Dijon y limón*
- Ejotes al vapor, servidos con ralladura de limón y 1 cucharada de aceite de linaza

Postre
- 1 bola mágica de cáñamo y cacao*

Sábado

Desayuno
- Bomba de cítricos

Colación
- 2 nueces de Brasil
- 1 manzana pequeña

Comida
- Tazón de pollo preparado con 120 gramos de pollo deshebrado, apio picado, 8 aceitunas, 1 cucharada de aderezo de ajonjolí* y 1 cucharada de corazones de cáñamo

A media tarde
- Metaboelixir*

Cena
- 1 bistec (120 gramos) asado con romero, servido con 1 cucharada de aceite de linaza
- Col salteada en caldo de huesos* con ajo picado
- ½ taza de chícharos con menta

Postre
- 1 galleta radical con chispas de chocolate*

Semana 4: plan de mantenimiento

Domingo

Desayuno
- Bomba de cítricos

Colación
- Manzana con 2 cucharadas de alguna crema de nueces

Comida
- Ensalada de atún, preparada con 120 gramos de atún, 1 cucharada de mayonesa de aceite de aguacate, apio picado y 1 pizca de curry en polvo
- 1 taza de sopa cremosa de berros* decorada con 1 cucharada de corazones de cáñamo
- ½ taza de colinabo al vapor, servido con 1 cucharada de aceite de piñón

A media tarde
- Metaboelixir*

Cena
- 120 gramos de pollo asado con ralladura de limón y ajo
- ½ taza de col morada al vapor con semillas de cilantro
- ½ taza de arroz basmati con 1 cucharada de mantequilla o ghee

Postre
- 15 pistaches
- 10 cerezas

Lunes

Desayuno
- Bomba de cítricos

Colación
- 1 kiwi rebanado y ½ plátano pequeño rebanado

Comida

- Sopa de coliflor y curry*
- Ensalada de espinacas y achicoria roja con vinagreta de ciruela umeboshi*
- ½ taza de yuca al horno, decorada con 2 nueces de macadamia molidas y 1 cucharada de coco rallado

A media tarde

- Metaboelixir*

Cena

- 1 hamburguesa (120 gramos) de carne de res o bisonte
- Brócoli al vapor, decorado con 1 cucharada de corazones de cáñamo
- ½ taza de mijo cocido, con 1 cucharada de mantequilla o ghee

Postre

- 1 porción de pastel ¡sorpresa!*

Martes

Desayuno

- Bomba de cítricos

Colación

- ½ taza de mezcla de moras frescas, decorada con 1 cucharada de crema

Comida

- Medallones de pavo (120 gramos) con cebollitas de cambray, decorados con 1 cucharada de aceite de piñón
- Lechuga mantequilla y zanahoria rallada con vinagreta de ciruela umeboshi*

A media tarde

- Metaboelixir*

Cena

- 120 gramos de chuleta de cordero asada
- ½ taza de mezcla de chícharos y arroz basmati, con menta y un toque de aceite de oliva

Postre

- 2 cuadritos de chocolate amargo
- 7 almendras
- 1 durazno mediano

Miércoles

Desayuno

- Bomba de cítricos

Colación

- 6 nueces de la India con curry*
- 1 manzana pequeña

Comida

- 120 gramos de camarones con col rallada y 1 cucharada de aderezo de cilantro y limón*
- ½ taza de mijo cocido con jengibre

A media tarde

- Metaboelixir*

Cena

- 1 taza de sopa radical de lentejas,* decorada con 1 cucharada de linaza tostada molida
- ½ taza de espinacas salteadas con 1 cucharada de aceite de oliva y sal de mar

Postre

- 1 barrita de fruta y almendras*

Jueves

Desayuno

- Bomba de cítricos

Colación

- Bastones de zanahoria con 2 cucharadas de crema de nuez de la India
- ½ taza de mango

Comida

- Pollo empanizado con ensalada de pepino,* decorado con 1 cucharada de corazones de cáñamo
- ¾ de taza de jícama pelada y picada, con un toque de jugo de limón
- ½ taza de arroz basmati con 1 cucharada de mantequilla o ghee

A media tarde

- Metaboelixir*

Cena

- 1 pechuga (120 gramos) de pavo con salvia y romero, decorada con 1 cucharada de aceite de oliva extra virgen
- ½ taza de medallones de calabaza bellota, guisados en caldo de huesos*

Postre

- 4 mitades de nuez de Castilla
- 2 chabacanos medianos
- 2 cuadritos de chocolate amargo

Viernes

Desayuno

- Bomba de cítricos
- ½ taza de moras frescas de temporada

Colación

- Hummus con pepino y zanahoria

Comida

- 120 gramos de rosbif con pepinillos y mostaza
- Ensalada de espinacas y escarola, con 1 cucharada de linaza tostada y 1 cucharada de aderezo de ajonjolí*

A media tarde
- Metaboelixir*

Cena
- Base de coliflor para pizza* untada con 1 cucharada de aceite de oliva, y encima 120 gramos de salchicha de pavo orgánica, 30 gramos de queso, 8 aceitunas negras, corazones de alcachofa, espinacas, orégano y albahaca
- ½ taza de camote al horno

Postre
- 1 barrita de fruta y almendras*

Sábado

Desayuno
- Bomba de cítricos

Colación
- 2 ciruelas

Comida
- Tempeh teriyaki*
- Ensalada de hojas verdes con ½ aguacate y 1 cucharada de aderezo de cilantro y limón*
- ½ taza de mijo cocido con 1 cucharada de mantequilla o ghee

A media tarde
- Metaboelixir*

Cena
- 1 hamburguesa (120 gramos) de carne de res con aminoácidos de coco
- ½ taza de puré de camote con leche de coco y canela
- Ensalada de hojas verdes y hojas amargas, con 1 cucharada de aceite de piñón y jugo de limón

Postre
- 1 rebanada de pay de coco*

11

Recetas radicales

Nota: Las recetas señaladas con una **M** son para la fase de mantenimiento nada más. El resto de las recetas sirve para ambas fases.

Metaboelíxires

- Metaboelixir para levantarme
- Metaboelixir de sidra
- Metaboelixir dulce

Jugos y bebidas

- Jugo de los buenos días
- Jugo de las 5:00 p.m.
- Cubos radicales de limón
- Horchata de Val

Desayunos

- Bomba de cítricos
- Desayuno de tempeh y albahaca

- Hot cakes de almendra, moras azules y limón **M**
- Tortitas de salchicha de pavo de Melissa

Platos fuertes

- Tacos orientales de lechuga con jengibre
- Tacos de lechuga con pavo
- Camarones con piña y jengibre
- Pollo empanizado con ensalada de pepino
- Hamburguesas radicales de pavo con tocino
- Bisteces con jengibre y ensalada de arúgula y pepino
- Pollo marroquí
- Pollo rostizado con ajonjolí y nuez
- Filetes de pavo a la parrilla, con Dijon y limón
- Pollo rostizado con ajo y limón
- Chuletas de cordero con romero y limón
- Tempeh teriyaki
- Base de coliflor para pizza

Verduras y guarniciones

- Ensalada de col y toronja
- Betabeles rostizados con crema agria y eneldo
- Coles de Bruselas envueltas en tocino

Sopas y caldos

- Caldo de huesos básico
- Elíxires de caldo
  - Elixir de la hechicera
  - Elixir del samurái
  - Elixir de polvo de oro
- Sopa cremosa de berros

- Sopa de coliflor y curry **M**
- Sopa radical de lentejas

Aderezos, dips y salsas

- Aderezo de ajonjolí
- Vinagreta básica y variaciones
  - Vinagreta griega
  - Vinagreta de pepinillos al eneldo
  - Vinagreta de miso
  - Vinagreta francesa
  - Vinagreta picante de ajonjolí
  - Vinagreta de kimchi
  - Vinagreta de jengibre
- Vinagreta de cáñamo
- Aderezo de cilantro y limón
- Vinagreta de ciruela umeboshi
- Vinagreta de rábano picante
- Dip de "queso" y girasol
- Chimichurri

Colaciones y postres

- Nueces de la India con curry
- Bolas mágicas de cáñamo y cacao
- Galletas radicales con chispas de chocolate
- Pastel ¡sorpresa! **M**
- Barritas de fruta y almendras **M**
- Pay de coco **M**
- Base de almendra para pay **M**

Metaboelíxires

En el reinicio de 21 días incorporarás un metaboelixir en las tardes para darles energía a tu digestión y tu metabolismo. Puedes tomarlos más seguido si lo deseas. Para maximizar los beneficios de los amargos tómalos 30 minutos antes de las comidas, y después si presentas síntomas de indigestión. Me gusta Dr. Shade's Bitters No. 9, de la marca Quicksilver Scientific, disponible en línea.

Metaboelixir para levantarme

Este maravilloso aperitivo es una gran forma de tener energía antes de la cena. Cuando prepares tu café en la mañana, reserva 30 mililitros para esta preparación. También es un delicioso digestivo después de la cena.

Rinde 1 porción

30 mililitros (2 cucharadas) de café percolado
¼ de cucharadita de amargos
¼ de cucharadita de chocolate en polvo sin endulzar o cacao
en polvo
Opcional: 1 pizca de cáscara de naranja

Revuelve ¡y disfruta!

Metaboelixir de sidra

Es un gran aperitivo si quieres tomar tu vinagre de manzana y tus amargos de un solo trago.

Rinde 1 porción

¼ de taza de agua filtrada

1 cucharada de vinagre de manzana

¼ de cucharadita de amargos

¼ de cucharadita de jengibre en polvo

$^1/_8$ de cucharadita de pimienta cayena

$^1/_8$ de cucharadita de jarabe de yacón, 1 gota de stevia o 1 pizca de
    Just Like Sugar

Revuelve ¡y disfruta!

Metaboelixir dulce

Este suculento aperitivo es para complacerte con algo más dulce. Solamente no te excedas con el endulzante. Recuerda que en realidad
debes *saborear los amargos* para que estimulen los jugos digestivos.

Rinde 1 porción

30 mililitros (2 cucharadas) de té de diente de león infusionado

¼ de cucharadita de amargos

¼ de cucharadita de jengibre en polvo

$^1/_8$ de cucharadita de jarabe de yacón, 1 gota de stevia o 1 pizca de
    Just Like Sugar

1 pizca de pimienta cayena

Revuelve ¡y disfruta!

Jugos y bebidas

Jugo de los buenos días

Rinde 1 porción de 240 mililitros, aproximadamente

Este jugo cargado de antioxidantes tiene cúrcuma para disminuir la inflamación, toronja para incrementar tu vitamina C y pepino para desechar toxinas. ¡Una forma deliciosa de empezar tu día!

½ toronja pelada (ve las notas)

1 zanahoria

1 pepino

¼ de cabeza de lechuga mantequilla o romana

1 manojo grande de menta, hojas y tallos

1 trozo (2.5 centímetros) de jengibre fresco

1 trozo (5 centímetros) de cúrcuma fresca, o 1 cucharadita de cúrcuma en polvo (ve las notas)

1 cubo radical de limón (página 309), descongelado, o ½ limón con cáscara

Limpia las frutas y las verduras. Procesa todos los ingredientes en un extractor de jugos o una licuadora de alta potencia (ve las notas). Tómalo inmediatamente para obtener el máximo beneficio nutricional.

Notas: Si estás tomando algún medicamento contraindicado con la toronja, puedes sustituirla por una naranja entera, pelada.

Si usas cúrcuma en polvo incorpórala al final.

Si usas una licuadora de alta potencia añade suficiente agua para obtener una consistencia que puedas licuar.

Jugo de las 5:00 p.m.

Rinde 1 porción de 240 mililitros, aproximadamente

La jícama está cargada de nutrientes que estimulan tu sistema inmunológico, incluyendo vitamina C, magnesio, potasio y manganeso. El limón y el jengibre le dan un sabor agrio maravilloso, con un toque picante.

¾ de taza de jícama pelada y troceada

½ pepino

½ manzana sin semillas, sin corazón, con la cáscara

3 tallos de apio

1 trozo (2.5 pulgadas) de jengibre fresco

1 cubo radical de limón (página 309), descongelado, o ½ limón con cáscara

Limpia las frutas y las verduras. Procesa todos los ingredientes en un extractor de jugos o una licuadora de alta potencia (ve las notas). Tómalo inmediatamente para obtener el máximo beneficio nutricional.

Nota: Si usas una licuadora de alta potencia añade suficiente agua para obtener una consistencia que puedas licuar.

Cubos radicales de limón

Rinde 24 cubos de tamaño estándar (8 cubos por cada limón;
1 cubo es equivalente a $\frac{1}{8}$ de limón)

Cuando la vida te dé limones, ¡prepara cubos radicales de limón! Estos hielitos ácidos se volverán de inmediato un elemento básico de tu cocina. Cuando utilizas todo el limón obtienes todos los aceites aromáticos y los fitonutrientes contenidos en la fruta. Solamente necesitas una licuadora y una charola para hielos. La receta también funciona con limones amarillos o una combinación de ambos. Si puedes incorporar un poco más de líquido a una receta, usa un cubo cada vez que te indique agregar jugo o ralladura de limón. Añádelo a licuados, jugos o sopas, o para darle sabor a un vaso de agua o un té.

3 limones cortados en cuartos
1 taza de agua filtrada

Muele los limones y el agua en una licuadora o un procesador de alimentos hasta hacerlos puré. Pásalo a charolas para hielo y guárdalas en el congelador. Una vez sólidos, puedes guardar los cubos en un contenedor tapado dentro del congelador.

Horchata de Val

Rinde 1 litro, aproximadamente

Es un giro radical a una deliciosa bebida clásica llamada *kunna aya*, o leche de coyol estilo nigeriano (adaptada de Nourished Kitchen).

150 gramos de coyoles crudos orgánicos
½ o 1 raja de canela de Ceilán
1 litro de agua filtrada, tibia
2 vainas de cardamomo

En un tazón mediano remoja los coyoles y la canela con el agua tibia entre 12 y 24 horas.

Muele los coyoles, el agua de remojo y las especias en una licuadora de alta potencia hasta obtener una consistencia suave. Añade más agua fría si es necesario para licuar más fácilmente.

Vierte la mezcla en una bolsa para leches vegetales y presiónala lentamente hasta que los sólidos queden relativamente secos, igual que si prepararas leche de alguna nuez.

Es posible que la leche quede un poco más espesa de lo usual, así que, si lo prefieres, añade suficiente agua para darle una consistencia bebible.

Guarda la leche de coyol en un frasco de vidrio o una jarra de boca ancha en el refrigerador. Los sólidos se asentarán en el fondo, formando una masa, así que es mejor tenerla en un contenedor que te permita meter una cuchara hasta el fondo. Revolver estos sólidos puede necesitar un poco de fuerza, pero no los *pierdas*, tienen gran parte de su valiosa fibra. Confía en mí... sólo agitar el frasco no es suficiente.

> **Nota:** La horchata sabe maravillosa con hielo o licuada con un plátano. También puedes bañar con ella un budín de chía o granola, o agregarla a tu café o té. ¡Deja muy atrás a las leches de almendra y coco!

Desayunos

Bomba de cítricos

Rinde 1 porción de 240 mililitros, aproximadamente

¡Una explosión de energía para derretir la grasa y encender tu pérdida de peso!

240 mililitros de café orgánico* percolado, o té de raíz de diente de león, o té oolong
1 medida de proteína de suero (vainilla o chocolate)

* Si no toleras el café puedes sustituirlo por té de raíz de diente de león o té oolong, pero considera que el café es la mejor opción para acelerar la pérdida de peso. El oolong tiene entre 50 y 75 miligramos de cafeína por taza, mientras que el café tiene 180 miligramos en promedio. El té de diente de león no contiene cafeína. Los tés pueden funcionar, pero el café es ideal.

2 cucharadas de cacao en polvo

2 cucharadas de leche de coco

$^1/_8$ de cucharadita de jengibre en polvo

¼ de cucharadita de canela en polvo (de Ceilán)

½ cucharadita de cáscara de cítricos en polvo (ve nota)

1 pizca de sal de mar

Opcional: ½ cucharadita de Just Like Sugar o unas cuantas gotas de stevia

Revuelve todos los ingredientes en un tazón pequeño o agítalos en un frasco con tapa. Viértelo en tu vaso favorito ¡y disfruta!

> **Nota:** Cortesía de Doc Shillington, puedes preparar tu propio complejo de vitamina C, cargado con rutina, hesperidina y bioflavonoides, de la siguiente manera: reserva tus cáscaras de naranja y limón y córtalas en tiras. Acomódalas en un plato durante algunos días, hasta que estén secas y duras (o usa un deshidratador de alimentos). Pulveriza las cáscaras en un molino de café.

Desayuno de tempeh y albahaca

Rinde 2 porciones

Te sorprenderá lo nutritiva que puede ser esta sencilla mezcla, ¡y lo bien que sabe! Si no consigues berros, utiliza arúgula.

2 dientes de ajo picados finamente

1 manojo de berros

2 cucharadas de caldo de huesos (ve la página 328 para un caldo casero)

1 taza de albahaca fresca, picada

450 gramos de tempeh desmoronado

½ cucharadita de aminoácidos de coco

1 cucharadita de jugo de limón recién exprimido

En una sartén saltea el ajo y los berros en el caldo hasta que se ablanden. Baja la flama a fuego medio-bajo y añade la albahaca, el tempeh, los aminoácidos y el jugo de limón. Tapa la sartén y permite que se cocine 5 o 7 minutos, moviendo ocasionalmente.

Hot cakes de almendra, moras azules y limón **M**

Rinde 10 hot cakes pequeños, aproximadamente

Al usar harina de almendra en lugar de harina de trigo estas delicias libres de gluten te ofrecen un sabor delicado, pero un golpe de proteína.

1 taza de harina de almendra

½ cucharadita de bicarbonato de sodio

1 pizca de sal de mar

1 huevo grande

1 clara de huevo grande

1 cubo radical de limón (página 309) descongelado

¼ de taza de agua filtrada, o la necesaria

½ taza de moras azules

Precalienta una plancha o una sartén grande a 190 °C. En un tazón mezcla la harina de almendra, el bicarbonato y la sal.

Aparte, bate el huevo, la clara y el cubo de limón descongelado. Incorpora los ingredientes secos a esta mezcla, añadiendo suficiente agua para obtener la consistencia de masa para hot cakes. Agrega las moras con movimientos envolventes.

Vierte la masa a cucharadas grandes sobre la parrilla y déjala hasta que el fondo esté dorado y los bordes cocidos, unos 3 o 4 minutos.

Voltea los hot cakes y permite que se doren del otro lado, entre 2 y 3 minutos. Repite la acción con el resto de la masa.

Tortitas de salchicha de pavo de Melissa

Rinde 3-4 porciones

Aunque incluí la receta entre los desayunos, estas tortitas llenas de sabor son perfectas para cualquier comida.

   450 gramos de pavo molido, orgánico y sin grasa
   2-6 dientes de ajo aplastados y hechos puré
   ½ cucharadita de salvia (frótala)
   ½ cucharadita de hinojo en polvo
   Sal de mar

Precalienta el horno a 175 °C. Revuelve todos los ingredientes, excepto la sal, en un tazón. Moldea la mezcla en forma de salchichas de 5 centímetros de diámetro, y acomódalas sobre una parrilla para horno o una rejilla encima de una charola para horno.

Cocínalas hasta que ya no estén rosas en el centro, 20 o 25 minutos. Añade sal de mar al gusto si es necesario.

Platos fuertes

Tacos orientales de lechuga con jengibre

Rinde 10 tacos

Estos tacos de un delicado sabor están llenos de nutrientes, sin la cantidad de sodio que se encuentra en otros ingredientes.

1 cucharada de ghee

½ kilogramo de carne de res molida, orgánica y de libre pastoreo

Sal de mar

4 dientes de ajo picados

1 trozo (2.5 centímetros) de jengibre fresco picado

¾ de taza de rábano daikon picado

½ taza de castañas de agua enjuagadas, coladas y picadas

5 cucharadas de crema de almendra natural, sin azúcares añadidos

1 cucharada de aminoácidos de coco, y más para servir

Hojas de lechuga mantequilla

Complementos opcionales: zanahoria rallada, cacahuates picados, semillas de ajonjolí tostadas

Calienta 1 cucharada de ghee en una sartén grande. Dora la carne y sazónala con sal de mar al gusto. Resérvala en un plato.

En la misma sartén sofríe el ajo y el jengibre durante 2 minutos. Devuelve la carne a la sartén y agrega el daikon y las castañas.

Incorpora la crema de almendra y los aminoácidos, y saltea todo durante algunos minutos.

Sirve la mezcla de carne sobre hojas de lechuga como tazones y decora con zanahoria rallada, cacahuates y ajonjolí, y rocía un poco de aminoácidos encima.

Tacos de lechuga con pavo

Rinde 6 porciones

¿Estás buscando una colación, un almuerzo o un plato fuerte? ¡Estos tacos son geniales para cualquier ocasión (sobre todo si los necesitas para llevar)!

1 cucharada de caldo de huesos (ve la página 328 para un caldo casero)

½ kilogramo de pavo molido, orgánico y sin grasa

1 diente de ajo picado finamente

⅛ de cucharadita de jengibre en polvo

¾ de taza de jícama pelada y picada

2 cucharadas de aminoácidos de coco

1 cucharada de vinagre de ciruela umeboshi

⅛ de cucharadita de sal de mar

12 hojas de lechuga mantequilla

Calienta el caldo de huesos en una sartén grande sobre fuego medio-alto. Agrega el pavo, el ajo y el jengibre, y cocínalo, moviendo ocasionalmente, alrededor de 6 minutos, o hasta que el pavo se dore.

En un tazón grande revuelve bien el pavo con la jícama y reserva. Aparte, en un tazón pequeño, mezcla los aminoácidos, el vinagre de ciruela y la sal de mar, y añádelo al pavo. Revuelve para cubrir todo.

Agrega ¼ de taza de la mezcla de pavo, aproximadamente, a cada hoja de lechuga, sirve y disfruta.

Camarones con piña y jengibre

Rinde 4 porciones

Como si fuera un maravilloso viaje al Caribe, sirve este platillo tropical sobre arroz basmati y decóralo con coco rallado.

½ taza de caldo de huesos (ve la página 328 para un caldo casero)

1 diente de ajo picado finamente

450 gramos de camarones limpios

2 zanahorias pequeñas picadas

1 taza de endibias picadas

Sal de mar

1 cucharadita de jengibre en polvo

1 cucharadita de ralladura de limón fresca

¼ de taza de cilantro fresco picado

½ taza de piña fresca picada

Calienta 2 cucharadas del caldo de huesos en una sartén grande sobre fuego medio. Añade el ajo, los camarones, las zanahorias y las endibias, y cocínalos 5 minutos, hasta que suelten su aroma.

En un tazón mediano mezcla los ingredientes restantes, incluyendo el caldo de huesos, y viértelo sobre los camarones.

Baja la flama a fuego bajo y déjalos cocinarse entre 5 y 10 minutos, o hasta que los camarones estén opacos y las verduras se suavicen.

Sirve caliente.

Pollo empanizado con ensalada de pepino

Rinde 4 porciones

Esta versión de un clásico tiene toda esa textura crujiente, pero ningún ingrediente que no sea saludable.

6 pepinos ingleses cortados en rebanadas de 1 centímetro

1 cucharadita de sal de mar, más la necesaria para sazonar el pollo

¼ de taza de eneldo fresco picado finamente, más pequeños tallos como guarnición

1¾ tazas de yogurt griego

1½ tazas de almendras picadas finamente

4 pechugas de pollo orgánicas, de libre pastoreo, cortadas en 12 rebanadas delgadas, de 5 milímetros

1 cucharada de ghee, para freír

En un colador revuelve los pepinos y la sal. Déjalos reposar 15 minutos y después exprime el exceso de agua.

En un tazón grande mezcla los pepinos, el eneldo y ¼ de taza de yogurt. Sirve el yogurt restante en un tazón poco profundo y las almendras en otro.

Sazona el pollo con sal y mételo en el yogurt. Permite que el exceso caiga al tazón. Luego cubre el pollo con las almendras, presionándolo para que se peguen los grumos a la carne.

Calienta el ghee en una sartén grande sobre fuego medio-alto, hasta que se derrita. Cocina el pollo en la sartén, en partes, sin encimarlo (añade más ghee si es necesario). Voltea cada filete de pollo una vez, hasta que esté dorado y crujiente; tardará alrededor de 5 minutos. Déjalos escurrir sobre toallas de papel.

Sirve el pollo con la ensalada de pepino y decora con pequeños tallos de eneldo.

Hamburguesas radicales de pavo con tocino

Rinde 4 porciones

Estas hamburguesas tienen un sabor delicado, ¡pero sin duda serán un éxito en tu próxima parrillada!

450 gramos de pavo molido orgánico, sin grasa
1 cucharadita de ajo en polvo
1 cucharadita de ralladura de limón fresca
1 cucharadita de comino molido
½ cucharadita de sal de mar
1 cucharada de perejil fresco picado
8 rebanadas de tocino de pavo

Precalienta el horno a 200 °C. En un tazón mezcla el pavo, el ajo en polvo, la ralladura de limón, el comino, la sal y el perejil. Forma cuatro tortitas de igual tamaño. Envuelve cada una con dos rebanadas de tocino. Acomódalas sobre una charola para horno y cocínalas entre 20 y 25 minutos.

Bisteces con jengibre y ensalada de arúgula y pepino

Rinde 4 porciones

Las especias y la arúgula llevan a otro nivel una ensalada común con bistec.

4 bisteces de res medianos, el corte de tu elección

1 cucharada de caldo de huesos (ve la página 328 para un caldo casero)

¼ de taza de aminoácidos de coco

2 cubos radicales de limón (página 309) descongelados

1 cucharada de jengibre fresco rallado

2 dientes de ajo picados finamente, más 1 diente entero pelado

Sal de mar

4 tazas de arúgula

1 pepino grande picado en cubos

¼ de taza de zanahoria picada

½ aguacate muy maduro, sin cáscara, machacado

¼ de taza de jugo de limón recién exprimido

2 cucharadas de albahaca fresca picada

1 cucharada de perejil fresco picado

Mete los bisteces en una bolsa grande de plástico resellable. Aparte, en un tazón pequeño, revuelve el caldo de huesos, los aminoácidos, los cubos de limón descongelados, el jengibre, el ajo y la sal. Vierte la mezcla sobre los bisteces y cierra la bolsa. Refrigéralos por lo menos 2 horas para que se marinen.

Calienta una parrilla a fuego medio. Acomoda los bisteces en la parrilla y cocínalos 5 minutos de cada lado, o hasta que lleguen al punto de cocción deseado. Quítalos del fuego y permite que se enfríen un poco antes de rebanarlos. En un tazón grande revuelve la carne con la arúgula, el pepino y la zanahoria.

Licúa el ajo entero, el aguacate, el jugo de limón y las hierbas hasta obtener una consistencia cremosa. Vierte el aderezo sobre la ensalada, revuelve y sirve.

Pollo marroquí

Rinde 4-6 porciones

La cúrcuma, el comino y el jengibre no sólo aumentan los beneficios nutricionales de este platillo, sino que te llevan a una aventura exótica de sabor.

2 kilogramos de piernas y muslos de pollo orgánico, de libre pastoreo
3 cucharadas de caldo de huesos (ve la página 328 para un caldo casero)
8 cubos radicales de limón (página 309) descongelados
2 cucharaditas de sal de mar
1 cucharadita de cúrcuma en polvo
1 cucharada de jengibre en polvo
2 cucharaditas de comino molido
1 cucharadita de orégano seco

Enjuaga el pollo, sécalo y déjalo en una bolsa de plástico resellable. Agrega el caldo de huesos y los cubos de limón descongelados, cierra la bolsa y muévela para cubrir la carne.

En un tazón pequeño, aparte, revuelve los ingredientes restantes hasta integrar bien. Esparce la mezcla sobre el pollo, asegurándote de cubrir las piezas uniformemente. Cierra la bolsa y déjala marinar en el refrigerador durante 6 horas o toda la noche (más tiempo es mejor).

Asa el pollo en una parrilla hasta que esté bien cocido; 30 minutos, aproximadamente.

Pollo rostizado con ajonjolí y nuez

Rinde 8 porciones

Una pequeña ensalada es magnífica para acompañar este platillo delicioso y sencillo.

Spray para cocinar
¼ de taza de leche de almendra o leche de cáñamo
½ taza de harina de almendra
½ taza de nueces pecanas picadas finamente
2 cucharadas de semillas de ajonjolí
½ cucharadita de páprika
1 cucharadita de sal
8 filetes (120 gramos cada uno) de pechuga de pollo orgánico, de libre pastoreo, sin hueso, sin piel, un poco aplanados
2 cucharadas de ghee

Precalienta el horno a 175° C. Engrasa una charola para horno de 40 × 25 × 3 centímetros, con spray para cocinar.

Vierte la leche de almendra en un tazón poco profundo. En otro tazón igual, revuelve la harina de almendra, las nueces pecanas, las semillas de ajonjolí, la páprika y la sal.

Sumerge el pollo en la leche y cúbrelo con la mezcla de harina. En una sartén grande antiadherente dora el pollo con el ghee por ambos lados. Acomoda los filetes en la charola para horno. Rostízalos en el horno, sin cubrir, durante 15 o 20 minutos, o hasta que ya no estén rosas.

Filetes de pavo a la parrilla, con Dijon y limón

Rinde 4 porciones

Las hierbas, el limón y la mostaza crean distintos niveles de sabores y un toque picante en estos filetes.

    4 filetes de pavo orgánico
    2 cucharadas de aminoácidos de coco
    2 cubos radicales de limón (página 309), descongelados
    2 cucharadas de mostaza Dijon
    1 cucharadita de ajo en polvo
    1 cucharada de salvia fresca picada
    1 cucharada de romero fresco picado
    1 cucharada de tomillo fresco picado
    2 cucharadas de vinagre de manzana
    2 cucharadas de caldo de huesos (ve la página 328 para un caldo
       casero)

Guarda el pavo en una bolsa de plástico resellable o un contenedor de vidrio. Aparte, en un tazón, mezcla los aminoácidos de coco, los cubos de limón descongelados, la mostaza, el ajo, la salvia, el romero, el tomillo, el vinagre y el caldo de huesos. Viértelo sobre el pavo. Déjalo marinar en el refrigerador durante la noche, o cuando menos 2 horas.

Cocina los filetes en una parrilla 4 minutos de cada lado, o hasta que estén bien cocidos.

Pollo rostizado con ajo y limón

Rinde 4-6 porciones

Cuando el aroma del ajo y el pollo rostizado comience a extenderse por todo tu hogar, ¡nadie creerá que estás cocinando para una "dieta"!

1 pollo entero orgánico, de libre pastoreo

1 cucharada de ghee derretido

Sal de mar

1 limón y su ralladura, cortado en cuartos

3 tallos de apio picados

3 dientes de ajo machacados

2 zanahorias picadas

2 cucharadas de romero fresco

Precalienta el horno a 175 °C. Enjuaga el pollo por dentro y por fuera, y sécalo con toallas de papel.

Unta el pollo con ghee, por todas partes, incluyendo la cavidad interior, y espolvorea sal de mar y ralladura de limón. Rellena el pollo con los cuartos de limón, el apio, el ajo, la zanahoria y 1 cucharada de romero. Espolvorea el resto del romero por encima del pollo. Rostízalo, sin cubrir, una hora y media, o hasta que el termómetro indique 74 °C.

Chuletas de cordero con romero y limón

Rinde 2 porciones

Si se trata de la Pascua o cualquier otro domingo, este platillo de cordero es sencillo y suculento.

2 cucharadas de ghee a temperatura ambiente

4 cubos radicales de limón (página 309) descongelados

4 chuletas de cordero

1 cucharadita de ajo en polvo

1 cucharadita de sal de mar

1 cucharada de romero seco

Precalienta el horno a 175 °C. Revuelve el ghee y los cubos de limón descongelados en un tazón pequeño. Con una brocha de cocina unta cada lado de las chuletas con la mezcla de ghee. Espolvorea cada chuleta, por ambos lados, con ajo, sal de mar y romero.

Hornéalas sobre una charola entre 20 y 30 minutos, o hasta que el cordero llegue al punto de cocción deseado.

Tempeh teriyaki

Rinde 2 porciones

El teriyaki es un complemento perfecto para el sabor a nuez del tempeh. Sírvelo con mijo cocido para tener una comida con proteína.

- 2 cucharadas de ghee
- 1 paquete (240 gramos) de tempeh, cortado en tiras de 1 centímetro
- 1 cucharadita de ajo en polvo
- 2 cucharadas de aminoácidos de coco
- 1 cucharada de almendras picadas
- ¼ de cabeza de col morada rallada (2 tazas, aproximadamente)
- 2 zanahorias rebanadas diagonalmente
- 1 lata (120 gramos) de castañas de agua rebanadas, enjuagadas y coladas
- 1 lata (120 gramos) de brotes de bambú, enjuagados y colados

Precalienta el horno a 230 °C. Unta el fondo y los costados de una sartén para horno, con tapa, con el ghee. Espolvorea el tempeh con ajo en polvo y acomódalo en la sartén.

En un tazón pequeño revuelve los aminoácidos y las almendras para preparar la salsa teriyaki. Vierte la mitad de la mezcla sobre el tempeh. Agrega la col, las zanahorias, las castañas y los brotes de bambú en capas. Vierte encima el resto de la salsa. Cocínalo tapado durante 45 minutos.

Base de coliflor para pizza

Rinde 1 pizza de 27 centímetros

Ya lo escuchaste: la coliflor es "el nuevo kale". Pruébala como base de pizza ¡y nunca volverás a comer masa! Esta receta se puede duplicar fácilmente.

1 cucharada de mantequilla sin sal o ghee
1 taza de coliflor
1 huevo grande
½ taza de queso parmesano
1 cucharadita de hierbas italianas
½ cucharadita de ajo picado finamente
Complementos, como queso mozzarella, jitomate, alcachofa,
   espinacas, arúgula, carne molida, pollo, etcétera

Precalienta el horno a 230 °C. Cubre una charola para horno con papel pergamino y engrásalo ligeramente con la mantequilla.

Muele la coliflor en un procesador de alimentos hasta que tenga la consistencia de arroz, o utiliza un rallador de queso. Cocínala al vapor 3 o 5 minutos, cuélala en un colador de malla fina, presionando suavemente para escurrir. Pasa la coliflor a una toalla de cocina limpia, envuélvela y presiona con suavidad para eliminar cualquier resto de humedad.

En un tazón mediano revuelve bien la coliflor, el huevo, el queso, las hierbas italianas y el ajo. Pasa la mezcla a la charola preparada y aplánala para formar un círculo de 27 centímetros. Hornéala 15 minutos.

Agrega tus complementos favoritos y déjala bajo la salamandra el tiempo suficiente para derretir el queso encima. Devuélvela al horno y cocínala otros 10 minutos.

Verduras y guarniciones

Ensalada de col y toronja

Rinde 4 porciones

Esta ensalada con un toque cítrico es un acompañamiento fabuloso para pollo o pescado durante el verano. Si tomas algún medicamento contraindicado con la toronja, puedes sustituirla con naranja.

- 3 tazas de col china rebanada finamente
- 2 toronjas peladas, en gajos, y reserva 1 cucharada de jugo
- 1 tallo de apio mediano rebanado finamente en diagonal (½ taza, aproximadamente)
- ¼ de taza de zanahoria rallada
- ¼ de taza de rábano rojo picado
- 1½ cucharadas de vinagre de ciruela umeboshi
- ½ cucharadita de ralladura fina de limón
- 1½ cucharaditas de jugo de limón recién exprimido
- 2 cucharadas de pepitas de calabaza
- 1 cucharada de perejil fresco, troceado
- Sal de mar

En un tazón mediano revuelve la col, la toronja, el apio, la zanahoria y el rábano. Aparte, en un tazón pequeño, mezcla el jugo de toronja, el vinagre de ciruela y la ralladura y el jugo de limón.

Incorpora el aderezo a la mezcla y revuelve para cubrir. Espolvorea encima pepitas de calabaza, perejil y sal al gusto.

Betabeles rostizados con crema agria y eneldo

Rinde 4 porciones

Dulce, cremoso, ácido y con sabor a eneldo… ¿qué más se puede pedir? Los betabeles son maravillosos para la digestión, la presión arterial y la desintoxicación.

3-4 betabeles (guarda las hojas para otra preparación, como un
   sofrito de verduras o una sopa)
¼ de taza de crema agria fermentada
1 cucharada de eneldo fresco, o 1 cucharadita si es seco
Sal de mar

Precalienta el horno a 220 °C. Lava y quita las hojas de los betabeles. Acomódalos en una charola para horno y rostízalos hasta que puedas atravesarlos con un cuchillo fácilmente; 45 minutos, aproximadamente. Cuando se enfríen lo suficiente para manipularlos quítales la piel.

Rebana los betabeles y revuélvelos con la crema agria, el eneldo y sal al gusto. Sirve caliente o a temperatura ambiente.

Coles de Bruselas envueltas en tocino

Rinde 4 porciones

Las coles de Bruselas están de vuelta en el menú. ¡Esas pequeñas bellezas crucíferas saben todavía mejor envueltas en tocino de pavo!

450 gramos de coles de Bruselas rebanadas a la mitad
450 gramos de tocino de pavo rebanado
Sal de mar

Precalienta el horno a 190 °C. Envuelve cada mitad de col con un trozo de tocino. Usa palillos para detenerlo. Acomódalas en una charola para horno y espolvorea sal encima. Hornéalas 25 minutos, hasta que el tocino esté dorado y las coles de Bruselas estén suaves. Sírvelas calientes.

Sopas y caldos

Caldo de huesos básico

Rinde 4-5 litros de caldo

Esta receta es para caldo de huesos de pollo, pero se puede adaptar para res y otros huesos. Sólo intercambia la misma cantidad de carne.

½-1 kilogramo de cuello, espinazo, patas y alas de pollo (lo que tengas disponible), de libre pastoreo (ve la nota)

1 cebolla mediana pelada y cortada en cuartos (omítela en el reinicio de 21 días)

4-6 dientes de ajo aplastados, sin pelar

2 hojas de laurel

Varios tallos de tomillo fresco

1 manojo de perejil

Agua filtrada para llenar la olla de cocción lenta hasta el máximo, lo justo para cubrir apenas los sólidos

2 cucharadas de vinagre de manzana (ayuda a extraer los minerales de los huesos)

Acomoda todos los ingredientes sólidos en una olla de cocción lenta de 6 litros. Agrega el agua y el vinagre. Permite que hierva en bajo o medio durante 24 o 48 horas (dependiendo de tu olla; bajo podría ser demasiado poco).

Apaga la olla y permite que se enfríe un poco. Cuela el caldo hacia un tazón grande y desecha los sólidos. Tendrás alrededor de 4 o 5 litros, dependiendo de la relación de huesos y agua.

Llena frascos de boca ancha de un litro con el caldo caliente, asegurándote de dejar espacio para que se expanda al congelarse. El nivel no debe llegar hasta arriba. Es más fácil llenarlos con una taza medidora que un cucharón. Cuida no apretar de más las tapas, pues necesitan acoplarse un poco en el refrigerador conforme se enfríe el caldo.

Refrigera los frascos de inmediato. Si planeas congelar el caldo, permite que se enfríe primero en el refrigerador y luego pasa los frascos al congelador. Puedes conservarlo hasta una semana en refrigeración y hasta 3 meses en el congelador.

> **Nota:** También puedes usar un esqueleto entero de pollo o pavo. El punto es llenar tu olla de cocción lenta con huesos y dejarlos hervir durante mucho tiempo. Usa partes de aves felices, orgánicas, de libre pastoreo.

CONSEJOS RADICALES

¡Usar una bolsa para hervir te ahorrará mucho tiempo! Son bolsas desechables de malla elástica (parecida a la manta de cielo) donde puedes meter todos los ingredientes y no directamente en la olla. Cuando tu caldo esté listo, limpiar es mucho más fácil porque no lo tienes que colar. ¡Sólo sacas la bolsa y la tiras a la basura! Congela un poco de tu caldo en charolas para hielo, para que puedas añadirlo fácilmente a sofritos y otros platillos.

Elíxires de caldo: menos que una sopa y más que una bebida

¿Tienes ganas de algo caliente, pero no pesado, y no una comida, pero algo más sustancioso que un té? ¡Te presento los elíxires de caldo! Las bebidas de caldo se han vuelto muy populares entre los restaurantes de moda, así que desarrollamos tres simples recetas con mucho sabor. Son fáciles de preparar, perfectas para un almuerzo ligero o una colación antes de dormir. Puedes usar caldo de huesos casero (página 328) o una variedad comercial de buena calidad, como Kettle & Fire.

Las instrucciones son sencillas: ¡sólo mezcla los ingredientes en una taza y disfruta!

Elixir de la hechicera

> 1 taza de caldo de huesos caliente
> 1 cucharadita de aceite de piñón
> ½ cucharadita de vinagre de ciruela umeboshi
> ½ cucharadita de sal
> ½ cucharadita de garam masala

El vinagre de ciruela umeboshi le da un maravilloso sabor ligeramente salado y ácido, además de incluir beneficios probióticos.

Elixir del samurái

> 1 taza de caldo de huesos caliente
> 1 cucharadita de aceite de piñón
> 1 cucharadita de aminoácidos de coco
> ½ cucharadita de jengibre en polvo
> 1 pizca de pimienta cayena

El jengibre y la pimienta cayena no son para los temerosos. ¡Ayuda a tu samurái interno a quemar grasa! La pimienta cayena también ayuda a limpiar la sangre.

Elixir de polvo de oro

- 1 taza de caldo de huesos caliente
- 1 cucharadita de aceite de piñón
- ½ cucharadita de jugo de limón recién exprimido
- ½ cucharadita de sal de mar
- ¼ de cucharadita de cúrcuma en polvo
- ¼ de cucharadita de comino molido
- 1 pizca de pimienta negra recién molida
- 1 pizca de pimienta cayena

La cúrcuma gana el oro en cuanto a calmar la inflamación, y con un toque de pimienta negra aseguramos su óptima absorción.

Sopa cremosa de berros

Rinde 6 tazas

Esta deliciosa sopa es una forma muy sencilla de acceder a todos los beneficios que tienen los berros para la salud. Los puedes encontrar en los supermercados, pero si no, utiliza arúgula en su lugar. Si no puedes encontrar apio nabo, coliflor está bien.

- 4 tazas de caldo de huesos (ve la página 328 para un caldo casero)
- ½ cabeza de coliflor grande cortada en floretes y tallos
- 1 trozo (5 centímetros) de jengibre fresco pelado y picado
- 1 poro limpio y rebanado
- 1 rábano daikon troceado
- 1-2 cucharaditas de sal de mar, al gusto
- 1 cubo radical de limón (página 309)
- 1 manojo de berros grande troceado
- **Opcional:** añade ½ o 1 cucharadita de miso a cada tazón caliente de sopa

Calienta el caldo en una olla, hasta que suelte el hervor. Añade la coliflor, el jengibre, el poro y el daikon. Agrega suficiente agua a la olla para cubrir las verduras. Déjalas cocerse 20 minutos, o hasta que estén suaves.

Con una licuadora de inmersión muele la sopa hasta obtener una consistencia cremosa. Si está muy espesa puedes añadir un poco más de agua. Agrega la sal, el cubo de limón, los berros y el miso. Déjala hervir 5 minutos más y muele de nuevo con tu licuadora de inmersión. Sirve en una taza o un tazón. Se puede congelar.

Sopa de coliflor y curry

Rinde 4 litros

Gracias al curry, el coco y el tahini, esta deliciosa sopa, digna de un restaurante, te regala una explosión de sabor con cada cucharada. (Esta sopa es adecuada sólo para la fase de mantenimiento, por la leche de coco.)

1 cabeza de coliflor grande cortada en floretes y tallos

1 cebolla cortada en cuartos y troceada

1 litro de caldo de huesos de pollo (ve la página 328 para un caldo casero)

3 tazas de agua filtrada

2 latas (425 gramos cada una) de leche de coco

2 cucharadas de curry en polvo

½ cucharadita de pimienta cayena (no la incluyas si tu curry es picante)

Sal de mar

1 cucharada de tahini

Aceite de piñón, para decorar

Opcional: perejil o cilantro fresco, para decorar

En una olla profunda calienta el agua, el caldo de hueso, la cebolla y la coliflor. Espera a que suelte el hervor, baja la flama a fuego medio-bajo y permite que hierva hasta que las verduras estén suaves, entre 20 y 30 minutos. Forma un puré con una licuadora de inmersión o en una licuadora convencional. (Si utilizas una licuadora convencional, devuelve la mezcla a la olla después de hacerla puré.)

Añade la leche de coco, el curry, la cayena y la sal. Disuelve el tahini en unas cuantas cucharadas de la sopa caliente y luego incorpóralo a la olla. Revuelve bien (la licuadora de inmersión funciona muy bien en esta parte). Permite que hierva a fuego bajo otros 20 minutos, para que los sabores se mezclen.

Sirve con unas gotas de aceite de piñón y una guarnición de perejil fresco o cilantro. Esta sopa se congela bien en frascos de litro, después de enfriarse un rato en el refrigerador.

Sopa radical de lentejas

Rinde 4 tazas

Esta sopa llena de proteína es una adición fantástica al almuerzo o la cena.

1 taza de lentejas verdes lavadas, remojadas durante la noche
   en 4 tazas de agua filtrada, coladas
3 tazas de agua filtrada
2 cucharadas de ghee
1 cubo radical de limón (página 309)
3 dientes de ajo picados
2 tallos de apio picados
1 zanahoria picada
2 cucharadas de perejil fresco picado
1 hoja de laurel

¾ de cucharadita de sal de mar

½ cucharadita de semillas de mostaza

½ cucharadita de comino molido

En una olla tapada calienta las lentejas y el agua. Espera a que suelte el hervor y baja la flama a fuego bajo. Agrega el ghee y el cubo de limón. Permite que hiervan 30 minutos o hasta que las lentejas estén suaves.

Añade el ajo, el apio, la zanahoria, el perejil, el laurel, la sal de mar, las semillas de mostaza y el comino. Vuelve a tapar la olla y deja hervir la sopa otros 20 o 30 minutos, hasta que las verduras se suavicen.

Puedes guardarla en el congelador.

Aderezos, dips y salsas

Aderezo de ajonjolí

Rinde 1¾ tazas

Este delicioso aderezo con un toque de Oriente te ofrece una dosis de amargos y probióticos. Aunque está pensado para acompañar una ensalada, ¡te reto a que no te lo comas directamente del frasco!

1 taza de té de raíz de diente de león

$^1/_3$ de taza de tahini

½ taza de crema agria fermentada

3 cucharadas de jugo de limón recién exprimido

1 cucharada de aminoácidos de coco

1 diente de ajo

1 trozo (1 centímetro) de jengibre fresco pelado

¼ de cucharadita de comino molido

¼ de cucharadita de pimienta cayena

Sal de mar, la necesaria

Enciende la licuadora, ¡y listo! Guárdalo en un contenedor de vidrio con tapa, en el refrigerador.

Vinagreta básica y variaciones

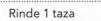

Rinde 1 taza

Esta receta puede ser muy básica, pero es un aderezo seguro e infalible con variaciones infinitas.

3 cucharadas de vinagre de ciruela umeboshi
   o vinagre de manzana
1 diente de ajo picado finamente
1 cucharadita de mostaza Dijon
¾ de taza de aceite de oliva (también puedes usar aceite de
   cáñamo o una combinación)
1 cucharada de hierbas frescas picadas finamente, o 1 cucharadita
   si son secas
Sal de mar, la necesaria

En un tazón revuelve todos los ingredièntes, o agítalos en un frasco de vidrio con tapa hasta mezclarlos bien.

Variaciones

Vinagreta griega: añade 1 cucharadita de orégano fresco picado y
   ½ cucharadita de ralladura de limón fresca
Vinagreta de pepinillos al eneldo: hazla puré con 1 pepinillo grande
   kosher al eneldo, picado
Vinagreta de miso: añade 1 cucharada de pasta miso blanca
Vinagreta francesa: agrega 1 cucharadita de estragón
   fresco picado

Vinagreta picante de ajonjolí: incorpora 1 cucharada de semillas de ajonjolí tostadas, 1 cucharada de aceite de ajonjolí tostado y 1 cucharadita de hojuelas de chile de árbol

Vinagreta de kimchi: agrega 2 cucharadas de kimchi picado finamente

Vinagreta de jengibre: añade 2 cucharadas de jengibre fresco pelado y picado finamente

Vinagreta de cáñamo

Rinde 1 taza

El delicioso sabor a nuez de las semillas de cáñamo complementa muy bien el vinagre de ciruela. Y algo extra, ¡no creerás cuánta proteína se esconde en esta vinagreta!

3 cucharadas de vinagre de ciruela umeboshi
1 diente de ajo picado finamente
1 cucharadita de mostaza Dijon
¾ de taza de aceite de semillas de cáñamo
1 cucharada de semillas de cáñamo
¼ de cucharadita de sal de mar, o al gusto

Mezcla todos los ingredientes en un tazón pequeño.

Aderezo de cilantro y limón

Rinde 1½ tazas

Este aderezo con aires de fiesta es excelente en una ensalada para acompañar comida mexicana o una colación ligera, como rebanadas de jícama.

½ taza de caldo de huesos (ve la página 328
  para un caldo casero)

¼ de taza de jugo de limón recién exprimido

2 cucharadas de aceite de piñón

½ taza de cilantro fresco picado

¼ de cucharadita de sal de mar

¼ de taza de semillas de ajonjolí

Licúa el caldo de huesos, el jugo de limón, el aceite de piñón, el cilantro y la sal hasta obtener una consistencia suave. Pasa el aderezo a un tazón pequeño. Incorpora las semillas de ajonjolí.

Vinagreta de ciruela umeboshi

Rinde 1½ tazas, aproximadamente

La ciruela umeboshi es un condimento amargo y salado que estimula la digestión y ayuda a liberar toxinas. Es magnífica en ensaladas, pero igualmente deliciosa con verduras cocidas.

1-2 cucharadas de pasta de ciruela umeboshi, o 2 ciruelas
  umeboshi grandes, sin semilla y picadas

¼ de cucharadita de vinagre de manzana

¼ de taza de aceite de TCM

1 cucharadita de aceite de ajonjolí

1 cucharadita de Just Like Sugar, o al gusto

2 cucharaditas de semillas de ajonjolí

Licúa la ciruela umeboshi, el vinagre, el aceite de TCM, el aceite de ajonjolí y la medida deseada de Just Like Sugar hasta obtener un puré. Pásalo a un tazón pequeño. Agrega las semillas de ajonjolí.

Vinagreta de rábano picante

Rinde 1 taza

¡Revoluciona tu metabolismo con este ardiente sabor!

- 2 cucharadas de rábano picante en salmuera
- 2 cucharadas de mostaza Dijon, o 2 cucharadas de mostaza en polvo
- ½ taza de aceite de semillas de cáñamo
- 2 cucharadas de perejil fresco picado

Mezcla todos los ingredientes en un tazón pequeño hasta que se incorporen completamente.

Dip de "queso" y girasol

Rinde 1½ tazas, aproximadamente

Con la consistencia de un dip con lácteos, ¡esta sencilla mezcla tiene mucho más sabor que cualquier otra cosa de una tienda! Es delicioso sobre verduras frescas o un poco aligerado para rociarlo sobre una ensalada verde.

- 2 tazas de semillas de girasol crudas
- 2 cucharadas de aceite de piñón
- ¾ de taza de eneldo fresco
- 2 cucharadas de jugo de limón recién exprimido
- 2 dientes de ajo picados
- ¾ de taza de agua filtrada, más la necesaria
- ½ cucharadita de sal de mar

Muele todos los ingredientes en una licuadora o un procesador de alimentos hasta que estén bien incorporados. Ajusta la cantidad de agua para obtener distintas consistencias.

Chimichurri

Rinde 1 taza

¡Este aderezo tiene un sabor tan único como su nombre! Es un acompañamiento maravilloso para el pollo, el pescado o verduras al vapor. Como botana para una ocasión especial, sírvelo como dip para tu pan sin gluten favorito.

- 1 taza de perejil, compacta
- 3-4 dientes de ajo
- 2 cucharadas de hojas de orégano frescas, o 2 cucharaditas si es seco
- $^1/_3$ de taza de aceite de oliva extra virgen
- 2 cucharadas de vinagre de ciruela umeboshi
- ½ cucharadita de sal de mar

Pica finamente el perejil, el ajo y el orégano, o pulsa suavemente 4 o 5 veces en un procesador de alimentos. Sirve la mezcla en un tazón pequeño e incorpora los ingredientes restantes.

Colaciones y postres

Nueces de la India con curry

Rinde 2 tazas

Estas nueces son geniales para llevarlas contigo en un viaje o al trabajo. Sólo asegúrate de *esconderlas* de tus compañeros ¡o desaparecerán en un instante!

Para remojar

2 tazas de nueces de la India crudas

3 tazas de agua filtrada

1 cucharada de sal de mar

Mezcla de especias

2 cucharadas de curry en polvo

1 cucharadita de pimienta cayena

1 cucharadita de paprika

1 cucharadita de sal de mar

En un tazón revuelve las nueces de la India con agua y sal de mar. Cubre el tazón con la tapa de una sartén y resérvalo 2 o 3 horas. Vacía las nueces a un colador y permite que escurran durante 10 minutos.

Precalienta el horno a 65 °C (a menos de que tengas un deshidratador de alimentos, ¡que sería lo ideal!). Cubre una charola para horno con papel pergamino.

En un tazón aparte combina las especias y revuélvelas con las nueces. Extiende las nueces de la India en una sola capa sobre la charola preparada. Déjalas tostarse lentamente en el horno durante 3 o 5 horas, o sigue las indicaciones de tu deshidratador. Pruébalas ocasionalmente. Las nueces no deben estar húmedas ni blandas en el interior, y seguirán estando crudas aun frías.

No las guardes antes de que desaparezca toda la humedad, para evitar problemas de moho. Permite que se enfríen completamente antes de guardarlas en un contenedor hermético

Bolas mágicas de cáñamo y cacao

Rinde 20-24 bolas

Estas bolitas de energía son una gran botana por sí solas, pero también acompañan de maravilla un café. (Durante el reinicio de 21 días sustituye el maná de coco por aceite de cáñamo.)

½ taza de cacao crudo en polvo
1 bolsa (150 gramos) o 1½ tazas de nueces de Castilla
½ taza de corazones de cáñamo
¼ de taza de maná de coco (crema de coco)
1 cucharadita de extracto de vainilla puro
1 cucharada de Just Like Sugar, o al gusto
Ralladura de 1 naranja
2 cucharaditas de canela en polvo
1 cucharadita de jengibre en polvo
1 cucharadita de sal de mar
½ cucharadita de cardamomo en polvo
Para cubrir: más corazones de cáñamo, cacao en polvo o nueces de
    Castilla picadas finamente

En un procesador de alimentos muele todos los ingredientes, excepto los que vas a usar para cubrir las bolitas. Procésalos hasta obtener una mezcla suave o, si lo prefieres, deja una consistencia grumosa, pero que se pueda moldear con los dedos.

Forma bolitas y ruédalas sobre corazones de cáñamo, cacao en polvo o nueces picadas. Guárdalas en el refrigerador, o prepara una doble porción y congélalas para después.

Galletas radicales con chispas de chocolate

Rinde 30 galletas

¡Sí, puedes comer galletas y tener un metabolismo radical! Es una versión sana y deliciosa de un gusto clásico.

- 2 tazas de harina de almendra blanqueada
- ¼ de taza de Just Like Sugar, o al gusto
- ¼ de cucharadita de sal de mar
- ½ cucharadita de bicarbonato de sodio
- ¼ de taza de mantequilla pasteurizada, sin sal
- 1 cucharada de extracto de vainilla puro
- ½ taza de chispas de chocolate endulzadas con stevia o chispas de algarrobo sin endulzar

Precalienta el horno a 175 °C. Cubre una charola para horno con papel pergamino.

Revuelve la harina de almendra, la medida deseada de Just Like Sugar, la sal y el bicarbonato en un procesador de alimentos. Pulsa para agregar la mantequilla y la vainilla, hasta formar una masa. Quita la cuchilla del procesador e incorpora tú mismo las chispas de chocolate.

Sirve 1 cucharada de masa a la vez sobre la charola preparada, dejando 2 centímetros más o menos entre cada una, y presiónalas ligeramente.

Hornea las galletas entre 6 y 8 minutos, o hasta que parezcan duras y tengan los bordes ligeramente dorados.

Pastel ¡sorpresa!

Rinde 6 porciones

Es tu nuevo postre para cualquier celebración. La sorpresa en este delicioso pastel son los frijoles blancos, los cuales añaden proteína y una textura aterciopelada a la masa. Si eres un amante del chocolate, lee más abajo la variación que lo incluye.

  2 tazas de frijoles blancos de lata, orgánicos, sin sal, colados
      y enjuagados
  6 huevos grandes
  ½ taza de Just Like Sugar, o al gusto
  1 cucharadita de extracto de vainilla puro
  ¼ de taza de aceite de coco derretido
  $^1/_3$ de taza de harina de coco cernida
  ½ cucharadita de sal de mar
  1 cucharadita de bicarbonato de sodio
  1½ cucharaditas de polvo para hornear sin aluminio

Precalienta el horno a 160 °C. Cubre un molde de 20 o 22 centímetros de diámetro con papel pergamino, sea desmontable o no.

Revuelve los frijoles, los huevos, la medida deseada de Just Like Sugar y la vainilla en un procesador de alimentos. Agrega el aceite de coco, la harina de coco, la sal, el bicarbonato y el polvo para hornear, y procesa hasta formar un puré.

Vierte la mezcla en el molde preparado. Hornéalo 30 minutos, aproximadamente. Revisa si está listo insertando un cuchillo o un palillo en el centro; debe salir limpio.

Variación: Para preparar pastel de chocolate derrite 40 gramos de chocolate orgánico sin endulzar y agrégalo a la masa.

Barritas de fruta y almendras

Rinde un molde cuadrado de 20 centímetros, corta las barritas al gusto.

¡Envuélvelas individualmente para tener barritas a la mano que sí sean saludables!

> 1 taza de crema de almendras orgánica
> ¼ de taza de agua filtrada
> 3 cucharadas de jarabe de yacón
> 1 cucharadita de extracto de vainilla puro
> ½ taza de coco rallado sin endulzar
> ½ taza de moras azules sin endulzar
> 1 cucharada de semillas de chía molidas
> 2 cucharaditas de canela en polvo
> ¼ de cucharadita de pimienta gorda en polvo
> ½ cucharadita de polvo para hornear sin aluminio
> ¼ de cucharadita de sal de mar
> ¼ de cucharadita de bicarbonato de sodio

Precalienta el horno a 175 °C. Engrasa un molde cuadrado de 20 centímetros.

En un tazón bate la crema de almendras, el agua, el jarabe de yacón, la vainilla y el coco, con una batidora eléctrica. Agrega las moras, la chía, la canela, la pimienta gorda, el polvo para hornear y el bicarbonato, y sigue batiendo hasta incorporar.

Vierte la masa en el molde preparado y extiéndela uniformemente. Hornéalo durante 20 minutos, o hasta que las barritas parezcan cocidas. Saca el molde del horno y permite que se enfríe en una rejilla antes de desmoldar. Cuando la masa esté fría corta las barritas y guárdalas en el refrigerador o en el congelador.

Pay de coco

Rinde 6 porciones

Dicho en pocas palabras, este pay es un ensueño cremoso y una delicia.

- 1 base de almendra para pay (ve la siguiente receta)
- 3 huevos grandes ligeramente batidos
- ½ cucharadita de sal de mar
- ½ taza de suero de leche en polvo (o proteína de clara de huevo en polvo, marca Vitol o Rose Acre)
- ½ taza de Just Like Sugar, o al gusto
- 2 tazas de crema espesa orgánica, escaldada (no hervida)
- 1 cucharadita de extracto de coco

Para decorar

- Crema batida (1 taza de crema espesa, ½ cucharadita de extracto de vainilla puro y Just Like Sugar o stevia, al gusto)
- 1 taza de coco rallado, tostado, sin endulzar
- 1 cucharadita de nuez moscada recién rallada

Precalienta el horno a 150 °C. Presiona la masa de la base en un molde para pay de 23 centímetros y reserva.

En un tazón grande mezcla los huevos, la sal, el suero de leche (o proteína en polvo) y la medida deseada de Just Like Sugar, batiendo para incorporar bien. Agrega la crema y el extracto de coco lentamente, y revuelve.

Vierte la mezcla sobre la corteza. Hornea el pay entre 45 y 60 minutos, o hasta que esté listo. Decora con crema batida, coco tostado y nuez moscada recién rallada.

Base de almendra para pay

Rinde 1 costra de 23 centímetros

Vas a pasar esta receta de generación en generación. Utilízala en todas tus recetas favoritas de pay. Si quieres doble costra en tu pay, simplemente duplica la receta.

- 2 tazas de harina de almendras blanqueada
- ¼ de cucharadita de sal
- 2 cucharadas de mantequilla sin sal o ghee, derretida
- 1 huevo grande

En un tazón revuelve la harina y la sal. Añade la mantequilla y el huevo, y mezcla bien hasta formar una bola. Presiónala contra un molde para pay de 23 centímetros. Si no la vas a rellenar en ese momento, hornéala en un horno precalentado a 175 °C entre 8 y 12 minutos, o hasta que se dore ligeramente. También puedes hornearla directamente con la receta de un relleno para pay.

Agradecimientos

Estaré eternamente agradecida con mi extraordinario equipo radical, por su talento y su ingenio. Antes que nada, a mi hermana del alma, Valerie Burke, cuya ética laboral es "eso" que hace a las leyendas. Ella capturó mi pasión, mis peculiaridades y mis preocupaciones como la profesional que es en todos sentidos.

Mis felicitaciones a mi agente literario, Coleen O'Shea, por su esfuerzo incansable como una de mis principales defensoras en todo lo literario. Mi más profundo agradecimiento a Renée Sedliar, quien compró este libro y ha creído en mí durante más de una década. Debo agradecer también a Stuart Gittleman, por manejar mi agenda y mis compromisos, y a James Templeton y Teresa Pfaff en la retaguardia, por su cariño.

Mi más sincero agradecimiento a Katie Malm por su magnífica edición, y a todos en Da Capo Press, incluyendo la extraordinaria editora Renée Sedliar, a John Radziewicz, Kevin Hanover, Quinn Fariel, Mike Giarratano, Miriam Riad y Cisca Schreefel, por ayudarnos a llegar hasta la meta.

Gracias a mi especial grupo beta por probar el programa y compartir sus valiosos comentarios: Catherine Vern, Marina Didenko, Carol Templeton Volanski, Lynn Tapper, Tami J. Olds Carroll, Maddy Leonard,

Cheryl Riccioli, Kim Perkins Mollenkamp, Amm Ram, Bill Davis, Leslie Ashbury Farley, Ann Rhody, Nell Tate Moore, Cheryl Edwards, Debbie-Kenny Jutras, Jen Lea, Deb Heesen, Tiffany Tracy Sutphin, Sheela Hewitt, Nina Moreau, Denise McKneely Hanson, Diana Sherby, Bernice Gannuscio Zampano, Liz Beck, Kathleen Sullivan, Kim Lowe, Vicky Ganem Osollo, Suzanne Klein, Caroline Courtney, Marianne Lombardi Fogelson, Joan Strimple y Olga Vinograd.

Finalmente, bendigo y honro la memoria de los guías que he tenido en el camino y que tanto han inspirado mis palabras: Linda Clark, doctor Carleton Fredericks, doctor Robert Atkins, doctor en neuropatía Paavo Airola, doctora Hazel Parcells, Hanna Kroeger, doctor Billy Crook, doctor Orian Truss, Nathan Pritikin, doctor Lendon Smith, doctor Robert Mendelsohn, doctor Nicholas González, Gayelord Hauser, doctor Hall Huggins, doctor William Donald Kelley, doctor Paul Eck, Kathryn Elwood y Ann Wigmore.

Por último, pero no por eso menos importante, mi más sincero agradecimiento a ti, mi primer agente literario, Mike Cohn, quien me inició en el camino de la escritura, y un reconocimiento con mucho cariño al difunto editor Nathan Keats.

Apéndice 1

Glosario de lípidos

Fosfolípidos	Compuestos complejos de lípidos que contienen fósforo y se acomodan en capas duales, llamadas la "bicapa de fosfolípidos". Un extremo de la molécula de fosfolípido atrae agua, pero la otra la repele. Los fosfolípidos naturales incluyen lecitina, vitaminas solubles en grasa y ceras.
Fosfatidilcolina (FC)	Clase de fosfolípido que contiene colina, un nutriente esencial parecido a las vitaminas, soluble en agua. La FC es un componente estructural importante de las membranas biológicas, incluyendo las celulares, sumando hasta 50% de su peso. La FC está formada por 64% de ácidos grasos. La lecitina es dipalmitoilfosfatidilcolina.
Colesterol	Grasa estructural extremadamente importante que ocupa 30 o 40% de las membranas celulares, en volumen, es precursora de hormonas y ácidos biliares, necesaria para metabolizar las vitaminas solubles en grasa A, D, E y K.

	En el torrente sanguíneo el colesterol se mezcla con los ácidos grasos para formar lipoproteínas de alta y baja densidad (HDL y LDL), presentes en todas las partes del cuerpo. El cuerpo produce colesterol y se obtiene de los alimentos.
Ácidos grasos	Constituyentes clave de los lípidos.
Ácidos grasos esenciales (AGE)	Ácidos grasos que no produce el cuerpo, así que se deben obtener de los alimentos. Los dos tipos son omega-3 y omega-6.
Ácidos grasos saturados (AGS)	Comúnmente encontradas en los productos animales, las grasas saturadas son las más estables porque no tienen enlaces dobles en la cadena de ácidos grasos. No son esenciales al cuerpo (no bioactivas) y tienden a solidificarse a temperatura ambiente.
Ácidos grasos monoinsaturados (AGM)	Ácidos grasos con un enlace doble. No son esenciales (no bioactivos). El aceite de nuez de macadamia tiene el contenido de AGM más alto (ve "Omega-7"). Otros AGM incluyen aceitunas, aguacates, cacahuates y sus aceites. Los aceites AGM son líquidos a temperatura ambiente y semisólidos o sólidos al refrigerarse.
Ácidos grasos poliinsaturados (AGP)	Ácidos grasos con dos o más enlaces dobles. Incluyen los ácidos grasos omega-6 y omega-3.
Ácidos grasos insaturados	Ácidos grasos monoinsaturados y poliinsaturados.
Ácidos grasos omega-6	Elementos estructurales importantes de las membranas celulares y precursores de mediadores bioactivos de lípidos. Son fuente de energía y están involucrados en la expresión genética.

Ácido linoleico (AL)	Un AGP primario y el omega-6 más abundante. Es el principal apoyo de las membranas celulares, la cardiolipina y las mitocondrias. Derivado en su mayoría de semillas y aceites de semillas (semillas de girasol crudas, aceite de girasol alto en ácido linoleico y aceite de cártamo alto en ácido linoleico, nueces, incluyendo piñones, semillas de ajonjolí). Los productos comerciales contienen AL dañado por exceso de calor y procesamiento (aceite de canola, por ejemplo), y no conservan ninguno de sus beneficios para la salud, además de ser destructivo para las membranas celulares.
Ácido araquidónico (AA)	Un AGP que representa 14% de los lípidos en las membranas celulares y la concentración más elevada de energía lipídica del cuerpo. Descrito como el "director general de la corporación metabólica", se utiliza para hacer prostaglandinas esenciales de la serie 2, tus eicosanoides principales, cruciales para los procesos inflamatorios. Es necesario para el pensamiento, el movimiento, la percepción sensorial, el ADN, el desarrollo fetal y mucho más. La mayoría proviene de fuentes animales (carne, mantequilla, crema).
Ácido gammalinolénico (AGL)	Un AGP que promueve la quema de grasa al activar la grasa parda. El cuerpo convierte el AL en AGL y eventualmente en prostaglandinas inflamatorias de la serie 1. El AGL se puede convertir en AA, pero con dificultad. Las fuentes naturales incluyen aceite de semillas de grosella negra (15%), aceite de borraja (no se recomienda), semillas de cáñamo y aceite de onagra.
Ácidos grasos omega-3	Importantes componentes estructurales de las membranas celulares y precursores de mediadores bioactivos de lípidos. Fuente de energía. Involucrados en la expresión genética.

Ácido eicosapentaenoico (EPA)	AGL de cadena larga se utiliza sobre todo para hacer prostaglandinas. Fuentes marinas principalmente.
Ácido docosahexaenoico (DHA)	AGL de cadena larga usado por el cerebro, el sistema nervioso, los ojos. Fuentes marinas principalmente.
Ácido alfalinolénico (ALA)	Componente AGL principal para los EPA y DHA. Aproximadamente 85% del ALA se usa en el cuerpo como energía. Sus fuentes incluyen linaza y aceite de linaza, semillas de chía, pepitas de calabaza y su aceite, y aceite de semillas de perilla (54% a 64%).
Ácidos grasos esenciales progenitores (AGEP)	Las formas enteras, sin adulterar y totalmente funcionales de los ácidos grasos omega-3 y omega-6 (linoleico y alfalinoleico). Entre las principales fuentes están nueces, semillas y sus aceites.
Ácidos grasos omega-9 (ácido oleico)	AGM no esenciales, que se encuentran en aceitunas, macadamias, aguacates, almendras, nueces pecanas, nueces de la India y otras. El aceite de oliva se alaba por sus beneficios para la salud, pero probablemente son resultado de los polifenoles en el aceite, no de los AGM.
Ácidos grasos omega-7	Otro AGM. Una forma única, el ácido palmitoleico, tiene copiosos beneficios para mejorar el síndrome metabólico y la salud cardiaca. Las fuentes de ácido palmitoleico incluyen nueces de macadamia, aceite de espino amarillo y anchoas de aguas profundas.
Triglicéridos de cadena media (TCM)	Es decir, ácidos grasos de cadena media. Los TCM tienen entre 6 y 12 átomos de carbono. Son útiles para quemar grasa y estimular el metabolismo. Se descomponen rápidamente y el cuerpo los absorbe, yendo directamente

	al hígado para usarse como energía (cetonas), y no requieren bilis para su digestión, así que es menos probable que se guarden como grasa. Una fuente de energía alternativa para el cerebro, el cual usa glucosa como combustible normalmente. Los TCM se encuentran en el aceite de coco (60%), el aceite de hueso de palma (50%) y lácteos (10 a 12%).
Ácidos grasos CIS	Grasas con estructuras moleculares biológicamente compatibles, redondas o curvas para ayudar a formar una barrera adecuada en la pared de las membranas celulares.
Ácidos grasos trans	Grasas que han sido "dobladas fuera de forma" —enderezadas anormalmente— con calor e hidrogenación. Las grasas trans hacen un corte *transecto* en las paredes celulares, incrementando su permeabilidad y dejándolas abiertas a una invasión de virus, bacterias y sustancias extrañas, vulnerables a la pérdida de nutrientes esenciales. Las grasas trans que provienen de aceites vegetales parcialmente hidrogenados, como margarina y sustitutos de mantequilla, son tóxicas para las células y distorsionan muchas de sus funciones fisiológicas normales.

Apéndice 2

Suplementos radicales

Si el perdón es la medicina del alma,
la gratitud son las vitaminas.

Doctor Steve Maraboli

Los suplementos pueden acelerar tu pérdida de peso y mejorar tu salud en general, sobre todo si padeces problemas digestivos o si te extirparon la vesícula. Hice una lista de los suplementos fundamentales. No te sientas abrumado cuando veas la tabla; es extensa intencionalmente para darte muchas opciones que puedan ampliar tu éxito. Debes evaluar qué suplementos son los más adecuados para ti, basándote en tu conjunto personal de condiciones de salud y dónde necesita apoyo tu cuerpo. Puede ser útil discutir tu plan con un profesional de la salud en quien confíes.

Para algunas categorías hago recomendaciones de productos. Cuando elijas tus suplementos, hay algunas cosas que debes tener en mente: asegúrate de que tu suplemento multivitamínico y de minerales no contenga cobre. En el capítulo 7 discutimos los problemas con el exceso de cobre (potencial causa de dominio de estrógeno, problemas tiroideos, inestabilidad de ánimo y otros problemas). Asimismo revisa el contenido de hierro si tienes alguna cuestión con exceso de hierro.

SUPLEMENTOS

Vesícula, bilis e intestino permeable

Suplemento	Beneficios	Dosis recomendada
Apoyo para la bilis Colina Taurina Lipasa Bilis de buey	Obligatorio *si no* tienes vesícula Altamente recomendable para otros, en especial quienes tienen problemas de vesícula, digestión o impedimentos para perder peso Descompone grasas, adelgaza la bilis y estimula el flujo sanguíneo, disminuye el depósito de grasa en el hígado, reduce los niveles de homocisteína, es precursor de la acetilcolina y apoya la desintoxicación	Colina: 500 mg con cada comida o lo que indique tu médico Taurina: 250 mg con cada comida o lo que indique tu médico Lipasa: 1 500 USP 50 mg con cada comida o lo que indique tu médico Bilis de buey: 100 mg con cada comida o lo que indique tu médico
Amargos digestivos (Dr. Shade's Bitters No. 9, o un producto equivalente) Metaboelíxires Ve el capítulo 11	Remedio para la ERGE, digestión de proteínas y grasas, poco ácido estomacal	Tómalos 30 minutos antes de cada comida, o después de comer si tienes síntomas digestivos
Ácido ortofosfórico (OPA) Super Phosphozyme, de Biotics Research	Disuelve los cálculos biliares	Ve el protocolo detallado en el capítulo 4

Enzimas pancreáticas American Biologics Inf-Zyme Forte	Descompone proteínas, grasas y carbohidratos	1-3 tabletas al día, con las comidas, para la digestión, o lo que indique tu médico
Aceite de piñón siberiano Siberian Tiger Naturals	Cura el tracto digestivo, ayuda en la digestión y el metabolismo estimulando la colecistoquinina	1 cucharadita 3 veces al día, 30-60 minutos antes de las comidas
Reemplazos de ácido estomacal Ácido clorhídrico (HCl), vinagre de manzana	Estimula la producción de ácido estomacal, alivia el reflujo ácido y la ERGE, mejora la digestión de grasas y proteína, defiende contra patógenos gastrointestinales	Vinagre de manzana: 1 cucharada antes de las comidas, diluido 2-3 veces en agua si es necesario
Raíz de *Collinsonia canadensis*	Ayuda a disolver los cálculos biliares, remedia la constipación	1 000 a 4 000 mg al día, o lo que indique tu médico
Proteína y aminoácidos		
MAP (patrón maestro de aminoácidos)	Reemplazo/ suplemento proteínico	5 tabletas 3 veces al día antes de las comidas (cada dosis es igual a 10 gramos de proteína)
Proteína en polvo	Reemplazo/ suplemento proteínico	20 gramos de proteína por cada porción
Tartrato de L-carnitina	Termogénesis, aumento de energía y apoyo mitocondrial	1-4 gramos al día en dosis divididas, entre comidas

Suprarrenales, tiroides, hígado y desintoxicación

Glandulares suprarrenales	Apoyo suprarrenal general, modulación del estrés y mejor sueño	Las dosis y las mezclas pueden variar, pero todas se toman por lo general 3 veces al día, a las 7:00 a.m., a las 11:00 a.m. y a las 3:00 p.m., o lo que indique tu médico
Atomizador nasal de plata coloide	Apoyo antiviral, antibacteriano y antifúngico para el sistema inmunológico	Sigue la etiqueta del producto o lo que indique tu médico
ASEA	Fuente de moléculas de señalización redox para la comunicación celular; triplica la eficiencia antioxidante estimulando el glutatión	30-60 gramos al día para mantenimiento, hasta 240 gramos para un entrenamiento de alta intensidad
Boro	Ayuda a eliminar el flúor	3 mg al día o lo que indique tu médico
Extracto de alga parda Extracto puro de alga parda Modifilan	Se adhiere a partículas radioactivas y las escolta fuera del cuerpo; también se adhiere a los metales pesados y otros compuestos dañinos	4-6 cápsulas (2-3 gramos) diario, al levantarte

Carbono 60 El C60 en el aceite de coco o aceite de aguacate de Purple Power	Protección de la radiación, incluyendo de 5G	1 cucharada al día o lo que indique tu médico
Clorela	Se adhiere a los metales pesados y otras toxinas	3-9 gramos al día, 45 minutos antes de comer
Té Essiac Mezcla Essiac de Mountain Rose Herbs, o algo equivalente	Mezcla potente de hierbas y cortezas para desintoxicar, limpiar el hígado; mata células cancerígenas	Sigue la etiqueta del producto
Glutatión ACG de Results RNA Glutatión liposomado	Es obligatorio para la desintoxicación; es el "antioxidante maestro" para lesiones, enfermedades, estrés, toxinas, etc.; factor importante en la salud general y la resistencia a la enfermedad	Sigue la etiqueta del producto o lo que indique tu médico
Suplementos de verduras	Apoyo de energía y desintoxicación	Una medida al día en agua o un licuado
Fórmulas homeopáticas	Apoyo al hígado y a la desintoxicación	Directamente con un practicante
Musgo irlandés	Se adhiere a los metales pesados y otras toxinas, y los escolta fuera del cuerpo	3 cápsulas 1-2 veces al día, con 300 o 350 ml de agua o lo que indique tu médico

MSMS	Provee sulfuro biológicamente activo, el cual estimula la función inmunológica	3-6 gramos al día, dividido en 3 dosis o lo que indique tu médico
Pantetina Vitamina B$_5$	Apoyo suprarrenal	1 000-2 000 mg al día
Quinona de pirroloquinolina (PQQ)	Apoyo mitocondrial y regenerativo, amplía la longevidad, protección al cerebro y el corazón	20 mg al día o lo que indique tu médico
Takesumi Supreme (bambú carbonizado) Productos Supreme Nutrition	Absorbe metales pesados, radiación, químicos, moho y otras toxinas	¼ de cucharadita en 235 ml de agua, 2 o 3 veces al día, lejos de alimentos, medicamentos o suplementos (30 minutos antes o 90 minutos después)
Ubiquinol Forma altamente biodisponible de CoQ10	Elimina radicales libres, apoya el sistema inmunológico	100-300 mg al día
Zeolitas ACZ Nano, de Results RNA ZeoBind, de BioPure	Ayuda a eliminar metales pesados, químicos, partículas radioactivas y moho del cuerpo	ACZ Nano: comienza con 1 toque del atomizador al día y aumenta progresivamente hasta 5-10, 2-4 veces al día, o lo que indique tu médico ZeoBind: ½ cucharadita 1 vez al día, 30 minutos antes de tu comida principal

Suplementos básicos

ALC (ácido linoleico conjugado)	Estimula la quema de grasa	1 000 mg 3 veces al día
Aceite de pescado	EPA y DHA, omega-3 de cadena larga; apoyo a prostaglandinas, cerebro y sistema nervioso	1 000-2 000 mg diarios después del reinicio de 21 días
AGL (ácido gammalinolénico) de la semilla de grosella negra	Estimula la actividad de la grasa parda y la quema de grasa, reduce la inflamación, optimiza el colesterol y alivia el síndrome premenstrual	360-1 800 mg diarios
Yodo Energy Biodine, de Health Gems	Optimiza la función tiroidea	Comienza con 1 gota y aumenta 1 gota más cada día hasta que tu temperatura basal sea por lo menos 19.5 °C, o como indique tu médico
Magnesio (espectro completo)	Previene la constipación, apoya al corazón, incrementa el sueño y modula el estrés	2.5 mg por cada kilogramo de peso corporal
Suplemento multivitamínico y mineral (sin hierro ni cobre; sin hierro para los hombres)	Apoyo nutricional general	Sigue las instrucciones de la etiqueta

Suplemento probiótico	Construir un microbioma sano	Por lo menos 10 billones de unidades; uno que incluya al menos las cepas *Lactobacillus plantarum*, *Lactobacillus rhamnosus* y *Lactobacillus gasseri*
Vitamina C	Ayuda en la conversión del exceso de colesterol en bilis; la vitamina C diario puede reducir el riesgo de cálculos biliares a la mitad	1 000-5 000 mg al día, mínimo
Vitamina D	Reduce la inflamación, ayuda con el intestino permeable e influye positivamente más de 200 genes; prevención del cáncer	2 000-5 000 unidades al día (ajústalo basado en tus análisis de sangre de rutina, o lo que indique tu médico)
Varios		
Hormonas bioidénticas Estrógeno, progesterona, testosterona, DHEA	Equilibrio hormonal y prevención del dominio de estrógeno	Lo que indique tu médico
Aceite de semilla negra o semilla negra en polvo	Tiroiditis de Hashimoto	2 000 mg o lo que indique tu médico

Melatonina	Mejora el sueño, reinicia el reloj biológico, protege contra el cáncer, tiene propiedades antioxidantes, reabastece los niveles que se mermaron por exposición a CEM	1-3 mg antes de acostarte o lo que indique tu médico

Apéndice 3

Recursos radicales

Esta guía de recursos se divide en las siguientes cinco secciones:

1. Alimentos
2. Suplementos
3. Análisis de diagnóstico
4. Estilo de vida
5. Revistas, libros, boletines y páginas web

1. Alimentos

Carne

- Applegate Naturals: tocino de pavo sin nitratos. Disponible en Amazon.

Pescados y mariscos

- Safe Catch: la marca de atún con menos mercurio. Disponible en Amazon.
- Crown Prince: disponible en supermercados.

La siguiente página web tiene salmón y atún albacora, ricas fuentes de ácidos grasos omega-3.

- Eco Fish, www.ecofish.com. Disponible en Amazon.

Caldos de huesos

- Kettle & Fire: el caldo de huesos orgánico de esta marca tiene uno de los niveles más bajos de metales pesados, incluyendo plomo y flúor, y por eso lo recomiendo. Disponible en Amazon.
- www.kettleandfire.com.
- Pacific Organic: caldos de hueso y carne (pollo, verduras, hongos, carne de res, pavo). También está disponible en versiones reducidas en sodio y sin sal. Disponible en Amazon.

Proteínas vegetales

- Proteína fermentada, de Body Ecology. Disponible en Amazon.
- Proteína de cáñamo, de Nutiva. Disponible en Amazon.
- Mezcla de proteína vegetal Sun Warrior. Disponible en línea.

Aceites y grasas

- Aceite de cáñamo Nutiva. Disponible en Amazon.
- Aceite de girasol Flora (alto en ácido linoleico). Disponible en Amazon.
- Aceite de cártamo alto en ácido linoleico Body Bio. Disponible en Amazon.
- Aceite de semilla de cártamo Esutras Organics, www.esutras.com.
- Aceite de cártamo Garden of Wisdom, www.gardenofwisdom.com.
- Aceite de nuez de Castilla tostada, La Tourangelle. Disponible en Amazon.
- Aceite de nuez de macadamia Ellyndale. Disponible en Amazon.

- Aceite de piñón siberiano extra virgen Siberian Tiger Naturals, www.siberiantigernaturals.com.
- Aceite de aguacate extra virgen Olivado. Disponible en Amazon.
- Aceite de aguacate Kirkland. Disponible en Costco.
- Aceite de linaza alto en lignanos Omega Nutrition. Disponible en línea.
- Aceite de oliva extra virgen Lucini. Disponible en Amazon.
- Aceite de cinco semillas Activation. Disponible en Amazon.
- Aceite de coco Tropical Traditions, www.healthytraditions.com.
- Aceite de ajonjolí orgánico Eden Foods. Disponible en Amazon.
- Aceite de alga (aceite para cocinar vegetariano con omega-3 de alga y un punto de quema alto, 250 °C). Disponible en Amazon.
- Leche de coco orgánica Native Forest. Disponible en Amazon.
- Leche de coco Thai Kitchen Orgánica (entera). Disponible en Amazon.
- Maná de coco Nutiva. Disponible en Amazon.

Semillas, nueces y cremas de nueces

- Crema de nueces crudas germinadas Jem Organic. Disponible en Amazon.
- Semillas germinadas Go Raw (calabaza, girasol, sandía, Spicy Fiesta, Super Simple). Disponible en Amazon.
- Cremas de nueces y semillas Dastony (¡el mejor tahini del mundo!). Disponible en Amazon.
- Semillas de chabacano (semillas crudas amargas), www.apricot-power.com.
- Organic Gemini (coyoles, horchata). Disponible en Amazon.

Con y sin lácteos

- Leche de nuez de macadamia Suncoast Gold (sin endulzar). Disponible en Amazon.

- Leche de cáñamo Living Harvest (sin lácteos). Disponible en Amazon.
- Leche de almendra Pacific (sin endulzar). Disponible en supermercados.
- Yogurt de nuez de la India Forager. Disponible en supermercados.

Alimentos probióticos y prebióticos

- Bubbies (pepinillos al eneldo kosher, chucrut, rábano picante). Disponible en Amazon.
- Chucrut orgánico de Farmhouse Culture. Disponible en Amazon.
- Vinagre de ciruela umeboshi Eden, www.edenfoods.com.
- Yogurt natural de nuez de la India Forager. Disponible en supermercados.

Harinas sin gluten, tortillas y galletas

- Productos paleo de Julian Bakery, www.julianbakery.com.
- Productos de Mauk Family Farms. Disponible en Amazon.
- Harina de coyol Organic Gemini. Disponible en Amazon.

Condimentos y endulzantes

- Salsa de pescado Red Boat. Disponible en Amazon.
- Sal Health Gems, www.healthgems.com.
- Just Like Sugar (morena, para hornear, de mesa, en sobre). Disponible en Amazon.
- Endulzante de fruta del monje Swanson. Disponible en Amazon.
- Stevia de Nutramedix. Disponible en Amazon.

Chocolate

- Chocolate Lyly's (amargo, extra amargo 70%, con leche, barritas, chispas, para hornear). Disponible en Amazon.
- Chocolate Dagoba (sin endulzar, para hornear). Disponible en Amazon.

Bebidas

- Té de raíz de diente de león Traditional Medicinals. Disponible en supermercados.
- Tés Traditional Medicinals (flor de Jamaica, verde, Jamaica y arándano, espino y Jamaica, rosas y Jamaica). Disponible en supermercados.
- Té oolong The Tea Crane, www.the-tea-crane.com.
- Café marca Thanksgiving Coffee, www.thanksgivingcoffee.com.
- Café Stumptown, www.stumptowncoffee.com.
- Café marca Olympia Coffee, www.olympiacoffee.com.

Otros recursos para encontrar alimentos de alta calidad

Puedes aprender mucho sobre alimentos y cultivos orgánicos en las páginas de estas asociaciones.

- Asociación de Comercio Orgánico, www.ota.com.
- Fundación para la Investigación de Cultivos Orgánicos, www.ofrf.org.
- Instituto de la Tierra, www.landinstitute.org.
- Alianza Comunitaria con Familias Granjeras, www.caff.org.
- La página web de Guía del Buen Comer incluye listas de carne criada sin antibióticos en cada punto de Estados Unidos, www.eatwellguide.org.
- Eat Wild, www.eatwild.com.

- Organización de Libre Pastoreo, www.grassfedexchange.com.
- Instituto Cornucopia, www.cornucopia.org.
- Información sobre las mejores marcas de pescados y mariscos del Atlántico, The Nourishing Gourmet, www.thenourishinggourmet.com.

2. Suplementos

Patrón maestro de aminoácidos (map, master amino acid pattern)

Este sustituto de proteína se compone de un patrón único de aminoácidos esenciales —los elementos estructurales de la proteína— en una forma cristalina altamente purificada. Ayuda efectivamente a construir músculo y hueso, con casi ninguna caloría. Cada cinco tabletas contienen alrededor de 10 gramos de proteína, así que son una opción ideal para veganos, vegetarianos y quienes necesitan más proteína.

Dosis: para el atleta principiante, 5-10 tabletas 30 minutos antes de entrenar. Para el atleta profesional, 10 tabletas 30 minutos antes de entrenar, y añade otras 10 tabletas durante la siguiente comida (almuerzo o cena). Para los veganos, 5 tabletas 30 minutos antes de las comidas, tres veces al día.

Disponible en Amazon.

Pancreas de Nutricology

Este suplemento para el páncreas se procesa con la liofilización de glándulas de animales de libre pastoreo, criados en Nueva Zelanda, sin hormonas ni antibióticos, e inspeccionados por el gobierno. Contiene cantidades significativas de amilasa, proteasa y lipasa, además de otros factores digestivos que ocurren de forma natural en el páncreas, y es una gran opción para quienes son alérgicos a los hongos.

Dosis: toma 1 cápsula tres veces al día, ½ o 1 antes de cada comida.

Disponible en www.nutricology.com.

Dr. Shade's Bitters No. 9, Quicksilver Scientific

Una mezcla patentada de nueve hierbas amargas y aceites esenciales para apoyar el flujo de bilis y la digestión.

Dosis: 1-2 bombeos en agua o directamente en la boca tres veces al día. Otra opción es usar 2-4 bombeos en agua mineral durante y después de las comidas, conforme lo requiera tu digestión. Es más efectivo con el estómago vacío, por lo menos 10 minutos antes de las comidas.

Disponible en www.quicksilverscientific.com/bitters-9.

Aceite de piñón siberiano extra virgen de Siberian Tiger Naturals

Este aceite dorado es una fuente abundante de vitaminas y nutrientes poderosos que promueven la salud, como vitamina E, betacaroteno y otros carotenoides, aminoácidos esenciales y microelementos vitales. Es un gran remedio natural para cualquier condición relacionada con inflamación del tracto gastrointestinal, incluyendo úlceras pépticas, reflujo, gastritis, esofagitis y síndrome de intestino irritable (sii). También es excelente para la piel y puede servir como supresor del apetito.

Dosis: toma 1 cucharadita (5 ml) de aceite de piñón 3 veces al día, al menos 30 minutos antes de comer.

Disponible en www.siberiantigernaturals.com.

ASEA

Con el tiempo, y debido a la edad, el estrés y las toxinas del ambiente, nuestro cuerpo pierde su capacidad de funcionar a un nivel óptimo. El suplemento asea Redox, suspendido en una solución salina prístina, está formado de moléculas vitales que existen en el cuerpo humano. Trabaja a nivel celular para incrementar su funcionamiento y ayudar a tu cuerpo con su labor natural, maximizando la energía y la vitalidad.

Disponible en línea.

Modifilan, extracto de alga parda

Es un suplemento alimenticio natural, producido de *Laminaria*, un tipo de alga parda que crece de forma silvestre en las aguas puras del Atlántico. Originalmente se desarrolló como remedio para la rehabilitación de las víctimas del desastre nuclear de Chernobyl por su capacidad única de neutralizar la radiación.

Disponible en www.modifilan-seaweed-extract.com.

Energy Biodine de Health Gems

Un yodo bioescalar tropical y oral, completamente libre de radiación, hecho con un proceso patentado que lo deja 100% biodisponible.

Disponible en www.healthgems.com

Fórmulas Byron White

Byron White ha sido practicante en el campo de la salud natural durante 37 años, en privado, con su grupo de trabajo y en seminarios, ayudando a recuperar su salud a más de 25 000 personas con enfermedades crónicas y enfermedad de Lyme. Creó 40 fórmulas herbales y ha producido numerosos CD educativos y terapéuticos utilizados actualmente por muchos médicos, neurópatas, osteópatas, quiroprácticos, acupunturistas y otros profesionales de la salud en muchos países.

Disponibles en www.byronwhiteformulas.com.

3. Análisis de diagnóstico

Análisis hormonal en saliva

A diferencia de los análisis de sangre, que no miden la actividad hormonal biodisponible, el análisis de saliva se considera la medida más precisa de actividad hormonal libre biodisponible. Esta evaluación personal se puede usar para perfilar hasta seis hormonas: estradiol, estriol, progesterona, testosterona, DHEA y cortisol.

Análisis de minerales en tejidos (cabello)

El análisis muestra los niveles de 32 minerales importantes y seis metales tóxicos en el cuerpo. Cada mineral se evalúa por completo en términos de su relación con otros minerales, lo que es clave para el funcionamiento glandular y el índice metabólico. Este informe provee datos sobre los efectos de la deficiencia y el exceso de vitaminas. También se extrae información sobre las influencias ambientales y las tendencias a ciertas enfermedades, basada en los niveles minerales y sus índices.

Panel gastrointestinal completo

Puede detectar parásitos y encontrar posibles causas de problemas digestivos, intolerancias al gluten y otras sensibilidades alimentarias, hiperactividad, síndrome de intestino permeable, enfermedad de intestino inflamado (EII), fatiga crónica, constipación y fibromialgia.

Análisis para medir el estrés suprarrenal

- Análisis de hormonas de estrés, ritmo temporal del cortisol libre, niveles de insulina y otros factores importantes para determinar las causas de fatiga suprarrenal, cansancio, antojos y obesidad. Los niveles de cortisol son más elevados en la mañana y bajan hacia la medianoche, pero la mayoría de quienes padecen un estrés suprarrenal tiene los niveles opuestos.
- Niveles de DHEA, los cuales disminuyen con la edad y tienen los mismos efectos que el desequilibrio de cortisol.
- Insulina en ayuno y con alimentos, ya que el cortisol elevado puede provocar resistencia a la insulina y ocasionar exceso de glucosa que se convierta en grasa.

- Hidroxiprogesterona, la hormona que puede descartar o confirmar complicaciones genéticas suprarrenales.
- Sensibilidad al gluten, ya que provoca una respuesta inflamatoria en el cuerpo y rápidamente puede mermar los niveles de cortisol.
- Análisis de respuesta inmunológica en saliva, el cual podría validar los resultados de tu análisis de sensibilidad al gluten. También muestra el poco funcionamiento inmunológico como resultado del estrés.

Otros análisis

- Análisis de ácidos grasos para determinar la salud de tus grasas omega-6.
- Panel de toxicidad química sin metales, incluyendo pesticidas organofosforados, ftalatos, benceno, sileno, cloruro de vinilo, insecticidas piretroides, acrilamida, perclorato, fosfato de difenilo, óxido etileno, acrilonitrilo y otros.
- Análisis de toxicidad por mercurio para medir las fuentes de exposición, la carga corporal y la capacidad de excretarlo.
- Perfiles genéticos para conocer el riesgo de enfermedades.
- Perfil de metilación y desintoxicación.
- Análisis de microbioma para identificar microorganismos patógenos y comensales.
- Análisis de telómeros, los extremos de los cromosomas que impiden que se deshagan. Los estudios demuestran que su longitud está fuertemente asociada con el riesgo de enfermedad cardiovascular, deficiencias nutricionales (en particular de antioxidantes) y cáncer.

4. Estilo de vida

Cuidado para la piel Osmosis

Esta línea de productos usa una filosofía única basada en el análisis de la piel y el cuerpo en conjunto para tratar condiciones dérmicas desde su origen, restaurante así el bienestar y la salud. Son productos de alta calidad que no contienen químicos tóxicos, ftalatos, sulfatos, parabenos, gluten, colorantes artificiales ni fragancias. Disponible en Amazon.

Almacenamiento sustentable de alimentos con Bee's Wrap

Alternativa natural al plástico autoadherente para conservar tus alimentos. Envuelve queso, la mitad de un limón, una hogaza de pan, frutas y verduras. Está hecho con algodón orgánico, cera de abeja, aceite de jojoba orgánico y resina de árbol. Se puede lavar, reutilizar y compostar. Disponible en www.beeswrap.com.

Productos de limpieza del hogar y cuidado personal

- Aubrey Organics, www.aubrey-organics.com. Disponible en Amazon.
- Dr. Bronner's, www.drbronner.com. Disponible en Amazon.
- Eminence, www.eminenceorganics.com. Disponible en Amazon.
- Mrs. Meyer's, www.mrsmeyers.com. Disponible en Amazon.
- Weleda, www.weleda.com. Disponible en Amazon.
- Melaleuca, www.melaleuca.com. Disponible en Amazon.

Electrocontaminación

Joyería protectora de shungita, Shungite Queen

Esta joyería casi libre de metales está hecha con piedras naturales y cristales que poseen cualidades protectoras contra el campo electromagnético (CEM), como la genuina shungita rusa. www.shungi-tequee.com.

The Earthing Institute

Su página web contiene todos los últimos estudios científicos sobre la eficacia de conectarse con la tierra. www.earthinginstitute.net.

5. Revistas, libros, boletines y páginas web

Revistas

Boletín sobre la vesícula

Producido por Deborah Graefer, creadora de www.gallbladderattack.com y graduada *magna cum laude* de medicina oriental en San Diego, este boletín ha ayudado a miles de personas en el mundo a aliviar los síntomas del dolor de vesícula. Además de cubrir todos los temas relacionados con la vesícula, toca temas relativos a la dieta, formas de disminuir el dolor y la molestia, extirpación, qué grasas comer, bochornos y más. www.gallbladderattack.com.

Boletín del Instituto de Ciencias de la Salud

Es una organización independiente dedicada a descubrir e investigar los avances más recientes de la medicina moderna. Como miembro de un panel de consejeros profesionales, puedo dar validez a su boletín vanguardista, dedicado a presentar productos extraordinarios a sus miembros antes de que lleguen al mercado. Este instituto fue el primero en hablar de Ultra H-3, el extraordinario producto para tratar la artritis, la depresión y el envejecimiento. Provee además acceso privado a curas ocultas, descubrimientos poderosos, tratamientos vanguardistas y avances modernos en medicina. www.hsionline.com.

First for Women

Con el entendimiento de que las mujeres tienen vidas ocupadas, esta revista ofrece consejos útiles e información verosímil que no encuentras en ningún otro lado. La revista ofrece numerosos artículos motivacionales para llevar una vida completa, nutrir a la familia, tener una mascota, preparar menús saludables ¡y divertirte! Es muy visual, con muchos consejos a la mano para facilitar la lectura. Estoy orgullosa de ser una contribuyente regular. www.firstforwomen.com.

Total Health Magazine

La misión de esta revista es promover la salud natural autocontrolada, enfatizar la importancia de volverte el cocapitán de tu propio equipo de salud y atender los imperativos del bienestar. Para lograrlo, la revista te da información y recursos necesarios para establecer y mantener una salud óptima, así como potencializar tu sistema inmunológico en tiempos de crisis. Soy editora asociada de esta maravillosa publicación. www.totalhealthmagazine.com.

Taste for Life

Es una revista cuya página web también ofrece recursos naturales para la salud, y estoy orgullosa de ser parte de su consejo editorial. www.tasteforlife.com.

Revista Women's World

Esta revista contiene información e inspiración en temas que van desde la comida y la nutrición, hasta la belleza y la decoración. www.womansworld.com.

Boletín de Nutrition & Healing

Autor de nueve libros sobre temas que varían desde los desórdenes tiroideos hasta el dolor de espalda, el doctor Glenn S. Rothfield ha ayudado a miles de pacientes a encontrar soluciones duraderas a los problemas de salud más difíciles. Comparte sus descubrimientos en su boletín mensual. www.nutritionandhealing.com.

Libros

Reinventing Your Style: 7 Strategies for Looking Powerful, Dynamic and Inspiring, de Jennifer Butler (ISBN 1-60-530680-0). Descubre una reflexión de tu interior usando una guía paso a paso diseñada por Jennifer Butler, maestra en el arte de la comunicación visual. Después de años de estudiar grandes obras de arte y a la madre naturaleza, Jennifer reconoció un ritmo natural, una armonía y una simetría que, al aplicarse a la forma humana, destacan una iluminación interna, una belleza natural que no se puede definir por el peso o la raza. Estas observaciones son la base de los siete principios de diseño que menciona el título.

Going Against GMO: The Fast-Growing Movement to Avoid Unnatural Genetically Modified "Foods" to Take Back Our Food, de Melissa Diane Smith (ISBN 0-99-081521-8). La vanguardista nutrióloga Melissa Diane Smith ofrece una guía del consumidor definitiva para comprender los alimentos modificados genéticamente. Aprenderás las diez razones principales para alejarte de los OMG, por qué tienes que ir en contra del *statu quo* para alejarte de ellos, ciertos lineamientos para tener una salud óptima, instrucciones detalladas para evitarlos, qué hacer al comprar y comer fuera de casa, y más de 45 recetas sencillas, sin OMG y libres de gluten.

The Fungus Link, de Doug A. Kaufmann (ISBN 0-97-034180-6). Sabrás por qué tantas personas han intentado recuperar su salud y han fallado, simplemente porque no están conscientes del vínculo que tienen sus síntomas con los hongos. Esta obra trascendental cubre problemas comunes que incluyen dolor, salud cardiaca, alergias, trastornos digestivos, salud mental, salud de la mujer y dificultades respiratorias.

The End of Acne: How Water Is the Cause of the Modern Acne Epidemic, and the Cure, de Melissa Gardner (ISBN 0-69-272155-X). ¿Qué pasaría si tu acné fuera causado por un desecho tóxico que ha estado en el abastecimiento de agua desde los años sesenta, que se encuentra en la mayoría de los alimentos, en particular los procesados, empaquetados y en restaurantes? Melissa Gardner descubre el vínculo del flúor con el acné, además de otras condiciones, incluyendo quistes en los senos y los ovarios, melasma, artritis, hipotiroidismo, enfermedad tiroidea, diabetes, síndrome premenstrual, síndrome de ovario poliquístico, deterioro dental, osteoporosis, desequilibrios hormonales o endocrinos, enfermedad cardiaca, cáncer de seno, infertilidad y migraña.

The New Fat Flush Plan, de la doctora y enfermera clínica especializada Ann Louise Gittleman (ISBN 1-25-986113-9). Durante más de 25 años *Fat Flush* ha ayudado a millones de personas a perder peso, canalizar los poderes curativos de los alimentos, encender su metabolismo, combatir la celulitis y restaurar su hígado y su vesícula, renovando su vida. Ahora, por primera vez desde su primera edición, el aclamado *bestseller* del *New York Times* cuenta con sorprendentes investigaciones actualizadas, opciones de alimentos y de estilo de vida que te pueden ayudar a bajar de peso y conservar tu bienestar.

Before the Change, de la doctora y enfermera clínica especializada Ann Louise Gittleman (ISBN 0-06-264231-6). Revisado y actualizado, este *bestseller* del *New York Times* es una guía alternativa para hacerte cargo de tu perimenopausia, lleno de las investigaciones más recientes, incluyendo lo último sobre tratamiento de reemplazo hormonal, cambios de humor, aumento de peso y nutrición para mujeres de 35 años y más. El libro ofrece un programa ligero, demostrado e incremental para comprender los cambios en tu cuerpo y controlar tus síntomas durante la perimenopausia, el periodo de 10 años aproximadamente que lleva a la menopausia, para ayudarte a estar de maravilla durante esta fase tan importante de la vida.

Guess What Came to Dinner?, de la doctora y enfermera clínica especializada Ann Louise Gittleman (ISBN 1-58-333096-8). Los parásitos viven y prosperan en el siglo XXI. Aprende cómo protegerte a ti y a tu familia de esta alarmante epidemia que no conoce de barreras económicas ni sociales. Los parásitos se pueden enmascarar como numerosas enfermedades, y este libro cubre magistralmente todo lo que necesitas saber y más sobre las señales de advertencia, la conexión con el agua y los alimentos, el mejor amigo del hombre, el diagnóstico, el tratamiento y la prevención.

The Gut Flush Plan, de la doctora y enfermera clínica especializada Ann Louise Gittleman (ISBN 1-58-333343-6). Este libro se enfoca en la nueva frontera del cuidado de la salud, el nuevo armamento de gérmenes diseñado para vencer a los invasores ocultos y las superbacterias que se extienden por toda la comunidad, amenazando tu salud. Ofrece pasos concretos para protegerte contra estos polizones que pasan desapercibidos en los alimentos y el entorno, se acomodan en el intestino y nos hacen sentir enfermos, cansados e inflamados. Aprenderás a fortalecer tu sistema digestivo comprometido contra los patógenos y los parásitos, a desechar cualquier invasor o toxina, y a nutrirte con alimentos que apoyen y reconstruyan tu salud gastrointestinal.

Super Nutrition for Women, de la doctora y enfermera clínica especializada Ann Louise Gittleman (ISBN 0-55-338250-0). Es el libro perfecto para las mujeres en sus 20 y 30 años que quieren aprender a combatir el síndrome premenstrual, aliviar las infecciones de levadura, perder peso y fortalecer su sistema inmunológico. Este libro también incluye grandes consejos para eliminar las grasas malas, la sal y el azúcar, y aumentar el calcio y el hierro en la dieta. Además, ¡sus recetas son maravillosas!

Cómo vencer el cansancio crónico, de la doctora y enfermera clínica especializada Ann Louise Gittleman (ISBN 0-06-251594-2). Es un descubrimiento trascendental sobre la conexión entre el cansancio excesivo y un desequilibrio de cobre y zinc en tu cuerpo. Te sorprenderá leer cómo se vincula el cobre con otros trastornos, como hiperactividad, ataques de pánico, depresión, condiciones de la piel y desequilibrios hormonales.

Skinny Liver: A Proven Program to Prevent and Reverse the New Silent Epidemic—Fatty Liver Disease, de Kristin Kirkpatrick e Ibrahim Hanouneh (ISBN 0-73-821916-9). Escrito por dos expertos en el campo y basado en las últimas investigaciones, este libro es una guía líder, sencilla, que promueve la salud de todo tu cuerpo. Se incluye un programa de dieta y ejercicio de cuatro semanas, cambios en el estilo de vida para recuperar tu salud hepática y recetas deliciosas pensadas para el hígado.

Create a Toxin-Free Body & Home Starting Today, del doctor W. Lee Cowden y Connie Strasheim (ISBN 0-99-610040-7). No puedes escapar de las exposiciones tóxicas, pero puedes reducir sus efectos... desde hoy. Cuando eliminas toxinas tu mente empieza a operar con claridad y agudeza, los dolores y molestias en tus articulaciones y músculos cesan, estás despierto y con energía, animado y lleno de vitalidad, las tareas difíciles se vuelven sencillas, tienes un nuevo gusto por la vida y duermes mejor.

Foods That Fit a Unique You, del doctor W. Lee Cowden y Connie Strasheim (ISBN 0-99-610042-3). Los autores demostraron que puedes aprender a identificar cuáles son los alimentos verdaderamente saludables y cómo verte y sentirte mejor que nunca al tomar en cuenta seis factores aislados, incluyendo el pH del cuerpo, las alergias alimentarias, el tipo metabólico, el funcionamiento gastrointestinal y la condición actual de salud.

The Wireless Elephant in the Room, de Camilla R. G. Rees (ISBN 1-54-243134-4). Lleno de investigaciones de los principales expertos, incluyendo científicos de Harvard, Columbia, Yale y otras universidades, es una sinopsis muy informada del nuevo predicamento de salud pública. Conoce qué condiciones están vinculadas con la radiación inalámbrica, a quién puedes pedir ayuda para minimizar y medir las exposiciones, y cómo puedes adelantarte y vivir seguro en un mundo inalámbrico.

PEO *Solution—Conquering Cancer, Diabetes and Heart Disease with Parent Essential Oils*, de Brian S. Peskin y el doctor Robert Jay Rowen (ISBN 0-98-827803-0). Aprende cómo los profesionales de la salud se dejaron llevar por la industria de los suplementos y cómo la ciencia de los aceites esenciales progenitores puede resolver diversos problemas de salud, además de qué herramientas usar para evitar un daño potencial.

The Tapping Solution for Weight Loss & Body Confidence: A Woman's Guide to Stressing Less, Weighing Less, and Loving More, de Jessica Ortner (ISBN 1-40-194513-9). Jessica Ortner es productora en *The Tapping Solution*, el revelador documental sobre la técnica de liberación emocional (www.thetappingsolution.com). Su libro está basado en su revolucionario programa en línea, el cual ha ayudado a más de 3 000 mujeres a enfrentar el estrés que las lleva a subir de peso.

Recursos de entrenamientos en nutrición

Asociación de Terapia Nutricional

El programa de esta asociación ofrece un formato a larga distancia que me parece muy bueno porque sus principios de medicina funcional son diferentes a los de cualquier otro. www.nutritionaltherapy.com.

Instituto de Nutrición Integrativa

Fundado en 1992 por Joshua Rosenthal, es la escuela más grande de nutrición en el mundo. A través de su innovadora plataforma de aprendizaje en línea ha demostrado ofrecer una experiencia global de aprendizaje para más de 60 000 estudiantes y graduados de 122 países. www.integrativenutrition.com.

Universidad Bauman, nutrición holística y artes culinarias

Educa a futuros líderes, pensadores y creadores en la nutrición holística y las artes culinarias. La meta de esta universidad es cambiar la forma en que la gente consume los alimentos, pasar de la conveniencia a la conciencia. Bauman ofrece a sus estudiantes una comprehensión completa de la nutrición, las artes culinarias y las prácticas de negocio para encaminarlos hacia una carrera exitosa. www.baumancollege.org.

Universidad Americana de Ciencias de la Salud

Fundada en Nueva Zelanda en 1978, se abrió en Estados Unidos en 1989 y se convirtió en la primera universidad totalmente en línea acreditada para ofrecer educación de salud holística, capaz de ofrecer un certificado, un título y programas de educación superior. www.achs.edu.

Universidad de Bridgeport

El Colegio de Medicina Neuropática de la Universidad de Bridgeport busca entrenar médicos líderes en el paradigma emergente del cuidado de la salud, mezclando investigación y tecnologías innovadoras con el arte de la curación y la terapia natural para ofrecer un cuidado centrado en el paciente. www.bridgeport.edu/academics/graduate/naturopathic-medicine-nd.

Instituto de Medicina Funcional

Líder en educación de medicina funcional, este instituto ofrece a los médicos y otros profesionales de la salud un acercamiento basado en sistemas para prevenir, diagnosticar y manejar integralmente las complejas enfermedades crónicas. www.functionalmedicine.org.

Educación

Fundación de Nutrición Price-Pottenger

Es una organización educativa sin fines de lucro, exenta de impuestos, dedicada a la promoción de la salud por medio de la conciencia ecológica, el estilo de vida, la producción saludable de alimentos y una nutrición completa. En su base se encuentran las labores significativas de los doctores Weston A. Price y Francis M. Pottenger, Jr., pioneros de la investigación moderna. www.ppnf.org.

Técnicas de liberación emocional

Es un poderoso método autodidacta basado en la investigación que muestra cómo los trastornos emocionales contribuyen en gran medida a las enfermedades. Las pruebas clínicas han demostrado que estas técnicas de contacto pueden reducir el impacto emocional de los recuerdos que provocan estrés emocional. Una vez que éste se reduce o se elimina, el cuerpo puede equilibrarse de nuevo, promoviendo una curación acelerada. www.eftuniverse.com.

Organizaciones profesionales

Asociación Nacional de Profesionales en Nutrición

Ha desarrollado dos esquemas rigurosos de estándares educativos para consultores de nutrición y chefs naturales. Cada escuela que aparece en sus programas educativos recomendados recibió su aprobación después de un proceso de revisión, asegurando que su currículum sea completo y bien estructurado. www.nanp.org.

Fundación de Investigación sobre Neurolípidos

Esta institución cree que, sin importar el estado del paciente, puedes determinar el centro de su trastorno o enfermedad y optimizar su estatus de salud al atender los factores epigenéticos (exposiciones tóxicas) y las perturbaciones de ácidos grasos en sus membranas. www.neurolipid.org.

Academia de Medicina Integrativa

Su misión es ofrecer la mejor educación médica integral, investigaciones y referentes profesionales relacionados con todos los aspectos de la salud humana al sector más amplio de la sociedad global.

Están disponibles varios cursos en línea, y llueven profesores de Europa, Canadá, Latinoamérica y Estados Unidos. www.acim connect.com.

El Colegio Americano para el Avance de la Medicina

Permite que el público tenga contacto con médicos que toman un acercamiento integral en el cuidado de sus pacientes y los empodera con información sobre opciones de tratamiento de medicina integrativa. www.acam.org.

Academia Americana Antienvejecimiento

Está dedicada al avance tecnológico para detectar, prevenir y tratar enfermedades relacionadas con el envejecimiento, así como educar a médicos, científicos y el público en general sobre ciencias biomédicas, tecnologías de punta y cuestiones de edad avanzada. www.a4m.com.

Academia Americana de Medicina Ambiental

Fundada en 1985, es una asociación internacional de médicos y otros profesionales interesados en los aspectos clínicos de los humanos y nuestro medio ambiente. www.aaemonline.org.

Academia de Medicina y Salud Integrativas

Es una organización global interprofesional que educa y entrena médicos clínicos en salud y medicina integrativas para asegurar un cuidado ejemplar de la salud a partir de investigaciones sustentadas en evidencia, cuidado personal y tradiciones mundiales de curación. www.aihm.org.

Curación Aplicada de Huggins

El doctor Huggins toca el tema de la toxicidad dental por el mercurio en las amalgamas como la causa de muchas enfermedades inexplicables y otros problemas de salud. Otros servicios incluyen prácticas dentales básicas, como endodoncias, que también han demostrado contribuir a diversas cuestiones de salud para los que la comunidad médica carece de causa. www.hugginsappliedhealing.com.

Academia Internacional de Medicina Oral y Toxicología

Es un miembro acreditado de la Asociación Global sobre el Mercurio, del Programa de las Naciones Unidas para el Medio Ambiente. Sus miembros apoyan el esfuerzo de informar a los consumidores sobre los riesgos de salud de las amalgamas de mercurio y el flúor en el agua, y apoyan los esfuerzos por eliminar dichos riesgos. www.iaomt.org.

Organización Internacional de Oncología Integrativa

Es la primera organización profesional de oncólogos integrativos. Comparten información, investigaciones y colaboraciones sobre el Tratamiento de Potenciación de Insulina, y se enfocan en otros tratamientos de cáncer y su efectividad cuando se combinan con tratamientos complementarios específicos. www.ioicp.com.

Notas

Introducción. Por qué escribí este libro

1. John LaRosa, "Weight Loss Market Sheds Some Dollars in 2013", Marketdata Enterprises, 4 de febrero de 2014. Consultado el 21 de junio de 2017, <https://www.marketdataenterprises.com/wp-content/uploads/20 14/01/Diet-Market-2014-Status-Report.pdf>.

Capítulo 1. Rescata un metabolismo en pausa

1. "CAS Assigns the 100 Millionth CAS Registry Number to a Substance Designed to Treat Acute Myeloid Leukemia", Chemical Abstracts Service, 29 de junio de 2015. Consultado el 25 de junio de 2017, <http:// www.cas.org/news/media-releases/100-millionth-substance>.
2. "Heart Disease Facts", Centros para el Control y la Prevención de Enfermedades, 10 de agosto de 2015. Consultado el 22 de junio de 2017, <https://www.cdc.gov/heartdisease/facts.htm>.
3. E. Fothergill *et al.*, "Persistent Metabolic Adaptation 6 Years After 'The Biggest Loser' Competition", *Obesity*, vol. 24, 2 de mayo de 2016, pp. 1612-1619. Consultado el 23 de junio de 2017, <doi:10.1002/oby.21538>.
4. "Cell Membranes", 20 de octubre de 2012. Consultado el 22 de junio de 2017, <http://www.biology-pages.info/C/CellMembranes.html>.
5. Erwin y Hans-Dieter Kuntz, *Hepatology: Textbook and Atlas*, Heidelberg, Springer, 2008.

6. Chun-Jung Huang *et al.*, "Obesity-Related Oxidative Stress: The Impact of Physical Activity and Diet Manipulation", *Sports Medicine-Open*, vol. 1, 2015, p. 32. Consultado en <doi: 10.1186/s40798-015-0031-y>.

7. Surapon Tangvarasittichai, "Oxidative Stress, Insulin Resistance, Dyslipidemia and Type 2 Diabetes Mellitus", *World Journal of Diabetes*, vol. 6, núm. 3, 2015, pp. 456-480. Consultado en <doi:10.4239/wjd.v6.i3.456>.

8. Sarah K. Abbott *et al.*, "Fatty Acid Composition of Membrane Bilayers: Importance of Diet Polyunsaturated Fat Balance", *Biochimica et Biophysica Acta (BBA)-Biomembranes*, vol. 1818, núm. 5, 2012. Consultado el 22 de junio de 2017, <doi:10.1016/j.bbamem.2012.01.011>.

9. V. Santilli, A. Bernetti, M. Mangone y M. Paoloni, "Clinical Definition of Sarcopenia", *Clinical Cases in Mineral and Bone Metabolism*, vol. 11, núm. 3, 2014, pp. 177-180. Consultado el 22 de junio de 2017, <doi: 10.11138/ccmbm/2014.11.3.177>.

10. John B. Furness *et al.*, "The Enteric Nervous System and Gastrointestinal Innervation: Integrated Local and Central Control", *Advances in Experimental Medicine and Biology Microbial Endocrinology: The Microbiota-Gut-Brain Axis in Health and Disease*, vol. 817, 2014. Consultado el 22 de junio de 2017, <doi: 10.1007/978-1-4939-0897-4_3>; Adam Hadhazy, "Think Twice: How the Gut's 'Second Brain' Influences Mood and Well-Being", *Scientific American*, 12 de febrero de 2010. Consultado el 22 de junio de 2017, <https://www.scientificamerican.com/article/gut-second-brain>.

Capítulo 2. Regla radical 1: revitaliza tus grasas

1. K. L. Stanhope, J. M. Schwarz y P. J. Havel, "Adverse Metabolic Effects of Dietary Fructose: Results from Recent Epidemiological, Clinical, and Mechanistic Studies", *Current Opinion in Lipidology*, vol. 24, núm. 3, 2013, pp. 198-206. Consultado en <doi:10.1097/MOL.0b013e3283613bca>; R. H. Lustig, *Fat Chance: Beating the Odds Against Sugar, Processed Food, Obesity, and Disease*, Nueva York, Plume, 2014.

2. B. Best, "Insulin Resistance and Obesity", *Life Extension Magazine*, noviembre, 2017, pp. 64-71.

3. "The Official Site of Dr. Pompa", doctor Pompa. Consultado el 22 de junio de 2017, <http://drpompa.com>; "Neuro Lipid Research Foundation—Nourish the Membrane, Nourish the Brain", Neuro Lipid Research Foundation. Consultado el 22 de junio de 2017, <http://www.neurolipid.org>.

4. J. Bowden y S. T. Sinatra, *The Great Cholesterol Myth: Why Lowering Your Cholesterol Won't Prevent Heart Disease—and the Statin-Free Plan That Will*, Massachusetts, Fair Winds Press, 2012.

5. B. J. Nicklas *et al.*, "Diet-Induced Weight Loss, Exercise, and Chronic Inflammation in Older, Obese Adults", *American Journal of Clinical Nutrition*, vol. 79, núm. 4, abril de 2004, pp. 544-551. Consultado en <http://ajcn.nutrition.org/content/79/4/544.long>.

6. "Omega-3 Fatty Acids: An Essential Contribution", *Nutrition Source*, 26 de mayo de 2015. Consultado el 22 de mayo de 2017, <https://www.hsph.harvard.edu/nutritionsource/omega-3-fats/>; "Essential Fatty Acids", Instituto Linus Pauling, 5 de mayo, 2017. Consultado el 22 de junio de 2017, <http://lpi.oregonstate.edu/mic/other-nutrients/essential-fatty-acids>.

7. B. S. Rett y J. Whelan, "Increasing Dietary Linoleic Acid Does Not Increase Tissue Arachidonic Acid Content in Adults Consuming Western-Type Diets: A Systematic Review", *Nutrition & Metabolism*, vol. 8, 2011, p. 36. Consultado en <doi:10.1186/1743-7075-8-36>.

8. N. Teicholz, *La grasa no es como la pintan*, Nueva York, Simon & Schuster, 2014.

9. A. M. Hill *et al.*, "Combining Fish Oil Supplements with Regular Aerobic Exercise Improves Body Composition and Cardiovascular Disease Risk Factors", *American Journal of Clinical Nutrition*, vol. 85, núm. 5, mayo de 2007, pp. 1267-1274.

10. Fundación Unida por la Enfermedad Mitocondrial. Consultado el 22 de junio de 2017, <https://www.umdf.org>.

11. Brian Peskin, "The Perfect Ten—10 Years in 10 Pages: A Decade of Work by Prof. Brian Peskin". Consultado el 22 de junio de 2017, <http://brian-peskin.com/pdf/about/PeskinPrimer.pdf>.

12. W. S. Harris *et al.*, "Omega-6 Fatty Acids and Risk for Cardiovascular Disease: A Science Advisory from the American Heart Association Nutrition Subcommittee of the Council on Nutrition, Physical Activity, and Metabolism; Council on Cardiovascular Nursing; and Council on Epidemiology and Prevention", *Circulation*, vol. 119, núm. 6, 2009. Consultado el 22 de junio de 2017, <doi:10.1161/circulationaha.108.191627>.

13. Frank B. Hu *et al.*, "Dietary Fat Intake and the Risk of Coronary Heart Disease in Women", *New England Journal of Medicine*, vol. 337, núm. 21, 1997. Consultado el 22 de junio de 2017, <doi: 10.1056/nejm199711 203372102>.

14. Stephen D. Anton, Kacey Heekin, Carrah Simkins y Andrés Acosta, "Differential Effects of Adulterated Versus Unadulterated Forms of Linoleic Acid on Cardiovascular Health", *Journal of Integrative Medicine*, vol. 11, núm. 1, 2013, pp. 2-10. Consultado el 22 de junio de 2017, <doi: 10. 3736/jintegrmed2013002>.

15. I. M. Campbell, D. N. Crozier y R. B. Caton, "Abnormal Fatty Acid Composition and Impaired Oxygen Supply in Cystic Fibrosis Patients", *Pe-

diatrics, vol. 57, núm. 4, abril de 1976, pp. 480-486. Consultado el 22 de junio de 2017, <https://www.ncbi.nlm.nih.gov/pubmed/1264543>.

16. Ji-Yoon Kim *et al.*, "Growth-Inhibitory and Proapoptotic Effects of Alpha-Linolenic Acid on Estrogen-Positive Breast Cancer Cells", *Annals of the New York Academy of Sciences*, vol. 1171, núm. 1, 2009. Consultado el 22 de junio de 2017, <doi:10.1111/j.1749-6632.2009.04897.x>.

17. A. Cypess *et al.*, "Identification and Importance of Brown Adipose Tissue in Adult Humans", *New England Journal of Medicine*, vol. 360, núm. 15, 2009, pp. 1509-1517. Consultado el 29 de octubre de 2017, <doi: 10.1056/nejmoa0810780>.

18. U. Riserus, L. Berglund y B. Vessby, "Conjugated Linoleic Acid (CLA) Reduced Abdominal Adipose Tissue in Obese Middle-Aged Men with Signs of the Metabolic Syndrome: A Randomized Controlled Trial", *International Journal of Obesity*, vol. 25, núm. 8, 2001, pp. 1129-1135. Consultado el 22 de junio de 2017, <doi:10.1038/sj.ijo.0801659>.

19. S. Torabian *et al.*, "Acute Effect of Nut Consumption on Plasma Total Polyphenols, Antioxidant Capacity and Lipid Peroxidation", *Journal of Human Nutrition and Dietetics*, vol. 22, núm. 1, 2009, pp. 64-71. Consultado el 22 de junio de 2017, <doi:10.1111/j.1365-277x.2008.00923.x>; K. N. Aronis *et al.*, "Short-Term Walnut Consumption Increases Circulating Total Adiponectin And Apolipoprotein A Concentrations, but Does Not Affect Markers of Inflammation or Vascular Injury in Obese Humans with the Metabolic Syndrome: Data from a Double-Blinded, Randomized, Placebo-Controlled Study", *Metabolism*, vol. 61, núm. 4, 2012, pp. 577-582. Consultado el 22 de junio de 2017, <doi: 10.1016/j. metabol.2011.09.008>; Liya Wu *et al.*, "Walnut-Enriched Diet Reduces Fasting Non-HDL-Cholesterol and Apolipoprotein B in Healthy Caucasian Subjects: A Randomized Controlled Cross-Over Clinical Trial", *Metabolism*, vol. 63, núm. 3, 2014, pp. 382-391. Consultado el 22 de junio de 2017, <doi:10.1016/j.metabol.2013.11.005>.

20. Zhi-Hong Yang, Miyahara Hiroko y Hatanaka Akimasa, "Chronic Administration of Palmitoleic Acid Reduces Insulin Resistance and Hepatic Lipid Accumulation in KK-Ay Mice with Genetic Type 2 Diabetes", *Lipids in Health and Disease*, vol. 10, núm. 1, 2011, p. 120. Consultado el 22 de junio de 2017, <doi:10.1186/1476-511x-10-120>.

21. "Omega-7 Protects Against Metabolic Syndrome", LifeExtension.com, abril de 2014. Consultado el 22 de junio de 2017, <http://www.lifeex tension.com/Magazine/2014/4/Omega-7-Protects-Against-Metabolic-Syndrome/Page-01>.

22. W. M. A. D. B. Fernando *et al.*, "The Role of Dietary Coconut for the Prevention and Treatment of Alzheimer's Disease: Potential Mechanisms

of Action", *British Journal of Nutrition*, vol. 114, núm. 1, 2015, pp. 1-14. Consultado el 22 de junio de 2017, <doi:10.1017/s0007114515001452>.

23. V. Van Wymelbeke *et al.*, "Influence of Medium-Chain and Long-Chain Triacylglycerols on the Control of Food Intake in Men", *American Journal of Clinical Nutrition*, vol. 68, núm. 2, agosto de 1998, pp. 226-234. Consultado el 22 de junio de 2017, <https://www.ncbi.nlm.nih.gov/pub med/9701177>; Kai Ming Liau, Yeong Yeh Lee, Chen Chee Keong y G. Rasool Aida Hanum, "An Open-Label Pilot Study to Assess the Efficacy and Safety of Virgin Coconut Oil in Reducing Visceral Adiposity", *ISRN Pharmacology*, 2011, pp. 1-7. Consultado el 22 de junio de 2017, <doi: 10.5402/2011/949686>; M. L. Assunção, H. S. Ferreira, A. F. Dos Santos *et al.*, "Effects of Dietary Coconut Oil on the Biochemical and Anthropometric Profiles of Women Presenting Abdominal Obesity", *Lipids*, vol. 44, 2009, p. 593. Consultado el 20 de junio de 2017, <doi:10.1007/s11 745-009-3306-6>.

24. J. A. Paniagua *et al.*, "Monounsaturated Fat-Rich Diet Prevents Central Body Fat Distribution and Decreases Postprandial Adiponectin Expression Induced by a Carbohydrate-Rich Diet in Insulin-Resistant Subjects", *Diabetes Care*, vol. 30, núm. 7, 2007, pp. 1717-1723. Consultado el 29 de octubre de 2017, <doi:10.2337/dc06-2220>.

25. Maddie Oatman, "Your Olive Oil Could Be Fake", *Mother Jones*, 19 de enero de 2017. Consultado el 22 de junio de 2017, <http://www.mother jones.com/environment/2016/08/olive-oil-fake-larry-olmsted-food-fraud-usda/>; "Olive Oil Fraud Articles and Updates", *Olive Oil Times*. Consultado el 22 de junio de 2017, <https://www.oliveoiltimes.com/tag/olive-oil-fraud?page=3>.

26. C. A. Daley *et al.*, "A Review of Fatty Acid Profiles and Antioxidant Content in Grass-Fed and Grain-Fed Beef", *Nutrition Journal*, vol. 9, 2010, p. 10. Consultado en <doi:10.1186/1475-2891-9-10>.

27. Edward Kane, "4:1 Oil—the Right Stuff", *BodyBio Bulletin*, 2008. Consultado el 22 de junio de 2017, <http://blog.bodybio.com/download/why-41-ratio-oil/?wpdmdl=1268>.

Capítulo 3. Regla radical 2: restaura tu vesícula

1. C. M. St. George, J. C. Russell y E. A. Shaffer, "Effects of Obesity on Bile Formation and Biliary Lipid Secretion in the Genetically Obese JCR: LA-Corpulent Rat", *Hepatology*, vol. 20, 1994, pp. 1541-1547. Consultado el 23 de junio de 2017, <doi:10.1002/hep.1840200625>.

2. Yan Zheng *et al.*, "Gallstones and Risk of Coronary Heart Disease", *Arteriosclerosis, Thrombosis, and Vascular Biology*, 2016, publicado original-

mente el 18 de agosto de 2016. Consultado el 23 de junio de 2017, <https://doi.org/10.1161/ATVBAHA.116.307507>.

3. G. E. Njeze, "Gallstones", *Nigerian Journal of Surgery: Official Publication of the Nigerian Surgical Research Society*, vol. 19, núm. 2, 2013, pp. 49-55. Consultado el 23 de junio de 2017, <doi:10.4103/1117-6806.119236>.

4. J. R. Thornton, P. M. Emmett y K. W. Heaton, "Diet and Gall Stones: Effects of Refined and Unrefined Carbohydrate Diets on Bile Cholesterol Saturation and Bile Acid Metabolism", *Gut*, vol. 24, núm. 1, 1983, pp. 2-6. Consultado el 23 de junio de 2017, <doi:10.1136/gut.24.1.2>; L. M. Stinton y E. A. Shaffer, "Epidemiology of Gallbladder Disease: Cholelithiasis and Cancer", *Gut and Liver*, vol. 6, núm. 2, 2012, pp. 172-187. Consultado el 23 de junio de 2017, <doi:10.5009/gnl.2012.6.2.172>.

5. A. A. Siddiqui *et al.*, "A Previous Cholecystectomy Increases the Risk of Developing Advanced Adenomas of the Colon", *Southern Medical Journal*, vol. 102, núm. 11, 2009, pp. 1111-1115. Consultado el 23 de junio de 2017, <http://www.medscape.com/viewarticle/712494_4>; Charles Thomas, Johan Auwerx y Kristina Schoonjans, "Bile Acids and the Membrane Bile Acid Receptor TGR5—Connecting Nutrition and Metabolism", *Thyroid*, vol. 18, núm. 2, febrero de 2008, pp. 167-174. Consultado el 23 de junio de 2017, <https://doi.org/10.1089/thy.2007.0255>.

6. M. S. Kwak *et al.*, "Cholecystectomy Is Independently Associated with Nonalcoholic Fatty Liver Disease in an Asian Population", *World Journal of Gastroenterology*, vol. 21, núm. 20, 2015, pp. 6287-6295. Consultado el 23 de junio de 2017, <doi:10.3748/wjg.v21.i20.6287>; Chao Shen, "Association of Cholecystectomy with Metabolic Syndrome in a Chinese Population", *PLoS ONE*, vol. 9, núm. 2, 2014. Consultado el 23 de junio de 2017, <doi:10.1371/journal.pone.0088189>.

7. J. R. F. Walters y S. S. Pattni, "Managing Bile Acid Diarrhea", *Therapeutic Advances in Gastroenterology*, vol. 3, núm. 6, 2010, pp. 349-357. Consultado el 23 de junio de 2017, <doi:10.1177/1756283X10377126>.

8. H. Ma y M. E. Patti, "Bile Acids, Obesity, and the Metabolic Syndrome", *Best Practice & Research Clinical Gastroenterology*, vol. 28, núm. 4, 2014, pp. 573-583. Consultado el 23 de junio de 2017, <doi:10.1016/j.bpg. 201 4.07.004>.

9. "Choline", Instituto Linus Pauling, 3 de enero de 2017. Consultado el 23 de junio de 2017, <http://lpi.oregonstate.edu/mic/other-nutrients/choline#cardiovascular-disease-prevention>.

10. A. L. Guerrerio, "Choline Intake in a Large Cohort of Patients with Nonalcoholic Fatty Liver Disease", *American Journal of Clinical Nutrition*, vol. 95, núm. 4, 2012, pp. 892-900. Consultado el 23 de junio de 2017, <doi:10.3945/ajcn.111.020156>.

11. A. M. Mourad *et al.*, "Influence of Soy Lecithin Administration on Hypercholesterolemia", *Cholesterol*, 2010, p. 824813. Consultado el 23 de junio de 2017, <doi:10.1155/2010/824813>; T. A. Wilson, C. M. Meservey y R. J. Nicolosi, "Soy Lecithin Reduces Plasma Lipoprotein Cholesterol and Early Atherogenesis in Hypercholesterolemic Monkeys and Hamsters: Beyond Linoleate", *Atherosclerosis*, vol. 140, núm. 1, septiembre de 1998, pp. 147-153. Consultado el 23 de junio de 2017, <doi:http://dx.doi.org/10.1016/S0021-9150(98)00132-4>; D. Kullenberg *et al.*, "Health Effects of Dietary Phospholipids", *Lipids in Health and Disease*, vol. 11, 2012, p. 3. Consultado el 23 de junio de 2017, <doi:10.1186/1476-511X-11-3>; Marie-Josee Leblanc, "The Role of Dietary Choline in the Beneficial Effects of Lecithin on the Secretion of Biliary Lipids in Rats", *Biochimica et Biophysica Acta (BBA)—Lipids and Lipid Metabolism*, vol. 1393, núms. 2-3, 1998, pp. 223-234, consultado el 23 de junio de 2017, <doi:10.1016/s0005-2760(98)00072-1>.

12. W. H. W. Tang *et al.*, "Intestinal Microbial Metabolism of Phosphatidylcholine and Cardiovascular Risk", *New England Journal of Medicine*, vol. 368, núm. 17, 2013, pp. 1575-1584. Consultado el 23 de junio de 2017, <doi:10.1056/nejmoa1109400>.

13. "Epidemiology of the IBD", Centros para el Control y la Prevención de Enfermedades, 31 de marzo de 2015. Consultado el 23 de junio de 2017, <https://www.cdc.gov/ibd/ibd-epidemiology.htm>.

14. A. C. Dukowicz, B. E. Lacy y G. M. Levine, "Small Intestinal Bacterial Overgrowth: A Comprehensive Review", *Gastroenterology & Hepatology*, vol. 3, núm. 2, 2007, pp. 112-122. Consultado el 23 de junio de 2017, <PMCID:PMC3099351>.

15. M. F. Leitzmann *et al.*, "Recreational Physical Activity and the Risk of Cholecystectomy in Women", *New England Journal of Medicine*, vol. 342, núm. 3, 2000, pp. 212-214. Consultado el 23 de junio de 2017, <doi:10.1056/nejm200001203420313>.

16. Dr. Terry Wahls (13 de julio de 2015), Ann Louise Gittleman (6 de junio de 2017) y Alice Abler (3 de noviembre de 2016), "Debunking the Myths About GERD", Price Pottenger, 23 de mayo de 2017. Consultado el 23 de junio de 2017, <https://price-pottenger.org/journals/debunking-myths-about-gerd>.

17. J. A. Simon y E. S. Hudes, "Serum Ascorbic Acid and Gallbladder Disease Prevalence Among US Adults", *Archives of Internal Medicine*, vol. 160, núm. 7, 2000, p. 931. Consultado el 23 de junio de 2017, <doi:10.1001/archinte.160.7.931>; E. Ginter, "Cholesterol: Vitamin C Controls Its Transformation to Bile Acids", *Science*, vol. 179, núm. 4074, 1973, pp. 702-704. Consultado el 23 de junio de 2017, <doi:10.1126/science.179.4074.702>.

18. Jonathan Wright, *Why Stomach Acid Is Good for You: Natural Relief from Heartburn, Indigestion, Reflux and GERD*, Maryland, M. Evans & Co., 2001.

19. "General Information/Press Room", Asociación Americana de la Tiroides. Consultado el 23 de junio de 2017, <http://www.thyroid.org/media-main/about-hypothyroidism/>.

20. J. Laukkarinen, J. Sand e I. Nordback, "The Underlying Mechanisms: How Hypothyroidism Affects the Formation of Common Bile Duct Stones-A Review", *HPB Surgery*, enero de 2012, pp. 1-7. Consultado el 23 de junio de 2017, <doi:10.1155/2012/102825>.

21. J. Laukkarinen *et al.*, "Increased Prevalence of Subclinical Hypothyroidism in Common Bile Duct Stone Patients", *Journal of Clinical Endocrinology & Metabolism*, vol. 92, núm. 11, 2007, pp. 4260-4264. Consultado el 23 de junio de 2017, <doi:10.1210/jc.2007-1316>.

22. Mitsuhiro Watanabe, "Bile Acids Induce Energy Expenditure by Promoting Intracellular Thyroid Hormone Activation", *Nature*, vol. 439, núm. 7075, 2006, pp. 484-489. Consultado el 23 de junio de 2017, <doi:10.1038/nature04330>; Johann Ockenga *et al.*, "Plasma Bile Acids Are Associated with Energy Expenditure and Thyroid Function in Humans", *Journal of Clinical Endocrinology & Metabolism*, vol. 97, núm. 2, 2012, pp. 535-542. Consultado el 23 de junio de 2017, <doi:10.1210/jc.2011-2329>; Thomas, Auwerx y Schoonjans, "Bile Acids and the Membrane Bile Acid Receptor TGR5".

23. Craig Gustafson y Antonio C. Bianco, "Is T4 Enough for Patients with Hypothyroid Dysfunction?", *Integrative Medicine: A Clinician's Journal*, vol. 13, núm. 3, 2014, pp. 20-22. Consultado el 23 de junio de 2017; A. C. Bianco, "Cracking the Code for Thyroid Hormone Signaling", *Transactions of the American Clinical and Climatological Association*, vol. 124, 2013, pp. 26-35. Consultado el 23 de junio de 2017, <PMCID:PMC 3715916>.

24. Johanna Laukkarinen, "Is Bile Flow Reduced in Patients with Hypothyroidism?", *Surgery*, vol. 133, núm. 3, 2003, pp. 288-293. Consultado el 23 de junio de 2017, <doi:10.1067/msy.2003.77>.

25. J. Laukkarinen, "Mechanism of the Prorelaxing Effect of Thyroxine on the Sphincter of Oddi", *Scandinavian Journal of Gastroenterology*, vol. 37, núm. 6, 2002, pp. 667-673. Consultado el 23 de junio de 2017, <doi: 10.1080/00365520212492>.

26. "Autoimmune Disease: Stop Your Body's Self-Attack", *Dr. Mark Hyman*, 20 de abril de 2010. Consultado el 23 de junio de 2017, <http://drhy man.com/blog/2010/04/20/autoimmune-disease-stop-your-body-from-attacking-itself>.

27. Roxanne Nelson, "Autoimmune Diseases Among Top Killers of Younger Women", WebMD, 1º de septiembre de 2000, <http://www.webmd.com/women/news/20000901/autoimmune-diseases-among-top-killers-of-younger-women#1>.

28. Dana Trentini, "90% of People Taking Thyroid Hormones Will Fail to Feel Normal: Why?", *Hypothyroid Mom*. Consultado el 23 de junio de 2017, <http://hypothyroidmom.com/90-of-people-taking-thyroid-hormones-will-fail-to-feel-normal-why>.

29. T. Akamizu y N. Amino, "Hashimoto's Thyroiditis" (actualizado el 17 de junio de 2017), en L. J. De Groot, G. Chrousos, K. Dungan *et al.* (eds.), *Endotext*, Massachusetts, MDText.com, Inc., 2000. Consultado en <https://www.ncbi.nlm.nih.gov/books/NBK285557/>.

30. T. Akamizu, N. Amino y L. J. DeGroot, "Hashimoto's Thyroiditis" (actualizado el 20 de diciembre de 2013), en L. J. De Groot, G. Chrousos, K. Dungan *et al.* (eds.), *Endotext*, consultado el 23 de junio de 2017; K. Zaletel y S. Gaberšček, "Hashimoto's Thyroiditis: From Genes to the Disease", *Current Genomics*, vol. 12, núm. 8, 2011, pp. 576-588. Consultado el 23 de junio de 2017, <doi:10.2174/138920211798120763>.

31. R. Valentino *et al.*, "Markers of Potential Coeliac Disease in Patients with Hashimoto's Thyroiditis", *European Journal of Endocrinology*, vol. 146, núm. 4, abril de 2002, pp. 479-483. Consultado el 23 de junio de 2017, <http://www.eje-online.org/content/146/4/479.long>.

32. M. A. Farhangi *et al.*, "The Effects of Nigella Sativa on Thyroid Function, Serum Vascular Endothelial Growth Factor (VEGF)-1, Nesfatin-1 and Anthropometric Features in Patients with Hashimoto's Thyroiditis: A Randomized Controlled Trial", *BMC Complementary and Alternative Medicine*, vol. 16, 2016, p. 471. Consultado el 23 de junio de 2017, <doi:10.1186/s12906-016-1432-2>.

33. "Allergic Reaction—Gallbladder Problems", Allergy Self Help. Consultado el 25 de junio de 2017, <http://allergy-book.blogspot.com/2007/11/allergic-reaction-gallbladder-problems.html>.

34. "Gallstones", *New York Times*, 26 de agosto de 2013. Consultado el 23 de junio de 2017, <http://www.nytimes.com/health/guides/disease/gallstones/risk-factors.html>.

35. J. J. DiNicolantonio y S. C. Lucan, "The Wrong White Crystals: Not Salt but Sugar as Aetiological in Hypertension and Cardiometabolic Disease", *Open Heart*, vol. 1, núm. 1, 2014, p. e000167. Consultado el 23 de junio de 2017, <doi:10.1136/openhrt-2014-000167>.

36. "Dandy Tummy Bitters Recipe", Mountain Rose Herbs. Consultado el 23 de junio de 2017, <https://blog.mountainroseherbs.com/dandy-tummy-bitters-recipe>.

37. "Do Angostura Bitters Contain Angostura?", CulinaryLore.com, 4 de febrero de 2015. Consultado el 23 de junio de 2017, <http://www.culinarylore.com/drinks:do-angostura-bitters-contain-angostura>.

38. Nobuyo Tsuboyama-Kasaoka *et al.*, "Taurine (2-Aminoethanesulfonic Acid) Deficiency Creates a Vicious Circle Promoting Obesity", *Endocrinology*, vol. 147, núm. 7, 2006, pp. 3276-3284. Consultado el 23 de junio de 2017, <doi:10.1210/en.2005-1007>.

39. Leigh Erin Connealy, *The Cancer Revolution: A Groundbreaking Program to Reverse and Prevent Cancer*, Massachusetts, Da Capo Lifelong, 2017.

40. T. Walcher *et al.*, "Vitamin C Supplement Use May Protect Against Gallstones: An Observational Study on a Randomly Selected Population", *BMC Gastroenterology*, vol. 9, 2009, pp. 74. Consultado el 23 de junio de 2017, <doi:10.1186/1471-230X-9-74>.

41. L. K. Helbronn *et al.*, "Alternate-Day Fasting in Nonobese Subjects: Effects on Body Weight, Body Composition, and Energy Metabolism", *American Journal of Clinical Nutrition*, vol. 81, núm. 1, enero de 2005, pp. 69-73. Consultado el 23 de junio de 2017, <https://www.ncbi.nlm.nih.gov/pubmed/15640462>; Adrianne R. Barnosky, "Intermittent Fasting vs Daily Calorie Restriction for Type 2 Diabetes Prevention: A Review of Human Findings", *Translational Research*, vol. 164, núm. 4, 2014, pp. 302-311. Consultado el 23 de junio de 2017, <doi:10.1016/j.trsl.2014.05.013>.

42. M. Alirezaei, "Short-Term Fasting Induces Profound Neuronal Autophagy", *Autophagy*, vol. 6, núm. 6, 2010, pp. 702-710. Consultado el 23 de junio de 2017, <doi:10.4161/auto.6.6.12376>.

43. Hallie Levine, "Your Metabolism: A User's Manual", *Health*, noviembre, 2016, pp. 109-112.

44. Kris Gunnars, "Intermittent Fasting 101—The Ultimate Beginner's Guide", *Authority Nutrition*, 4 de junio de 2017. Consultado el 23 de junio de 2017, <https://authoritynutriti on.com/intermittent-fasting-guide>.

Capítulo 4. Regla radical 3: reconstruye tus músculos

1. "Appendix 7. Nutritional Goals for Age-Sex Groups Based on Dietary Reference Intakes and Dietary Guidelines Recommendations", Nutritional Goals for Age-Sex Groups Based on Dietary Reference Intakes and Dietary Guidelines Recommendations—2015–2020 Dietary Guidelines. Consultado el 24 de junio de 2017, <https://health.gov/dietaryguidelines/2015/guidelines/appendix-7>.

2. Christopher A. Taylor *et al.*, "Traumatic Brain Injury–Related Emergency Department Visits, Hospitalizations, and Deaths—United States, 2007

and 2013", MMWR *Surveillance Summaries*, vol. 66, núm. SS-9, 2017, pp. 1-16. Consultado en <doi:http://dx.doi.org/10.15585/mmwr.ss6609a1>.

3. L. Wandrag *et al.*, "Impact of Supplementation with Amino Acids or Their Metabolites on Muscle Wasting in Patients with Critical Illness or Other Muscle Wasting Illness: A Systematic Review", *Journal of Human Nutrition and Dietetics*, vol. 28, núm. 4, 2014, pp. 313-330. Consultado el 24 de junio de 2017, <doi:10.1111/jhn.12238>; G. Marchesini *et al.*, "Branched-Chain Amino Acid Supplementation in Patients with Liver Diseases", *Journal of Nutrition*, vol. 135, núm. 6, junio de 2005, pp. 1596S-1601S. Consultado el 24 de junio de 2017, <http://jn.nutrition.org/content/135/6/1596S.long>.

4. Geoffrey M. Cooper, *The Cell: A Molecular Approach*, 2ª ed., Massachusetts, Sinauer Associates, 2000. Consultado el 24 de junio de 2017, <https://www.ncbi.nlm.nih.gov/books/NBK9928>; "Cell Biology@Yale", Medcell.med.yale.edu, consultado el 24 de junio de 2017, <http://medcell.med.yale.edu/lectures/introduction_cell_membrane.php>.

5. G. A. Garden y A. R. La Spada, "Intercellular (Mis)communication in Neurodegenerative Disease", *Neuron*, vol. 73, núm. 5, 2012, pp. 886-901. Consultado el 24 de junio de 2017, <doi:10.1016/j.neuron.2012.02.017>.

6. I. S. Cheng *et al.*, "The Supplementation of Branched-Chain Amino Acids, Arginine, and Citrulline Improves Endurance Exercise Performance in Two Consecutive Days", *Journal of Sports Science & Medicine*, vol. 15, núm. 3, 2016, pp. 509-515. Consultado el 24 de junio de 2017, <https://www.ncbi.nlm.nih.gov/pmc/articles/PMC4974864>.

7. E. Blomstrand, "Branched-Chain Amino Acids Activate Key Enzymes in Protein Synthesis After Physical Exercise", *Journal of Nutrition*, vol. 136, núm. 1, enero de 2006, pp. 269S-273S. Consultado el 24 de junio de 2017, <https://www.ncbi.nlm.nih.gov/pubmed/16365096>.

8. L. Q. Qin *et al.*, "Higher Branched-Chain Amino Acid Intake Is Associated with a Lower Prevalence of Being Overweight or Obese in Middle-Aged East Asian and Western Adults", *Journal of Nutrition*, vol. 141, núm. 2, 2011, pp. 249-254. Consultado el 24 de junio de 2017, <doi:10.3945/jn.110.128520>.

9. G. Howatson *et al.*, "Exercise-Induced Muscle Damage Is Reduced in Resistance-Trained Males by Branched Chain Amino Acids: A Randomized, Double-Blind, Placebo Controlled Study", *Journal of the International Society of Sports Nutrition*, vol. 9, 2012, p. 20. Consultado el 24 de junio de 2017, <doi:10.1186/1550-2783-9-20>.

10. Shinobu Nishitani *et al.*, "Branched-Chain Amino Acids Improve Glucose Metabolism in Rats with Liver Cirrhosis", *American Journal of Physiology—Gastrointestinal and Liver Physiology*, vol. 288, núm. 6, junio de

2005, pp. G1292-G1300. Consultado el 24 de junio de 2017, <doi:10. 1152/ajpgi.00510.2003>.

11. J. J. Hulmi, C. M. Lockwood y J. R. Stout, "Effect of Protein/Essential Amino Acids and Resistance Training on Skeletal Muscle Hypertrophy: A Case for Whey Protein", *Nutrition & Metabolism*, vol. 7, 2010, p. 51. Consultado el 24 de junio de 2017, <doi:10.1186/1743-7075-7-51>.

12. David Williams, "The Health Benefits of Whey", *Healthy Directions*. Consultado el 24 de junio de 2017, <https://www.drdavidwilliams.com/ the-health-benefits-of-whey>.

13. C. B. Newgard, "Interplay Between Lipids and Branched-Chain Amino Acids in Development of Insulin Resistance", *Cell Metabolism*, vol. 15, núm. 5, 2012, pp. 606-614. Consultado el 24 de junio de 2017, <doi: 10.1016/j.cmet.2012.01.024>.

14. L. Wandrag *et al.*, "Impact of Supplementation with Amino Acids or Their Metabolites on Muscle Wasting in Patients with Critical Illness or Other Muscle Wasting Illness: A Systematic Review", *Journal of Human Nutrition and Dietetics*, vol. 28, 2015, pp. 313-330. Consultado el 24 de junio de 2017, <doi:10.1111/jhn.12238>.

15. H. Zhou y S. Huang, "Role of mTOR Signaling in Tumor Cell Motility, Invasion and Metastasis", *Current Protein & Peptide Science*, vol. 12, núm. 1, 2011, pp. 30-42. Consultado el 24 de junio de 2017, <https:// www.ncbi.nlm.nih.gov/pmc/articles/PMC3410744>.

16. A. C. Knapp *et al.*, "Effect of Carnitine Deprivation on Carnitine Homeostasis and Energy Metabolism in Mice with Systemic Carnitine Deficiency", *Annals of Nutrition and Metabolism*, vol. 52, 2008, pp. 136-144. Consultado el 16 de enero de 2018, <doi:10.1159/000127390>.

17. A. Biswas *et al.*, "Sedentary Time and Its Association with Risk for Disease Incidence, Mortality, and Hospitalization in Adults: A Systematic Review and Meta-Analysis", *Annals of Internal Medicine*, vol. 162, 2015, pp. 123-132. Consultado en <doi:10.7326/M14-1651>.

Capítulo 5. Regla radical 4: repara tu intestino

1. J. Lloyd-Price, G. Abu-Ali y C. Huttenhower, "The Healthy Human Microbiome", *Genome Medicine*, vol. 8, 2016, p. 51. Consultado el 24 de junio de 2017, <doi:10.1186/s13073-016-0307-y>; S. Qi, M. Chang y L. Chai, "The Fungal Mycobiome and Its Interaction with Gut Bacteria in the Host", *International Journal of Molecular Sciences*, vol. 18, núm. 2, 2017, p. 330. Consultado el 25 de junio de 2017, <doi:10.3390/ ijms18020330>; E. Delwart, "The Human Virome", *The Scientist Magazine*, 1º de noviembre de 2016. Consultado el 24 de junio de 2017,

<http://www.the-scientist.com/?articles.view/articleNo/47291/title/Viruses-of-the-Human-Body>.

2. R. Sender, S. Fuchs y R. Milo, "Revised Estimates for the Number of Human and Bacteria Cells in the Body", bioRxiv, <doi:https://doi.org/10.1101/036103>, ahora publicado en *PLoS Biology*. Consultado el 24 de junio de 2017, <doi:10.1371/journal.pbio.1002533>.

3. R. Eveleth, "There Are 37.2 Trillion Cells in Your Body", *Smithsonian Magazine*, 24 de octubre de 2013. Consultado el 24 de junio de 2017, <http://www.smithsonianmag.com/smart-news/there-are-372-trillion-cells-in-your-body-4941473>.

4. F. Karlsson *et al.*, "Assessing the Human Gut Microbiota in Metabolic Diseases", *Diabetes*, vol. 62, núm. 10, 2013, pp. 3341-3349. Consultado el 30 de enero de 2018, <doi:10.2337/db13-0844>; C. M. Ferreira *et al.*, "The Central Role of the Gut Microbiota in Chronic Inflammatory Diseases", *Journal of Immunology Research*, 2014, p. 689492. Consultado el 30 de enero de 2018, <doi:10.1155/2014/689492>.

5. F. D. Karlsson *et al.*, "Symptomatic Atherosclerosis Is Associated with an Altered Gut Metagenome", *Nature Communications*, vol. 3, 2012, p. 1245. Consultado el 25 de junio de 2017, <doi:10.1038/ncomms2266>.

6. M. C. Dao *et al.*, "*Akkermansia muciniphila* and Improved Metabolic Health During a Dietary Intervention in Obesity: Relationship with Gut Microbiome Richness and Ecology", *Gut*, vol. 65, 2016, pp. 426-436. Consultado el 30 de octubre de 2017.

7. L. Guo *et al.*, "PGRP-SC2 Promotes Gut Immune Homeostasis to Limit Commensal Dysbiosis and Extend Lifespan", *Cell*, vol. 156, núms. 1-2, 16 de enero de 2014, pp. 109-122. Consultado el 24 de junio de 2017, <doi:http://dx.doi.org/10.1016/j.cell.2013.12.018>.

8. M. Sánchez *et al.*, "Effect of Lactobacillus rhamnosus CGMCC1.3724 Supplementation on Weight Loss and Maintenance in Obese Men and Women", *British Journal of Nutrition*, vol. 111, núm. 8, 2013, pp. 1507-1519. Consultado el 24 de junio de 2017, <doi:10.1017/s0007114513003875>.

9. S. P. Jung *et al.*, "Effect of *Lactobacillus gasseri* BNR17 on Overweight and Obese Adults: A Randomized, Double-Blind Clinical Trial", *Korean Journal of Family Medicine*, vol. 34, núm. 2, 2013, pp. 80-89. Consultado el 25 de junio de 2017, <doi:10.4082/kjfm.2013.34.2.80>.

10. M. Mar Rodríguez *et al.*, "Obesity Changes the Human Gut Mycobiome", *Nature News*, 12 de octubre de 2015. Consultado el 30 de enero de 2018, <http://www.nature.com/articles/srep14600>; M. Ghannoum, "The Mycobiome", *The Scientist*, 1º de febrero de 2016. Consultado el 30 de enero de 2017, <http://www.the-scientist.com/?articles.view/articleNo/45153/title/The-Mycobiome>.

11. S. O. Fetissov, "Role of the Gut Microbiota in Host Appetite Control: Bacterial Growth to Animal Feeding Behavior", *Nature Reviews Endocrinology*, vol. 13, núm. 1, 2016, pp. 11-25. Consultado el 16 de octubre de 2017, <doi:10.1038/nrendo.2016.150>.

12. Kelly Brogan, "Psychobiotics: Bacteria for Your Brain?", GreenMedInfo, 2 de julio de 2015. Consultado el 25 de junio de 2017, <http://www.greenmedinfo.com/blog/psychobiotics-bacteria-your-brain>.

13. "Facts and Statistics", FARE. Consultado el 25 de junio de 2017, <https://www.foodallergy.org/facts-and-stats>.

14. "Intestinal Bacteria Influence Food Allergies", *Science Daily*, 7 de septiembre de 2016. Consultado el 25 de junio de 2017, <https://www.sciencedaily.com/releases/2016/09/160907125125.htm>.

15. J. Hollon *et al.*, "Effect of Gliadin on Permeability of Intestinal Biops y Explants from Celiac Disease Patients and Patients with Non-Celiac Gluten Sensitivity", *Nutrients*, vol. 7, núm. 3, 2015, pp. 1565-1576. Consultado el 25 de junio de 2017, <doi:10.3390/nu7031565>.

16. H. J. Freeman, "Hepatobiliary and Pancreatic Disorders in Celiac Disease", *World Journal of Gastroenterology*, vol. 12, núm. 10, 2006, p. 1503. Consultado el 25 de junio de 2017, <doi:10.3748/wjg.v12.i10.1503>.

17. S. R. Gundry, *The Plant Paradox: The Hidden Dangers in "Healthy" Foods That Cause Disease and Weight Gain*, Nueva York, Harper Wave, 2017.

18. "Genetically Engineered Foods May Cause Rising Food Allergies", Asociación de Consumidores Orgánicos, 1º de mayo de 2007. Consultado el 25 de junio de 2017, <https://www.organicconsumers.org/news/genetically-engineered-foods-may-cause-rising-food-allergies>.

19. M. B. Abou-Donia *et al.*, "Splenda Alters Gut Microflora and Increases Intestinal P-Glycoprotein and Cytochrome P-450 in Male Rats", *Journal of Toxicology and Environmental Health, Part A*, vol. 71, núm. 21, 2008, pp. 1415-1429. Consultado el 25 de junio de 2017, <doi:10.1080/15287390802328630>.

20. V. Leone *et al.*, "Effects of Diurnal Variation of Gut Microbes and High Fat Feeding on Host Circadian Clock Function and Metabolism", *Cell Host & Microbe*, vol. 17, núm. 5, 2015, pp. 681-689. Consultado el 25 de junio de 2017, <doi:10.1016/j.chom.2015.03.006>.

21. B. J. Hardick, "Is Xylitol a Friend or Foe?", DrHardick.com, 14 de abril de 2017. Consultado el 25 de junio de 2017, <http://drhardick.com/xylitol-sugar-alcohols>.

22. M. Kumar *et al.*, "Cholesterol-Lowering Probiotics as Potential Biotherapeutics for Metabolic Diseases", *Experimental Diabetes Research*, 2012, p. 902917. Consultado el 25 de junio de 2017, <doi:10.1155/2012/902917>.

23. A. T. Stefka *et al.*, "Commensal Bacteria Protect Against Food Allergen Sensitization", *Proceedings of the National Academy of Sciences of the United States of America*, vol. 111, núm. 36, 2014, pp. 13145-13150. Consultado el 25 de junio de 2017, <doi:10.1073/pnas.1412008111>.

24. J. Tan *et al.*, "Dietary Fiber and Bacterial SCFA Enhance Oral Tolerance and Protect Against Food Allergy Through Diverse Cellular Pathways", *Cell Reports*, vol. 15, núm. 12, 2016, pp. 2809-2824. Consultado el 25 de junio de 2017, <doi:10.1016/j.celrep.2016.05.047>.

25. A. Trompette *et al.*, "Gut Microbiota Metabolism of Dietary Fiber Influences Allergic Airway Disease and Hematopoiesis", *Nature Medicine*, vol. 20, núm. 2, 2014, pp. 159-166. Consultado el 25 de junio de 2017, <doi:10.1038/nm.3444>.

26. T. Raftery *et al.*, "Effects of Vitamin D Supplementation on Intestinal Permeability, Cathelicidin and Disease Markers in Crohn's Disease: Results from a Randomized Double-Blind Placebo-Controlled Study", *United European Gastroenterology Journal*, vol. 3, núm. 3, 2015, pp. 294-302. Consultado el 25 de junio de 2017, <doi:10.1177/2050640615572176>; S. Chen *et al.*, "1,25-Dihydroxyvitamin D3 Preserves Intestinal Epithelial Barrier Function from TNF-α Induced Injury via Suppression of NF-kB p65 Mediated MLCK-P-MLC Signaling Pathway", *Biochemical and Biophysical Research Communications*, vol. 460, núm. 3, 2015, pp. 873-878. Consultado el 25 de junio de 2017, <doi:10.1016/j.bbrc.2015.03.125>.

27. C. Staley *et al.*, "Successful Resolution of Recurrent Clostridium Difficile Infection Using Freeze-Dried, Encapsulated Fecal Microbiota; Pragmatic Cohort Study", *American Journal of Gastroenterology*, vol. 112, núm. 6, 2017, pp. 940-947. Consultado el 25 de junio de 2017, <doi:10.1038/ajg.2017.6>.

28. A. Vrieze *et al.*, "Transfer of Intestinal Microbiota from Lean Donors Increases Insulin Sensitivity in Individuals with Metabolic Syndrome", *Gastroenterology*, vol. 143, núm. 4, 2012. Consultado el 25 de junio de 2017, <doi:10.1053/j.gastro.2012.06.031>.

Capítulo 6. Regla radical 5: reduce tu carga tóxica

1. R. E. Brown *et al.*, "Secular Differences in the Association Between Caloric Intake, Macronutrient Intake, and Physical Activity with Obesity", *Obesity Research & Clinical Practice*, vol. 10, núm. 3, 2016, pp. 243-255. Consultado el 25 de junio de 2017, <doi:10.1016/j.orcp.2015.08.007>.

2. "Body Burden: The Pollution in Newborns", Environmental Working Group, 14 de julio de 2005. Consultado el 25 de junio de 2017, <http://www.ewg.org/research/body-burden-pollution-newborns>.

3. B. C. Wilding, K. Curtis y K. Welker-Hood, "Hazardous Chemicals in Health Care", Physicians for Social Responsibility. Consultado el 25 de junio de 2017, <http://www.psr.org/assets/pdfs/hazardous-chemicals-in-health-care.pdf>.

4. "Drugs in the Water", Harvard Health. Consultado el 17 de octubre de 2017, <https://www.health.harvard.edu/newsletter_article/drugs-in-the-water>.

5. S. Ozen y S. Darcan, "Effects of Environmental Endocrine Disruptors on Pubertal Development", *Journal of Clinical Research in Pediatric Endocrinology*, vol. 3, núm. 1, 2011, pp. 1-6. Consultado el 26 de junio de 2017, <doi:10.4274/jcrpe.v3i1.01>.

6. "Dirty Dozen Endocrine Disruptors", Environmental Working Group. Consultado el 26 de junio de 2017, <http://www.ewg.org/research/dirty-dozen-list-endocrine-disruptors>.

7. "Health Effects", Fluoride Alert. Consultado el 26 de junio de 2017, <http://fluoridealert.org/issues/health>.

8. "Pesticides", Fluoride Alert. Consultado el 26 de junio de 2017, <http://fluoridealert.org/researchers/pesticide>.

9. E. Malinowska *et al.*, "Assessment of Fluoride Concentration and Daily Intake by Human from Tea and Herbal Infusions", *Food and Chemical Toxicology*, vol. 46, núm. 3, 2008, pp. 1055-1061. Consultado el 26 de junio de 2017, <doi:10.1016/j.fct.2007.10.039>.

10. "The Japanese Secret That Doubles Fat Loss", *First for Women Magazine*, 13 de noviembre de 2017, pp. 26-27.

11. Gadolinium Toxicity. Consultado el 27 de junio de 2017, <https://gadoliniumtoxicity.com>.

12. C. Exley, "Aluminum Should Now Be Considered a Primary Etiological Factor in Alzheimer's Disease", *Journal of Alzheimer's Disease Reports*, vol. 1, núm. 1, 8 de junio de 2017, pp. 23-25. Consultado el 26 de junio de 2017, <doi:10.3233/ADR-170010>.

13. "Nickel—Toxicity and Detoxing", Doctor Myhill. Consultado el 26 de junio de 2017, <http://www.drmyhill.co.uk/wiki/Nickel_-_toxicity_and_detoxing>.

14. Y.-H. Chiou *et al.*, "Nickel Accumulation in Lung Tissues Is Associated with Increased Risk of p53 Mutation in Lung Cancer Patients", *Environmental and Molecular Mutagenesis*, vol. 55, 2014, pp. 624-632. Consultado el 26 de junio de 2017, <doi:10.1002/em.21867>.

15. S. Olson, "E-Cigs' Dangerous Duo: The Lowdown on Nickel and Chromium", *Medical Daily*, 2 de septiembre de 2014. Consultado el 26 de junio de 2017, <http://www.medicaldaily.com/e-cigarettes-emit-levels-nickel-and-chromium-4-times-higher-tobacco-smoke-300704>.

16. L. Yin *et al.*, "Associations of Blood Mercury, Inorganic Mercury, Methyl Mercury and Bisphenol a with Dental Surface Restorations in the U.S. Population, NHANES 2003–2004 and 2010–2012", *Ecotoxicology and Environmental Safety*, vol. 134, 2016, pp. 213-225. Consultado el 26 de junio de 2017, <doi:10.1016/j.ecoenv.2016.09.001>.

17. J. T. Salonen *et al.*, "Intake of Mercury from Fish, Lipid Peroxidation, and the Risk of Myocardial Infarction and Coronary, Cardiovascular, and Any Death in Eastern Finnish Men", *Circulation*, vol. 91, núm. 3, 1995, pp. 645-655. Consultado el 26 de junio de 2017, <doi:10.1161/01.cir.91.3.645>.

18. "Health Effects of Lead Exposure", Departamento de Servicios Sociales de Oregon. Consultado el 26 de junio de 2017, <http://www.oregon.gov/oha/ph/HealthyEnvironments/HealthyNeighborhoods/LeadPoisoning/MedicalProvidersLaboratories/Documents/introhealtheffectsmedical-provider.pdf>.

19. N. D. Vaziri, "Mechanisms of Lead-Induced Hypertension and Cardiovascular Disease", *American Journal of Physiology—Heart and Circulatory Physiology*, vol. 295, núm. 2, agosto de 2008, pp. H454-H465. Consultado el 17 de enero de 2018, <doi:10.1152/ajpheart.00158.2008>.

20. J. A. Monro, R. León y B. K. Puri, "The Risk of Contamination in Bone Broth Diets", *Medical Hypotheses*, vol. 80, núm. 4, abril de 2013, pp. 389-390. Consultado el 30 de enero de 2018, <doi:10.1016/j.mehy.2012.12.026>.

21. K. Daniel, "Chicken Soup with Lead? Looking into a Controversy", doctora Kaayla Daniel: The Naughty Nutritionist, 2013. Consultado el 30 de enero de 2018, <http://drkaayladaniel.com/boning-up-is-broth-contaminated-with-lead>.

22. "The BEST Article on Glyphosate with Comments from Jeffrey Smith", Instituto para la Tecnología Responsable, 9 de febrero de 2017. Consultado el 26 de junio de 2017, <http://responsibletechnology.org/best-article-glyphosate-comments-jeffrey-smith>.

23. J. L. Phillips, W. D. Winters y L. Rutledge, "In Vitro Exposure to Electromagnetic Fields: Changes in Tumor Cell Properties", *International Journal of Radiation Biology and Related Studies in Physics, Chemistry, and Medicine*, vol. 49, núm. 3, 1985, pp. 463-469. Consultado el 24 de octubre de 2017, <doi:10.1080/09553008514552681>.

24. "Quotes from Experts", Electromagnetichealth.org, 18 de julio de 2010. Consultado el 26 de junio de 2017, <http://electromagnetichealth.org/quotes-from-experts>.

25. V. Burke, "Shungite: The Electropollution Solution", 9 de enero de 2018. Consultado en <www.shungitequeen.com>.

26. Powerwatch. Consultado el 26 de junio de 2017, <http://www.powerwatch.org.uk>.

27. O. M. Amin, "Seasonal Prevalence of Intestinal Parasites in the United States During 2000", *American Journal of Tropical Medicine and Hygiene*, vol. 66, núm. 6, 2002, pp. 799-803. Consultado el 26 de junio de 2017, <doi:10.4269/ajtmh.2002.66.799>.

28. L. M. Stinton y E. A. Shaffer, "Epidemiology of Gallbladder Disease: Cholelithiasis and Cancer", *Gut and Liver*, vol. 6, núm. 2, 2012, pp. 172-187. Consultado el 26 de junio de 2017, <doi:10.5009/gnl.2012.6.2.172>.

29. "What Is Biotoxin Illness?", Biotoxin Journey, 3 de diciembre de 2014. Consultado el 26 de junio de 2017, <http://biotoxinjourney.com/what-is-biotoxin-illness>.

30. A. L. Gittleman, "Medical Mysteries Solved with 6 Strands of Hair?", Ann louise.com, 20 de febrero de 2015.

31. Environmental Working Group. Consultado el 26 de junio de 2017, <http://www.ewg.org>.

32. W. Chowanadisai *et al.*, "Pyrroloquinoline Quinone Stimulates Mitochondrial Biogenesis Through cAMP Response Element-Binding Protein Phosphorylation and Increased PGC-1α Expression", *Journal of Biological Chemistry*, vol. 285, núm. 1, 2010, pp. 142-152. Consultado el 18 de enero de 2018, <doi:10.1074/jbc.M109.030130>.

Capítulo 7. Desintoxica tu cocina

1. Sadettin Turhan, "Aluminum Contents in Baked Meats Wrapped in Aluminum Foil", *Meat Science*, vol. 74, núm. 4, 2006, pp. 644-647. Consultado el 23 de junio de 2017, <doi:10.1016/j.meatsci.2006.03.031>.

2. C. A. Full y F. M. Parkins, "Effect of Cooking Vessel Composition on Fluoride", *Journal of Dental Research*, vol. 54, núm. 1, 1975, p. 192. Consultado el 23 de junio de 2017, <doi:10.1177/00220345750540012501>.

3. Truman Lewis, "Study Finds Teflon Chemical in Newborns' Umbilical Cords", Consumer Affairs, 21 de febrero de 2017. Consultado el 23 de junio de 2017, <https://www.consumeraffairs.com/news04/2006/02/teflon_umbilical.html>.

4. Chun Z. Yang, "Estrogen Activity in Plastic Products: Yang et al. Respond", *Environmental Health Perspectives*, vol. 119, núm. 9, 2011. Consultado el 23 de junio de 2017, <doi:10.1289/ehp.1103894r>.

5. "Electromagnetic Fields (EMF) & Public Health: Microwave Ovens", Organización Mundial de la Salud, febrero de 2005. Consultado el 23 de junio de 2017, <http://www.who.int/peh-emf/publications/facts/info_microwaves/en>.

6. D. F. George, M. M. Bilek y D. R. Mckenzie, "Non-Thermal Effects in the Microwave Induced Unfolding of Proteins Observed by Chaperone Binding", *Bioelectromagnetics*, vol. 29, núm. 4, 2008, pp. 324-330. Consultado el 23 de junio de 2017, <doi:10.1002/bem.20382>.

7. "DNA and the Microwave Effect", RF Safe, Universidad de Pennsylvania, 20 de enero de 2001. Consultado el 23 de junio de 2017, <https://www.rfsafe.com/dna-and-the-microwave-effect>.

8. F. Vallejo, F. A. Tomás Barberán y C. García Viguera, "Phenolic Compound Contents in Edible Parts of Broccoli Inflorescences After Domestic Cooking", *Journal of the Science of Food and Agriculture*, vol. 83, núm. 14, 2003, pp. 1511-1516. Consultado el 23 de junio de 2017, <doi:10.1002/jsfa.1585>.

9. R. Quan *et al.*, "Effects of Microwave Radiation on Anti-Infective Factors in Human Milk", *Pediatrics*, vol. 89, núm. 4, parte 1, 1992, pp. 667-669. Consultado el 23 de junio de 2017, <https://www.ncbi.nlm.nih.gov/pubmed/1557249>.

10. "Microwave Oven and Microwave Cooking Overview", Powerwatch. Consultado el 23 de junio de 2017, <http://www.powerwatch.org.uk/rf/microwaves.asp>.

Capítulo 8. Cuatro días de depuración radical intensiva

1. C. Sandoval Acuña, J. Ferreira y H. Speisky, "Polyphenols and Mitochondria: An Update on Their Increasingly Emerging ROS-Scavenging Independent Actions", *Archives of Biochemistry and Biophysics*, vol. 559, 2014, pp. 75-90. Consultado el 1º de noviembre de 2017, <doi:10.1016/j.abb.2014.05.017>.

2. "Lose Your Worst", *First for Women Magazine*, 19 de junio de 2017, pp. 28-31.

3. C. A. Thaiss, "Persistent Microbiome Alterations Modulate the Rate of Post-Dieting Weight Regain", *Nature*, vol. 540, núm. 7634, 2016, pp. 544-551. Consultado el 22 de junio de 2017, <doi:10.1038/nature20796>.

4. M. C. Fogarty *et al.*, "Acute and Chronic Watercress Supplementation Attenuates Exercise-Induced Peripheral Mononuclear Cell DNA Damage and Lipid Peroxidation", *British Journal of Nutrition*, vol. 109, núm. 2, 2012, pp. 293-301. Consultado el 29 de enero de 2018, <doi:10.1017/s0007114512000992>.

5. "Watercress", LifeExtension.com. Consultado el 1º de noviembre de 2017, <http://www.lifeextension.com/magazine/2007/11/sf_watercress/Page-01>.

Capítulo 9. Veintiún días para un reinicio radical... y más allá

1. N. Hongu y D. S. Sachan, "Caffeine, Carnitine and Choline Supplementation of Rats Decreases Body Fat and Serum Leptin Concentration as Does Exercise", *Journal of Nutrition*, vol. 130, núm. 2, enero de 2000, pp. 152-157. Consultado el 16 de enero de 2018.
2. W. J. Pasman *et al.*, "The Effect of Korean Pine Nut Oi l on In Vitro CCK Release, on Appetite Sensations and on Gut Hormones in Post-Menopausal Overweight Women", *Lipids in Health and Disease*, vol. 7, núm. 10, marzo de 2008. Consultado el 10 de julio de 2017, <doi:10.1186/1476-511x-7-10>.
3. S. Park *et al.*, "Korean Pine Nut Oil Attenuated Hepatic Triacylglycerol Accumulation in High-Fat Diet-Induced Obese Mice", *Nutrients*, vol. 8, núm. 1, 2016. Consultado el 10 de julio de 2017, <doi:10.3390/nu8010059>.
4. "Dandy Tummy Bitters Recipe", Mountain Rose Herbs Blog. Consultado el 22 de junio de 2017, <https://blog.mountainroseherbs.com/dandy-tummy-bitters-recipe>.
5. B. Rubik, "How Does Pork Prepared in Various Ways Affect the Blood", Fundación Weston A. Price, 12 de octubre, 2011. Consultado el 3 de noviembre de 2017, <https://www.westonaprice.org/health-topics/food-features/how-does-pork-prepared-in-various-ways-affect-the-blood>.
6. "The Down Side to High Oxalates–Problems with Sulfate, B6, Gut, and Methylation", *Beyond MTHFR*, 21 de marzo de 2016. Consultado el 22 de junio de 2017, <http://www.beyondmthfr.com/side-high-oxalates-problems-sulfate-b6-gut-methylati on>.
7. "Cornucopia Yogurt Buyer's Guide", consultado el 22 de junio de 2017, <https://www.cornucopia.org/yogurt-scorecard>; Sandor Ellix Katz, *Wild Fermentation: The Flavor, Nutrition, and Craft of Live-Culture Foods*, Vermont, Chelsea Green Publishing, 2016.
8. Katz, *Wild Fermentation*; Sally Fallon *et al.*, *Nourishing Traditions: The Cookbook That Challenges Politically Correct Nutrition and the Diet Dictocrats*, Washington, D. C., New Trends Publishing, 2005.
9. Valerie Burke, "Val's Naturally Fermented Veggies", *Panther Speak*, febrero de 2015. Consultado en <https://pantherspeak.wordpress.com/>; Valerie Burke, "Val's Naturally Fermented Pickles", *Panther Speak*, agosto de 2015. Consultado en <https://pantherspeak.wordpress.com>.
10. Su-Chen Ho, Tsai Tzung-Hsun, Tsai Po-Jung y Lin Chih-Cheng, "Protective Capacities of Certain Spices Against Peroxynitrite-Mediated Biomolecular Damage", *Food and Chemical Toxicology*, vol. 46, núm. 3, 2008, pp. 920-928. Consultado el 22 de junio de 2017, <doi:10.1016/j.fct.2007.10.028>.

11. "Cancer-Fighting Properties of Horseradish Revealed", *Science Daily*, 17 de mayo de 2016. Consultado el 22 de junio de 2017, <https://www.sciencedaily.com/releases/2016/05/160517122054.htm>.

12. Kento Kitada *et al.*, "High Salt Intake Reprioritizes Osmolyte and Energy Metabolism for Body Fluid Conservation", *Journal of Clinical Investigation*, 18 de mayo de 2017. Consultado el 22 de junio de 2017, <https://www.jci.org/articles/view/88532>.

13. Robert H. Lustig *et al.*, "Isocaloric Fructose Restriction and Metabolic Improvement in Children with Obesity and Metabolic Syndrome", *Obesity*, vol. 24, núm. 2, 2015, pp. 453-460. Consultado el 22 de junio de 2017, <doi:10.1002/oby.21371>.

14. "Glycemic Index for Sweeteners". Consultado el 22 de junio de 2017, <http://www.sugar-and-sweetener-guide.com/glycemic-index-for-sweeteners.html>.

15. Susana Genta *et al.*, "Yacon Syrup: Beneficial Effects on Obesity and Insulin Resistance in Humans", *Clinical Nutrition*, vol. 28, núm. 2, 2009, pp. 182-187. Consultado el 22 de junio de 2017, <doi:10.1016/j.clnu.2009.01.013>.

16. Aleksandra M. Mirończuk *et al.*, "A Two-Stage Fermentation Process of Erythritol Production by Yeast Y. Lipolytica from Molasses and Glycerol", *Bioresource Technology*, vol. 198, 2015, pp. 445-455. Consultado el 22 de junio de 2017, <doi:10.1016/j.biortech.2015.09.008>.

17. "The Healthiest Coffee in the World", Dr. Sircus, 10 de abril de 2017. Consultado el 22 de junio de 2017, <http://drsircus.com/seed-nutrition/the-healthiest-coffee-in-the-world>.

18. P. Shokouh *et al.*, "A Combination of Coffee Compounds Shows Insulin-Sensitizing and Hepatoprotective Effects in a Rat Model of Diet-Induced Metabolic Syndrome", *Nutrients*, vol. 10, núm. 1, diciembre de 2017, p. E6. Consultado el 16 de enero de 2018, <doi:10.3390/nu10010006>.

19. I. Park *et al.*, "Effects of Subacute Ingestion of Chlorogenic Acids on Sleep Architecture and Energy Metabolism Through Activity of the Autonomic Nervous System: A Randomized, Placebo-Controlled, Double-Blinded Cross-Over Trial", *British Journal of Nutrition*, vol. 117, núm. 7, abril de 2017, pp. 979-984. Consultado el 16 de enero de 2017, <doi:10.1017/S0007114517000587>.

20. Haruna Baba *et al.*, "Studies of Anti-Inflammatory Effects of Rooibos Tea in Rats", *Pediatrics International*, vol. 51, núm. 5, 2009, pp. 700-704. Consultado el 22 de junio de 2017, <doi:10.1111/j.1442-200x.2009.02835.x>; Consejo Sudafricano de Rooibos. Consultado el 7 de junio de 2017, <http://sarooibos.co.za>.

21. J. Gill, "The Effects of Moderate Alcohol Consumption on Female Hormone Levels and Reproductive Function", *Alcohol and Alcoholism*, vol.

35, núm. 5, 2000, pp. 417-423. Consultado el 22 de junio de 2017, <doi:10.1093/alcalc/35.5.417>; J. S. Gavaler, "Alcoholic Beverages as a Source of Estrogens", *Alcohol Health and Research World*, vol. 22, núm. 3, 1998, pp. 220-227. Consultado el 20 de junio de 2017, <https://pubs. niaaa.nih.gov/publications/arh22-3/220.pdf>.

22. "Cool Temperature Alters Human Fat and Metabolism", Institutos Nacionales de Salud, 15 de mayo de 2015. Consultado el 26 de junio de 2017, <https://www.nih.gov/news-events/nih-research-matters/cool-tem perature-alters-human-fat-metabolism>.